U0248608

不确定深度学习
与多粒度知识发现

丁卫平　鞠恒荣　黄嘉爽　著

科学出版社

北京

内 容 简 介

深度学习是机器学习领域中一个新的研究方向，通过学习样本数据内在规律和表示层次，表现出较好的智能行为。粒计算是新兴的、多学科交叉的研究领域，是当前计算智能领域中模拟人类思维和解决复杂问题的算法。本书旨在为广大学者和科研工作者提供不确定深度学习与多粒度知识发现领域的基础理论、模型和算法。本书内容主要包括粒计算基础概念和基础知识、基于粒计算的深度学习理论、基于粒计算的大数据知识发现模型与方法、基于多粒度理论的不确定性医学图像分割方法、多粒度深度学习模型及其可解释性等理论体系。

通过阅读此书，读者可以了解到不确定深度学习与多粒度知识发现相关领域知识以及获取该研究领域的前沿信息。本书可供高等院校人工智能、计算机科学与技术、智能科学与技术、数据科学与大数据技术、电子信息等专业高年级本科生和研究生阅读，也可供人工智能相关领域教师、研究人员参考。

图书在版编目（CIP）数据

不确定深度学习与多粒度知识发现 / 丁卫平，鞠恒荣，黄嘉爽著. —北京：科学出版社，2024.12.
　ISBN 978-7-03-079717-9
　Ⅰ. R319
中国国家版本馆 CIP 数据核字第 20249Q0N74 号

责任编辑：王　哲 / 责任校对：胡小洁
责任印制：师艳茹 / 封面设计：迷底书装

科 学 出 版 社 出版
北京东黄城根北街 16 号
邮政编码：100717
http://www.sciencep.com
中煤（北京）印务有限公司印刷
科学出版社发行　各地新华书店经销
*
2024 年 12 月第 一 版　开本：720×1 000　1/16
2025 年 3 月第二次印刷　印张：14 1/4　插页：6
字数：285 000
定价：129.00 元
（如有印装质量问题，我社负责调换）

前　　言

　　近年来，随着计算机和大数据技术的蓬勃发展，每天都生成和存储来自各个领域的大量信息，如互联网、社交网络、医疗数据和科研信息等。大量信息的爆炸性增长和持续积累，对传统的数据挖掘和知识发现技术带来了巨大挑战。由于数据来源多样，存在着大量不确定性信息，如缺失数据、多模态噪声数据、模糊不确定性数据等。不同模态数据特征的度量不同，数据的维度和样本量也不同，多模态大数据的不确定性、多模态性、大规模性和快速增长性等混合存在给知识发现带来了较大的困难，其中不确定性问题处理成为从大数据中发现有用知识的巨大挑战，如何在数据分析与挖掘阶段对大数据的不确定性问题进行有效处理，发展一套高效的理论与方法来增强现有知识发现模型，获得更好性能，已成为大数据知识获取的一个重要研究课题。

　　深度学习是机器学习领域中一个新的研究方向，它通过学习样本数据内在规律和表示层次，表现出较好的智能行为，已在不同领域得到了广泛应用。深度学习过程中获得的信息对文字、图像、音频、视频等数据的解释有很大的帮助，让机器能够像人一样具有分析学习能力，能够识别文字、图像、音频等，模仿视听和思考等人类的活动，解决了很多复杂的模式识别难题，使人工智能技术取得了很大进步。

　　粒计算作为一种新型计算范式，提供了一套基于信息粒化的复杂问题求解理论框架，是研究复杂问题求解、海量数据挖掘和模糊信息处理等问题的有力工具。从粒计算的观点来看，在认知过程中，人们对问题的分析与求解都是具有粒度性，既与认知主体的主观局限有关，也与观测工具等很多客观因素有关，粒计算核心思想是在合适的粒度层次上进行问题求解，通过对复杂问题进行划分，转化为若干较为简单的问题。粒计算从不同粒度层次对复杂问题进行多层次、多视角的简化分析与处理，体现了人类问题求解过程中的智能性。

　　粒计算是当前计算智能领域中模拟人类思维和解决复杂问题的核心技术之一，将粒计算与深度学习进行有机结合，深入剖析神经网络过参数化和训练过程对于超参的依赖性问题，探索不同粒度层次下深度学习和知识发现智能决策模型和算法，大幅度提高算法的效率、模型泛化能力和可解释性，相关研究将是非常值得研究的领域。

本书针对大数据呈现的多源异构性、不确定性和可解释性差等问题，以粒计算理论为基础，以深度学习技术为手段，以大数据计算框架为支撑平台，构建了不确定深度学习与多粒度知识发现理论、模型和方法。本书汇集了作者多年来在不确定深度学习与多粒度知识发现领域创新研究成果，不但系统介绍了多粒度知识发现技术、深度学习模型，而且分别针对不确定深度学习与多粒度知识发现中主要的挑战性问题给出作者的独特解决方案，包括构建基于粗糙集和三支决策的 U-Net 模型、应用基于模糊理论 Transformer-CNN 处理不确定性医学图像分割问题、通过多粒度随机游走可解释性 Transformer 模型解决不确定医学图像分析中"黑盒"问题等。同时，本书应用基于进化算法的聚类粒计算方法完成眼底图像的建模和分割任务、基于 Spark 大数据框架并行处理大数据领域分类的不确定性，并融合多粒度计算理论进行 U-Net 模型、Transformer、CNN 的大数据并行处理模型的构建，充分展现了基于多粒度知识发现的不确定性深度学习方法最新研究进展。

本书是南通大学不确定人工智能与脑认知研究团队在从事粒计算、深度学习理论及其应用研究的成果基础上撰写而成的。本书介绍研究团队近年来在不确定深度学习与多粒度知识发现方面取得的最新研究成果和相关研究进展，为大数据分析、处理与挖掘提供了新的理论支撑和技术支持，同时对于推动大数据产业的快速发展具有重要现实意义和应用价值。本书内容主要包含粒计算模型与算法、基于粗糙集和三支决策的 U-Net 模型及应用、基于进化算法的聚类粒计算眼底图像建模方法、基于粒计算的高效特征选择方法、基于邻域的大数据证据分类算法、基于 Spark 的大数据并行邻域分类算法及实现、基于模糊融合的 Transformer-CNN 不确定性医学图像分割模型以及多粒度随机游走可解释性 Transformer 模型等内容。全书由丁卫平、鞠恒荣、黄嘉爽编写和统稿，在编写过程中得到实验室尹涛、周天奕、周琳琳、孙颖、耿宇、王海鹏、李铭、秦廷桢、冯志豪等研究生同学的大力帮助。国内外众多从事深度学习、粒计算研究的专家学者，如 Chin-Teng Lin, Witold Pedrycz、姚一豫、苗夺谦、张道强、钱宇华、徐伟华、詹建明、孙林、杨习贝等在团队的研究过程中也给予了大力帮助和指导。

　　本书的出版得到了国家自然科学基金(No.61976120，62006128，62102199)、江苏省自然科学基金 (No.BK20231337) 和江苏省高校重大自然科学基金 (No.21KJA510004)等资助，以及南通大学学术专著出版基金资助，在此一并致谢。

　　限于作者水平，加之时间仓促，书中难免存在不妥之处，敬请读者批评指正。

作　者

2024 年 11 月

目　　录

前言

第 1 章　绪论 ·· 1

1.1　大数据及其挖掘技术 ·· 1

1.2　粒计算理论 ··· 2

1.3　深度学习技术 ··· 3

1.4　基于粒计算的图像处理技术 ·· 7

参考文献 ··· 8

第 2 章　粒计算模型与算法 ·· 12

2.1　粒计算模型 ··· 12

2.1.1　粗糙集模型 ·· 12

2.1.2　模糊集理论 ·· 13

2.1.3　粒球模型 ··· 13

2.1.4　三支决策 ··· 15

2.2　面向复杂数据的扩展粗糙集模型 ······································ 17

2.2.1　邻域粗糙集模型 ··· 17

2.2.2　决策粗糙集模型 ··· 18

2.2.3　邻域决策粗糙集模型 ··· 18

2.2.4　局部邻域决策粗糙集模型 ·· 19

2.3　基于邻域粗糙集的属性约简算法 ······································ 20

2.3.1　基于邻域依赖度的属性约简算法 ································· 20

2.3.2　基于邻域熵的属性约简算法 ····································· 21

2.3.3　基于邻域决策错误率的属性约简算法 ··························· 23

参考文献 ··· 24

第 3 章　基于粗糙集和三支决策的 U-Net 模型及应用 ···················· 26

3.1　深度学习理论 ·· 26

3.1.1　卷积神经网络的基本模块 ·· 26

3.1.2　常用损失函数 ·· 28

　　3.1.3　随机梯度下降算法 ·· 29

3.2　注意力机制 ··· 30

　　3.2.1　空间注意力机制 ·· 30

　　3.2.2　通道注意力机制 ·· 31

3.3　基于粗糙集的 U-Net 模型 ·· 32

　　3.3.1　粗糙神经元 ·· 32

　　3.3.2　粗糙通道注意力机制 ·· 33

　　3.3.3　基于粗糙通道注意力机制的 U-Net 模型 ·················· 35

3.4　基于三支决策算法的 U-Net 模型 ································· 37

　　3.4.1　腐蚀算子和膨胀算子 ·· 39

　　3.4.2　不确定性描述 ·· 39

　　3.4.3　三支损失函数 ·· 42

　　3.4.4　基于三支损失函数的 U-Net 模型 ························· 43

3.5　视网膜血管图像分割应用 ··· 45

　　3.5.1　数据集介绍 ·· 45

　　3.5.2　图像预处理 ·· 47

　　3.5.3　分割评价指标 ·· 48

　　3.5.4　基于粗糙通道注意力的 U-Net 视网膜血管分割 ··········· 50

　　3.5.5　基于三支损失函数的 U-Net 视网膜血管分割 ············· 59

参考文献 ··· 65

第 4 章　基于进化算法的聚类粒计算眼底图像建模方法 ············· 67

4.1　眼底图像研究背景和现状 ··· 67

4.2　多种群遗传算法 ··· 70

4.3　超像素算法 ··· 71

4.4　基于衍生多种群遗传进化的 FCM 算法 ······················· 73

　　4.4.1　模糊 C 均值聚类算法 ······································ 73

　　4.4.2　衍生多种群遗传算法 ·· 75

　　4.4.3　基于衍生多种群遗传进化的 DFCM 算法 ·················· 77

4.5　基于 Spark 平台的超像素 DFCM 加速聚类算法 ··············· 79

　　4.5.1　超像素加速聚类算法 ·· 79

　　4.5.2　基于 Spark 平台的加速算法 ······························· 81

4.6 眼底图像聚类实验分析 ·· 86
　　4.6.1 基于 DFCM 算法的眼底图像实验分析 ························· 86
　　4.6.2 基于加速聚类算法的眼底图像处理实验分析 ·················· 92
参考文献 ·· 95

第 5 章 基于粒计算的高效特征选择方法 ································· 98
5.1 稀疏双向粒度模型 ··· 100
　　5.1.1 稀疏约束粒度模型 ··· 100
　　5.1.2 双向信息策略的应用 ······································· 100
5.2 基于稀疏双向粒度的启发式特征选择算法 ····················· 101
　　5.2.1 稀疏双向粗糙集模型 ······································· 101
　　5.2.2 非单调启发式特征选择算法 ································· 101
5.3 属性树的构造及约简算法 ···································· 104
　　5.3.1 原始数据并行预处理算法 ··································· 106
　　5.3.2 基于属性树的增量式属性约简算法 ·························· 107
　　5.3.3 并行化增量式动态属性约简算法 ····························· 111
5.4 算法验证与分析 ·· 112
　　5.4.1 基于稀疏双向粒度模型实验结果与分析 ····················· 112
　　5.4.2 基于属性树的并行化增量式动态特征选择算法实验结果与分析 ····· 116
参考文献 ··· 122

第 6 章 基于邻域的大数据证据分类算法 ······························ 126
6.1 Dempster-Shafer 证据理论 ································· 126
　　6.1.1 D-S 证据理论的基本概念 ·································· 126
　　6.1.2 D-S 组合规则 ·· 127
6.2 融合证据信息的邻域决策分类算法 ··························· 127
　　6.2.1 证据信息的融合算法 ······································· 127
　　6.2.2 基于邻域证据决策错误率的属性约简算法 ··················· 129
　　6.2.3 证据邻域分类算法 ··· 131
6.3 基于粗糙证据组合的粒球模型及其邻域分类算法 ················· 132
　　6.3.1 基于粗糙证据组合的粒球计算模型 ························· 132
　　6.3.2 基于粗糙证据粒球的属性约简算法 ························· 135
　　6.3.3 粗糙证据粒球邻域分类算法 ································· 137
6.4 基于 Spark 的大数据并行邻域分类算法及实现 ················· 139

　　　6.4.1　大数据框架介绍 ·· 139

　　　6.4.2　属性约简算法的并行化分析 ··· 142

　　　6.4.3　邻域分类算法的并行化分析 ··· 145

　　　6.4.4　基于粗糙证据粒球的 Spark 并行属性约简算法 ··············· 145

　　　6.4.5　Spark 并行化的粗糙证据粒球邻域分类算法 ··················· 147

　　6.5　算法验证与分析 ··· 150

　　　6.5.1　基于邻域证据算法实验结果与分析 ·································· 151

　　　6.5.2　基于粗糙证据粒球算法实验结果与分析 ·························· 159

　　　6.5.3　并行化算法实验结果与分析 ··· 166

　　　6.5.4　大规模数据集相关指标比较 ··· 168

　　参考文献 ··· 171

第 7 章　基于模糊融合的 Transformer-CNN 不确定性医学图像分割模型 ······· 173

　　7.1　基础知识 ·· 175

　　　7.1.1　CNN 与 Transformer ·· 175

　　　7.1.2　特征融合 ··· 176

　　　7.1.3　模糊测度和模糊积分 ·· 177

　　7.2　FTransCNN 模型 ·· 177

　　　7.2.1　Transformer 分支 ·· 178

　　　7.2.2　CNN 分支 ·· 179

　　　7.2.3　模糊融合模块 ··· 179

　　　7.2.4　模糊注意力融合模块 ·· 181

　　　7.2.5　损失函数 ··· 182

　　7.3　实验结果与分析 ·· 183

　　　7.3.1　实验设置 ··· 184

　　　7.3.2　实验评估指标 ··· 184

　　　7.3.3　针对不同数据集的实验结果与分析 ·································· 185

　　　7.3.4　消融实验 ··· 189

　　参考文献 ··· 190

第 8 章　MGRW-Transformer：多粒度随机游走可解释性 Transformer

　　　　模型 ··· 193

　　8.1　基础知识 ·· 193

　　　8.1.1　梯度反向传播法 ·· 193

　　　8.1.2　显著性映射法 ··· 194

　　　8.1.3　扰动遮挡法 ··· 195

　　　8.1.4　注意力法 ··· 195

　8.2　多粒度随机游走可解释性 Transformer 模型 ·················· 195

　　　8.2.1　Transformer 分类热图可视化 ································· 196

　　　8.2.2　多粒度随机游走 ··· 199

　8.3　可解释性实验分析 ··· 204

　　　8.3.1　实验数据集 ··· 205

　　　8.3.2　实验评估指标 ·· 205

　　　8.3.3　实验结果与分析 ·· 206

参考文献 ··· 213

彩图

第1章 绪 论

1.1 大数据及其挖掘技术

近年来，随着计算机技术的蓬勃发展，每天都生成和存储来自各个领域的大量信息，如互联网、传感器、社交网络和医疗信息。大量信息的爆炸性增长和持续积累，虽然对传统的数据挖掘和分析技术提出巨大挑战，但也为整个行业的高速发展提供重要机会。如今，大数据已成为学术界和工业界的主要研究内容之一，时刻影响人们日常生活方式。2014 年，*Nature* 推出其子期刊 *Scientific Data*[1]，旨在描述具有科学价值的数据集，促进科学数据的共享与研究；2015 年，IEEE 创办 *IEEE Transactions on Big Data* 期刊[2]，旨在探索大数据在伦理和技术方面的机遇和潜在风险，为跨学科的创新研究思路和应用结果提供支持；《中国科学院院刊》分别于 2018 年和 2021 年出版"科学大数据国家发展战略"和"地球大数据驱动联合国可持续发展目标实现"专刊，从重视中国科学大数据研究到提倡地球大数据驱动世界的可持续发展[3-5]。由此可知，限制大数据技术发展的主要因素已不再是大数据的收集和存储，而是如何高效、精确地挖掘大数据蕴含的巨大潜在价值。

大数据技术是一种被应用于更经济地从高频率、大容量、不同结构和类型的数据中提取价值的新一代架构和技术；大数据涉及的数据规模巨大，以至于无法通过主流软件工具，在合理时间内提取、管理、处理和整理成为更有助于决策的信息；其涉及的数据规模巨大，以至于无法通过内部技能，在合理时间内截取、管理、处理并整理成为人类可解读的信息。对大数据的理解基本上都是从其特征出发，大数据的特点可概括为：大体量（Volume）、多样性（Variety）、快速性（Velocity）、真实性（Veracity）和价值密度低（Value）。

（1）大体量：数据的采集、计算和存储量都非常庞大。典型个人计算机硬盘的容量为 TB 量级，而一些机构和企业的数据量已经接近 EB 量级。

（2）多样性：数据的种类和来源呈现多样化的趋势，不仅包括便于存储的文本结构化数据，同时也包含众多非结构化数据，例如，网络日志、音频、视频、图片和地理位置信息等各种半结构化和非结构化数据。

（3）快速性：数据增长速度快，处理速度快，获取数据的速度也要快。快速性是大数据区别于传统数据挖掘的最显著特征。在面对海量数据时，高效的数据处理技术尤为关键。

（4）真实性：大数据的内容与真实世界密切相关，真实不一定代表准确，但绝不是虚假数据，如何挑选出真实有效的数据是数据分析的基础。同时只有基于真实世界产生的数据才具有意义，如何识别伪造数据也是值得关注的领域。

（5）价值密度低：随着物联网的广泛应用，信息感知无处不在，产生海量的信息，但其中大量信息与特定目标无关。因此，需要利用机器学习、人工智能等进行深度复杂的数据分析，高效、精确地挖掘大数据蕴含的巨大潜在价值。

为了应对大数据的"5V"特性给传统数据分析和挖掘技术带来的困难和挑战，Google公司从2003年起先后提出三项大数据处理技术：分布式文件系统[6]（Google File System，GFS）、分布式计算模型MapReduce[7]和云存储技术[8]。基于Google公司三项技术的启发，Apache基金会先后开发出MapReduce分布式计算框架[9]和Spark并行计算引擎[10]。随着以MapReduce、Spark为主流的分布式并行计算框架的日益完善，上述计算框架逐渐具备可编译、易操作、鲁棒性好以及计算速度快等优点，在工业界、学术界等领域得到广泛推广和应用，加快了大数据处理技术的研究与发展。

1.2　粒计算理论

粒计算（Granular Computing）是新兴的、多学科交叉的研究领域，是当前计算智能领域中模拟人类思维和解决复杂问题的方法，涵盖所有有关粒度的理论、算法和技术[11,12]。粒计算强调对现实世界多层次与多视角的理解与描述，从而得到数据的粒结构表示。粒计算将结构化思维方式、结构化问题求解与结构化信息处理模式有机结合，具有其独特的理论、算法与技术，是研究复杂问题求解、大数据挖掘和不确定性信息处理的有力工具，近年来成为人工智能界研究的热点。在过去的30多年中先后涌现出商空间[13]、粗糙集[14]、词计算[15]等经典粒计算理论模型，且广泛应用于大数据分析与挖掘、知识发现、复杂问题求解等领域[16-19]。

随着粒计算研究的发展，近年来，国内外出现很多学者加入粒计算的研究领域。为了拓展粗糙集理论在各种环境下的应用，Pawlak[14]以包含度的概念研究近似空间上的粗糙下近似和粗糙上近似；刘清[11]在粗糙逻辑的基础上，提出粒这一逻辑的概念，并构造此逻辑的近似推理系统，应用于医疗诊断。近几年来，在粒计算研究的热潮中，商空间理论被广泛认识和推广，2003 年张铃等[13]将模糊概念与商空间理论结合，提出模糊商空间理论，为粒计算提供新的数学模型和工具，并成功应用于数据挖掘等领域。2002 年苗夺谦等[12]引入属性的重要度概念，并应用于属性约简。王飞跃等[15]针对词计算和语言动力学进行研究，以词计算为基础，动态描述与分析问题，提出设计、控制和评估的语言动力学系统。王国胤等[16]提出基于容差关系的粒计算模型，利用属性值上的容差关系提出不完备信息系统的粒表示、粒运算规则和粒分解算法。同时针对粗糙集中的属性约简问题，提出在不完备信息系统中属性必要性的判定条件。郑征等[17]提出相容粒度空间模型，并在图像纹理识别和数据挖掘中取得成功。卜东波等[18]从信息粒度的角度剖析聚类和分类技术，应用信息粒度的框架统一聚类和分类技术。Zhang 等[19]研究并提出粒神经网络模型，并应用于知识发现的研究领域。李道国等[20]提出基于粒向量空间的人工神经网络模型，一定程度上提高人工神经网络的时效性与知识表达的可解释性。杜伟林等[21]通过研究概念格与粒度划分格在概念描述与概念层次转换之间的联系，实现概念的泛化与例化。Yager[22]等提出基于粒计算的学习算法和模型。Lin[23]在 2006 年粒计算国际会议上提出新的粒计算模型。同时，Bargiela 等[24]也从侧面对粒计算的根源和实质，进行详细的探讨和总结。Yager[25]提出优化信息粒的方法与模型，提升粒计算效能。

1.3 深度学习技术

1998 年 LeCun 等提出 LeNet[26]，将反向传播神经网络算法(Back Propagation Neural Network，BPNN)应用于神经网络模型，构建卷积神经网络(Convolutional Neural Network，CNN)并应用于数字识别。LeNet 模型包括输入层、两个卷积层、两个池化层、两个全连接层和输出层，即传统卷积神经网络的所有单元。

在此基础上，Krizhevsky 提出 AlexNet 网络[27]结构模型，取得 2012 届图像识别大赛的冠军，使得卷积神经网络成为图像分类领域的核心算法。AlexNet 模型结构如图 1-1 所示，包括五个卷积层、三个池化层和三个全连接层。AlexNet 模型主要基于以下方面优化图像分类的效能：首先，应用数据增广方法增强模型泛化能力；其次，使用 ReLU 代替 Sigmoid 以加速随机梯度下降的收敛速度，解决 Sigmoid 函数的梯度弥散问题；应用 Dropout 层使得全连接层的神经元以一定的概率失去活性，有效解决模型的过拟合问题。

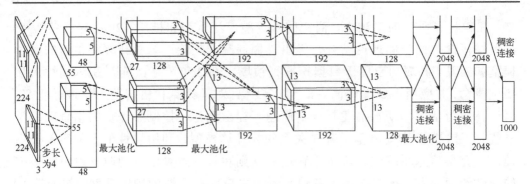

图 1-1　AlexNet 模型结构

　　VGG-NET[28]是由牛津大学提出的模型,因其简单、同构拓扑的优势而被广泛应用,如图 1-2 所示。相较于 AlexNet,VGG-NET 具有广阔的深度,即 19 层,通过模拟深度与神经网络表示能力的关系,证明神经网络的深度是影响网络模型性能的重要因素。同时,VGG-NET 应用3×3的过滤器代替5×5、7×7过滤器。VGG-NET 以较深的网络结构、较小的卷积核和池化采样域,使得其能够在获得更多图像特征的同时避免过多的计算量。尽管通过小的卷积核可以在一定程度上减少计算量,但是 VGG-NET 模型 19 层的网络深度仍会导致模型计算成本高昂,因此难以将 VGG-NET 模型部署在低资源系统上。

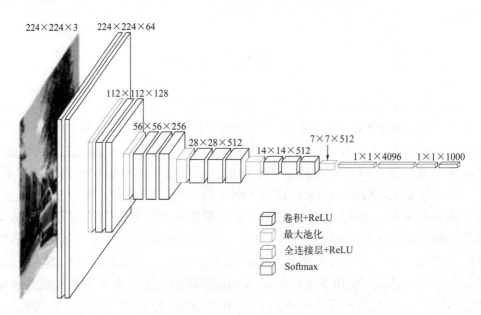

图 1-2　VGG-NET 模型结构

GoogLeNet[29]在 2014 年的图像识别竞赛中击败 VGG-NET 获得冠军，从而获得广泛关注。VGG-NET 模型的结构证明提高深度神经网络性能最直接的方式，即增加网络的规模：深度和宽度，然而网络规模的增加代表需要更多的参数，易导致过拟合问题，尤其是在训练集的样本标签有限的情况下，且计算资源的需求显著增加。为了解决上述问题，GoogLeNet 被设计围绕减少网络深度和提高性能两个方面展开，与 AlexNet、VGG-NET 依靠加深网络结构进而改进网络性能的神经网络不同，GoogLeNet 在加深网络结构的同时，引入 Inception 结构，如图 1-3(a) 所示，即同一层网络中存在多个不同尺度的卷积核，摒弃 AlexNet、VGG-NET 等传统模型的"一条线"架构。通过加入多个 1×1 的"瓶颈"层，保留空间维度，降低深度，采用 1×1 卷积核减少池化后网络结构的深度，从而达到减小网络结构规模的目的。2014 年～2016 年，GoogLeNet 团队针对 Inception 结构优化研究，发表多篇关于 GoogLeNet 的研究成果[30-32]，结构如图 1-3(b) 和图 1-3(c) 所示，GoogLeNet 应用多个小的卷积核替代大的卷积核，例如，Inception v2 利用两个 3×3 卷积核代替 5×5 卷积核，Inception v3 应用 1×n 和 n×1 的卷积核代替 n×n 的卷积核，从而减少计算量，增强网络非线性表达能力。Inception v4 模型结合 Inception 模块和残差网络[33]（Residual Network，ResNet）模块，结构如图 1-3(d) 所示。

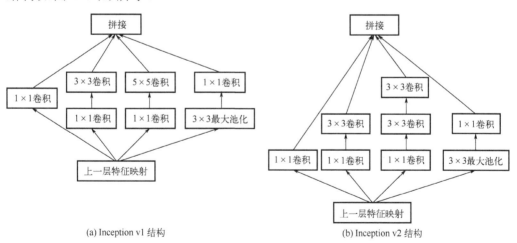

(a) Inception v1 结构　　　　　　　　　　　　(b) Inception v2 结构

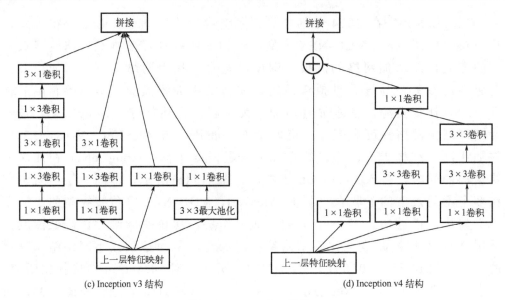

(c) Inception v3 结构　　　　　　　　　　(d) Inception v4 结构

图 1-3　Inception 结构

　　VGG-NET 网络[28]被应用于研究深度神经网络的深度与性能的关系。如果网络层数增加，网络可以完成提取更加复杂的特征模式，因此当神经网络结构更深时，理论上神经网络可以取得更好的结果。基于这一基本准则，CNN 网络自 AlexNet 的 7 层发展到 VGG-NET 的 16 乃至 19 层与 GoogLeNet 的 22 层。然而，许多研究者通过实验发现，CNN 模型达到一定深度后网络结构出现退化问题，即随着网络深度增加，网络结构效能出现饱和，甚至下降。2015 年 He 等[33]提出残差学习方法解决网络退化问题，假设输入 x 学习得到的特征记为 $H(x)$，学习后获得残差 $F(x) = H(x) - x$，最终学习的特征表示为 $H(x) = F(x) + x$。当残差为 0 时，此时堆积层仅仅能够完成恒等映射，杜绝网络性能退化，实际上残差不可能为 0，这使得堆积层在输入特征基础上学习获得新的特征，从而具备更好的网络性能。

　　Inception 网络主要是从网络的宽度方面改进网络的结构，从而提高网络的表达能力。然而，与 Inception 系列不同，稠密连接卷积网络(Densely Connected Convolutional Network，DenseNet)[34]则是通过特征图来探索网络模型的潜能。由于输入信息和梯度信息在神经网络的层与层之间传递，当神经网络结构层数较大时，容易出现梯度消失问题。为了解决上述问题，DenseNet 模型通过稠密连接，使得神经网络的每一层的输入等于前面所有层的累积之和，即每一层的输入和损失直接相连，无中间的传递，有效减轻梯度消失问题。其结构如图 1-4 所示。

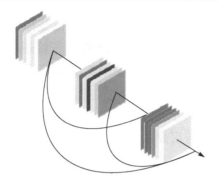

图 1-4 稠密连接结构

经典的 CNN 模型应用全连接层得到固定长度的特征向量,得到图像属于每一类别的概率,以此完成分类任务,适用于图像级别的分类和回归任务。但是对于图像分割任务而言,这代表图像像素级的分类任务,Shelhamer 等[35]提出全卷积网络(Fully Convolutional Network,FCN),利用卷积层代替全连接层,适用于任意尺寸的输入图像,采用反卷积层对卷积层的特征映射进行上采样,恢复到与输入图像相同的尺寸,从而得到每个像素的类别预测,同时保留原始输入图像中的空间信息,最后基于上采样的特征图进行像素分类。

U-Net 模型[36]是 FCN 系列中用于图像分割的常用模型之一,U-Net 模型沿用 FCN 图像分割的思想,即利用卷积层、池化层进行特征提取,利用反卷积层还原图像尺寸。然而,U-Net 融合编码-解码结构和跳跃连接,其中编码器包括卷积层、激励层和池化层,用于逐层提取特征;解码器包括反卷积层和卷积层,用于恢复图像尺寸,还原图像的位置信息;在上采样和下采样的同层结构中添加跳跃连接,实现高层特征图与底层特征图的拼接,并对其进行反复的卷积、连续操作,使得模型能够从上下文信息和细节信息中组合得到更加精确的输出特征图。

1.4 基于粒计算的图像处理技术

粗糙集和图像处理结合主要从两个方向进行考虑:①把图像"知识化",将图像抽象成一个"知识"系统,即应用特征表示图像中的对象,然后利用粗糙集理论(Rough Set,RS)[11]中等价类、上近似、下近似和属性约简[12]的概念处理图像,但是在此过程中可能会丢失图像中的空间信息。②融合粗糙集与空间等信息,构建粗糙集模板,然后利用粗糙集模板对图像进行处理。

　　粗糙集理论中分类的思路被广泛应用于图像处理中。首先通过对图像的"量化"操作，提取图像的特征属性，如灰度特征、纹理特征、突变特征等刻画图像，然后运用粗糙集分类的概念对"量化"后的图像进行聚类，从而识别图像中的不同对象或者分割对象。

　　属性约简的思想也被应用于图像处理。通过对图像进行"量化"操作，提取图像的特征属性，然后运用属性约简的算法对图像特征进行约简，寻找刻画图像的属性子集。

　　图像的成像过程是一种多到一的映射过程，导致图像本身存在许多不确定性和不精确性，即模糊性。这种不确定性主要体现在图像灰度的不确定性、几何形状的不确定性和不确定性知识，然而，模糊理论对于图像的不确定性存在较好的描述能力，因此引入模糊的概念，有效描述图像中的不确定性。

　　在医学图像分割领域，三支决策[37,38]的思想被广泛应用。图像分割的本质是完成图像像素的分类任务，但是图像中的目标区域边界存在不确定性，难以将其准确归为某一类别，因此，利用三支决策的思想完成图像分割任务，可以减少信息不足导致的不确定性，提高分割的准确性。区别于其他算法将图像分割成目标和背景，Zhang 等[37]提出基于三支决策的区域增长算法，对不确定的像素点进行延迟处理，并利用邻近区域的信息对其进行重新增长，将其应用于肺部图像分割任务，并取得较好的效果。岳晓冬等[38]将证据理论与深度神经网络相结合，构造证据深度神经网络，采用证据理论表示神经网络预测输出的不确定性，针对医学影像不确定性分类任务，构造基于证据深度神经网络的医学影像三支决策算法。

参 考 文 献

[1]　Editorial. Announcement: launch of an online data journal. Nature, 2013, 502(7470): 142.

[2]　Crago S. Welcome to the IEEE transactions on big data. IEEE Transactions on Big Data, 2015, 1(1): 1.

[3]　郭华东. 科学大数据——国家大数据战略的基石. 中国科学院院刊, 2018, 33(8): 768-873.

[4]　侯建国. 《地球大数据驱动联合国可持续发展目标实现》专刊序言. 中国科学院院刊, 2021, 36(8): 873.

[5]　郭华东, 梁栋, 陈方, 等. 地球大数据促进联合国可持续发展目标实现. 中国科学院院刊, 2021, 36(8): 874-884.

[6] Ghemawat S, Gobioff H, Leung S T. The Google file system//Proceedings of the Nineteenth ACM Symposium on Operating Systems Principles, New York, 2003: 29-43.

[7] Dean J, Ghemawat S. MapReduce: simplified data processing on large clusters. Communications of the ACM, 2008, 51(1): 107-113.

[8] Chang F, Dean J, Ghemawat S, et al. BigTable: a distributed storage system for structured data. ACM Transactions on Computer Systems, 2008, 26(2): 1-26.

[9] Glushkova D, Jovanovic P, Abelló A. MapReduce performance model for Hadoop 2.x. Information Systems, 2019, 79: 32-43.

[10] Salloum S, Dautov R, Chen X J, et al. Big data analytics on Apache Spark. International Journal of Data Science and Analytics, 2016, 1: 145-164.

[11] 刘清, 刘群. 粒及粒计算在逻辑推理中的应用. 计算机研究与发展, 2004, 41(4): 546-551.

[12] 苗夺谦, 范世栋. 知识的粒度计算及其应用. 系统工程理论与实践, 2002, 22(1): 48-56.

[13] 张铃, 张钹. 模糊商空间理论 (模糊粒度计算方法). 软件学报, 2003, 14(4): 770-776.

[14] Pawlak Z, Skowron A. Rudiments of rough sets. Information Sciences, 2020, 68(2): 728-735.

[15] 王飞跃. 词计算和语言动力学系统的基本问题和研究. 自动化学报, 2005, 31(6): 844-852.

[16] 王国胤. Rough 集理论在不完备信息系统中的扩充. 计算机研究与发展, 2002, 39(10): 1238-1243.

[17] 郑征. 基于相容粒度空间模型的图像纹理识别. 重庆邮电大学学报: 自然科学版, 2009, 21(4): 484-489.

[18] 卜东波, 白硕, 李国杰. 聚类/分类中的粒度原理. 计算机学报, 2002, 25(8): 810-816.

[19] Zhang Y, Fraser M D, Gagliano R A, et al. Granular neural networks for numerical-linguistic data fusion and knowledge discovery. IEEE Transactions on Neural Networks, 2000, 11(3): 658-667.

[20] 李道国, 苗夺谦, 杜伟林. 粒度计算在人工神经网络中的应用. 同济大学学报: 自然科学版, 2006, 34(7): 960-964.

[21] 杜伟林, 苗夺谦, 李道国, 等. 概念格与粒度划分的相关性分析. 计算机科学, 2005, 32(12): 181-183.

[22] Yager R R, Filev D. Operations for granular computing: mixing words and numbers//1998 IEEE International Conference on Fuzzy Systems Proceedings, Anchorage, 1998, 1: 123-128.

[23] Lin T Y. Granular computing II: infrastructures for AI-engineering//2006 IEEE International Conference on Granular Computing, Atlanta, 2006: 2-7.

[24] Bargiela A, Pedrycz W. Granular computing. Handbook on Computer Learning and Intelligence: Deep Learning, Intelligent Control and Evolutionary Computation, 2022, 2: 97-132.

[25] Yager R R. A framework for multi-source data fusion. Information Sciences, 2004, 163(1-3): 175-200.

[26] LeCun Y, Bottou L, Bengio Y, et al. Gradient-based learning applied to document recognition. Proceedings of the IEEE, 1998, 86(11): 2278-2324.

[27] Krizhevsky A, Sutskever I, Hinton G E. ImageNet classification with deep convolutional neural networks. Communications of the ACM, 2017, 60(6): 84-90.

[28] Simonyan K, Zisserman A. Very deep convolutional networks for large-scale image recognition. arXiv Preprint arXiv: 1409.1556, 2014.

[29] Szegedy C, Liu W, Jia Y Q, et al. Going deeper with convolutions//Proceedings of the IEEE Conference on Computer Vision and Pattern Recognition, Boston, 2015: 1-9.

[30] Ioffe S, Szegedy C. Batch normalization: accelerating deep network training by reducing internal covariate shift//International Conference on Machine Learning, Lille, 2015: 448-456.

[31] Szegedy C, Vanhoucke V, Ioffe S, et al. Rethinking the inception architecture for computer vision//2016 IEEE Conference on Computer Vision and Pattern Recognition, Las Vegas, 2016: 2818-2826.

[32] Szegedy C, Ioffe S, Vanhoucke V, et al. Inception-v4, inception-resnet and the impact of residual connections on learning//Thirty-first AAAI Conference on Artificial Intelligence, San Francisco, 2017.

[33] He K M, Zhang X Y, Ren S Q, et al. Deep residual learning for image recognition// Proceedings of the IEEE Conference on Computer Vision and Pattern Recognition, New York, 2016: 770-778.

[34] Qu J H, Xu Z C, Dong W Q, et al. A spatio-spectral fusion method for hyperspectral images using residual hyper-dense network. IEEE Transactions on Neural Networks and Learning Systems, 2022, 35(2): 2235-2249.

[35] Shelhamer E, Long J, Darrell T. Fully convolutional networks for semantic segmentation. IEEE Transactions on Pattern Analysis and Machine Intelligence, 2016, 39(4): 640-651.

[36] Ronneberger O, Fischer P, Brox T. U-net: convolutional networks for biomedical image

segmentation//International Conference on Medical Image Computing and Computer-assisted Intervention, Munich, 2015: 234-241.

[37] Zhang B B, Li Q W, Shen W, et al. An automatic image segmentation algorithm based on three-way decisions//2020 12th International Conference on Advanced Computational Intelligence, Dali, 2020: 118-125.

[38] 岳晓冬, 刘思雯, 袁斌. 基于证据深度神经网络的医学影像三支决策. 西北大学学报: 自然科学版, 2021, 51 (4): 539-548.

第 2 章 粒计算模型与算法

2.1 粒计算模型

2.1.1 粗糙集模型

粗糙集理论[1]是一种不确定信息近似处理的粒计算模型。粗糙集理论的基本思想是通过数据库分类归纳形成概念，可以将分类理解为一种等价关系，通过等价关系对于特定的空间进行划分，划分所形成的集合称为等价类，从而提取形成的规则。

应用一个四元组 $\text{IS}=(U,\text{AT},V,f)$ 来描述信息系统，其中：

(1) $U=\{x_1,x_2,\cdots,x_{|U|}\}$ 是非空数据样本的集合，称为论域；

(2) $\text{AT}=\{a_1,a_2,\cdots,a_{|\text{AT}|}\}$ 是非空特征的集合，称为属性集；

(3) $V=\bigcup_{a\in\text{AT}}V_a$，$V_a$ 是属性 a 下样本所有可能的取值，称为值域；

(4) $f:U\times a\to V$ 是一个函数，使得 $\forall a\in\text{AT},x\in U,f(x,a)\in V_a$，称为映射函数。

如果信息系统中的属性集合 AT 由条件属性集合 C 和决策属性集合 D 共同组成，并且满足 $\text{AT}=C\cup D,C\cap D=\varnothing$，则信息系统就称为决策信息系统。

粗糙集理论的核心思想是通过不可分辨关系对给定的信息系统进行粒化，然后通过基本信息粒构造目标函数的上、下近似集，用上、下近似集来刻画目标概念的对象成员，其定义如下。

假设 $\text{IS}=(U,\text{AT},V,f)$ 是一个信息系统，$\forall P\subseteq\text{AT}$，论域 U 上关于 P 的不可分辨关系定义为

$$\text{IND}(P)=\{(x,y)\mid x\in U,y\in U,\forall a\in P,f(x,a)=f(y,a)\} \tag{2-1}$$

所谓的不可分辨就是不同的样本在同一个属性的取值相同而导致无法区分这两个样本。因此，基于不可分辨关系 $\text{IND}(P)$，形成论域 U 中所有样本的划分 $U/\text{IND}(P)=\{[x]_P\mid x\in U\}$，其中 $[x]_P$ 表示论域 U 中任意样本 x 在属性集合 P 下的等价类，即 $[x]_P=\{y\in U\mid (x,y)\in\text{IND}(P)\}$。

假设 $\text{IS}=(U,\text{AT},V,f)$ 是一个信息系统，$\forall X\subseteq U,P\subseteq\text{AT}$，$X$ 基于不可分辨关

系 IND(P) 的上、下近似分别定义为

$$\overline{P}(X) = \{x \in U \,|\, [x]_P \bigcap X \neq \varnothing\} \tag{2-2a}$$

$$\underline{P}(X) = \{x \in U \,|\, [x]_P \subseteq X\} \tag{2-2b}$$

根据定义可以得到，目标概念 X 的上近似集 $\overline{P}(X)$ 中的样本根据现有的知识判定可能属于 X；目标概念 X 的下近似集中的样本根据现有知识的判定完全属于 X。

粗糙集理论中的目标概念的上、下近似集也可以等价地表示为目标概念的正域、负域和边界域。

假设 $\mathrm{IS} = (U, \mathrm{AT}, V, f)$ 是一个信息系统，$\forall X \subseteq U, P \subseteq \mathrm{AT}$，$X$ 关于 P 的正、负、边界域定义如下

$$\mathrm{POS}(X) = \underline{P}(X) = \{x \in U \,|\, [x]_P \subseteq X\} \tag{2-3a}$$

$$\mathrm{BND}(X) = \overline{P}(X) - \underline{P}(X) \tag{2-3b}$$

$$\mathrm{NEG}(X) = U - \overline{P}(X) = \{x \in U \,|\, [x]_P \bigcap X = \phi\} \tag{2-3c}$$

根据定义可以得到，正域表示完全属于目标概念 X 的数据集；负域表示完全不属于目标概念 X 的数据集；边界域表示可能属于目标概念 X 的数据集。

2.1.2　模糊集理论

为了定量地刻画模糊概念和模糊现象，美国计算机与控制论专家 Zadeh 教授[2]于 1965 年提出模糊集合概念，具体定义如下：设 U 为论域，则称由如下实值函数 $\mu_A : U \to [0,1], \mu \to \mu_A(x)$ 所确定的集合是模糊集，对于每个样本 $x \in U$，$\mu_A(x)$ 称为样本 x 对模糊集 A 的隶属度。

2.1.3　粒球模型

粒球（Granular Ball，GB）模型[3]最初源于粒计算理论，通过 k-means 聚类（k-means Clustering）算法将原始样本空间划分成多个不同的粒球，基于不同的粒层和粒度结构来刻画样本特征。在样本空间中，通过 k-means 聚类算法将同质样本点聚合形成一个类簇，即粒球模型。在粒球计算理论中，粒球内的样本数量不是固定的，而是自适应计算获得的，通过粒球中多数类别标签样本的占比自适应划分粒球大小。粒球计算模型相关定义如下[4]。

在信息系统 $\mathrm{IS} = (U, C \cup D, V, f)$ 中，$\forall B \subseteq C$，$\forall \mathrm{GB} \subseteq U$，基于条件属性子集 B 生成一个粒球 GB，且该粒球的中心点为 c 以及半径为 r，则 c 和 r 的具体定

义分别为

$$c = \frac{1}{M}\sum_{i=1}^{M} x_i \tag{2-4a}$$

$$r = \frac{1}{M}\sum_{i=1}^{M} \text{dist}(x_i, c) \tag{2-4b}$$

其中，x_i 为粒球 GB 所覆盖的样本，M 为粒球 GB 中所有样本的数量，$\text{dist}(x_i, c)$ 为 x_i 到粒球中心点 c 的空间距离。根据多数投票机制易知，粒球内多数类的类别标签可视为该粒球的类别标签。

在信息系统 IS=$(U, C \cup D, V, f)$ 中，$\forall B \subseteq C$，$\forall \text{GB} \subseteq U$，在条件属性子集 B 下能够划分生成一个粒球 GB，该粒球所覆盖的样本集中包括 d 个类别，根据类别标签可将样本集划分为 $\{X_1, X_2, \cdots, X_d\}$，则粒球 GB 的类别标签取决于其所覆盖的样本集中多数类样本的类别标签，即

$$\text{label}(\text{GB}) = \arg\max_s \left(|X_s| \right) \tag{2-5}$$

其中，$|X_s|$ 表示样本集 $\{X_1, X_2, \cdots, X_d\}$ 中样本子集 X_s 的样本数量。

在信息系统 IS=$(U, C \cup D, V, f)$ 中，$\forall B \subseteq C$，$\forall \text{GB} \subseteq U$，基于条件属性子集 B 生成一个粒球 GB，该粒球所覆盖的样本集中包括 d 个类别，根据类别标签可将样本集划分为 $\{X_1, X_2, \cdots, X_d\}$，则粒球 GB 的纯度定义如下

$$\text{purity}(\text{GB}) = \frac{\max\left(|X_s| \right)}{\displaystyle\sum_{s=1}^{d} |X_s|} \tag{2-6}$$

其中，$|X_s|$ 表示样本集 $\{X_1, X_2, \cdots, X_d\}$ 中样本子集 X_s 的样本数量。

在粒球的划分过程中，将论域 U 视为一个初始球簇，然后通过 2 均值聚类算法对粒球不断划分生成两个新的粒球，直至每个生成的粒球的纯度满足停止准则或者粒球内样本为 1。粒球划分过程的主要步骤如下[4]：

(1) 将论域 U 视为一个初始球簇，并判断当前球簇的纯度是否满足停止准则，若满足则结束，否则继续下一步骤；

(2) 通过 2 均值聚类算法进行聚类，将当前球簇划分成两个新的球簇，并删除当前球簇信息，增加新的球簇信息；

(3) 遍历计算当前所有球簇的纯度，若每个球簇的纯度均满足停止准则，则停止算法，否则返回步骤 (2)。

2.1.4　三支决策

经典粗糙集模型对样本的类别归属条件比较严苛，对噪声数据非常敏感，容错能力及泛化能力较差。贝叶斯决策理论被引入具有容错能力的概率粗糙集模型中。基于决策风险最小化原则[5]设置具有合理计算方法和语义解释的概率阈值对 (α, β)。

假设 $\mathrm{IS} = (U, \mathrm{AT}, V, f)$ 是一个信息系统，$\forall X \subseteq U, P \subseteq \mathrm{AT}$，$(\alpha, \beta)$ 关于 P 的正、负、边界域定义如下

$$\mathrm{POS}_{(\alpha,\beta)}(X) = \underline{P}(X) = \{x \in U \mid P(X \mid [x]_P) \geqslant \alpha\} \tag{2-7a}$$

$$\mathrm{BND}_{(\alpha,\beta)}(X) = \overline{P}(X) - \underline{P}(X) = \{x \in U \mid \beta < P(X \mid [x]_P) < \alpha\} \tag{2-7b}$$

$$\mathrm{NEG}_{(\alpha,\beta)}(X) = U - \overline{P}(X) = \{x \in U \mid P(X \mid [x]_P) \leqslant \beta\} \tag{2-7c}$$

其中，$P(X \mid [x]_P)$ 表示样本 x 在属性集 P 下的等价类 $[x]_P$ 被划分到目标概念 X 中的正确率，计算公式如下

$$P(X \mid [x]_P) = \frac{\left| X \cap [x]_P \right|}{\left| [x]_P \right|} \tag{2-8}$$

决策粗糙集[6]存在两个重要的元素：状态集表示为 $\Omega = (X, \sim X)$，其中 X 表示满足条件 C 的样本集合，$\sim X$ 表示不满足条件 C 的样本集合；决策行为集表示为 $\mathrm{Action} = \{a_P, a_N, a_B\}$，其中 a_P 表示接受某事件的行为，a_N 表示拒绝某事件的行为，a_B 表示延迟决策的行为。不同的决策行动时会造成不同的损失，记 λ_{PP}、λ_{BP}、λ_{NP} 分别表示样本属于 X 时，采取将样本归于 X 正域的决策行为 a_P，将样本归于 X 边界域的决策行为 a_B 和将样本归于 X 负域的决策行为 a_N 所产生代价；记 λ_{PN}、λ_{BN}、λ_{NN} 分别表示样本不属于 X 时，采取将样本归于 X 正域的决策行为 a_P，将样本归于 X 边界域的决策行为 a_B 和将样本归于 X 负域的决策行为 a_N 所产生代价，形成如表 2-1 所示的决策代价风险表。

表 2-1　决策代价风险表

	a_P	a_B	a_N
X	λ_{PP}	λ_{BP}	λ_{NP}
$\sim X$	λ_{PN}	λ_{BN}	λ_{NN}

决策粗糙集理论将条件概率作为评价函数，记为 $P(X \mid [x])$，样本 $x \in U$ 执行决策动作 a 的风险的数学期望作为风险函数 $R(a \mid [x])$，由此可以推断出

$$R(a_P \mid [x]) = \lambda_{PP} P(X \mid [x]) + \lambda_{PN} P(\sim X \mid [x]) = \lambda_{PP} P(X \mid [x]) + \lambda_{PN} (1 - P(X \mid [x]))$$

$$R(a_B \mid [x]) = \lambda_{BP} P(X \mid [x]) + \lambda_{BN} P(\sim X \mid [x]) = \lambda_{BP} P(X \mid [x]) + \lambda_{BN} (1 - P(X \mid [x]))$$

$$R(a_N \mid [x]) = \lambda_{NP} P(X \mid [x]) + \lambda_{NN} P(\sim X \mid [x]) = \lambda_{NP} P(X \mid [x]) + \lambda_{NN} (1 - P(X \mid [x]))$$

从常理而言，决策损失越小代表决策方案越好，由此可推出

P 规则：如果 $R(a_P \mid [x]) < R(a_B \mid [x])$ 且 $R(a_P \mid [x]) < R(a_N \mid [x])$，那么 $x \in POS(X)$；

B 规则：如果 $R(a_B \mid [x]) < R(a_P \mid [x])$ 且 $R(a_B \mid [x]) < R(a_N \mid [x])$，那么 $x \in BND(X)$；

N 规则：如果 $R(a_N \mid [x]) < R(a_P \mid [x])$ 且 $R(a_N \mid [x]) < R(a_B \mid [x])$，那么 $x \in NEG(X)$。

众所周知，正确决策的成本是最小的，错误决策的损失是最大的。由此可知各成本损失值满足如下条件：$\lambda_{PP} < \lambda_{BP} < \lambda_{NP}$，$\lambda_{NN} < \lambda_{BN} < \lambda_{PN}$。

将采取行动 a_P、a_N、a_B 的相应风险 $R(a_P \mid [x])$、$R(a_N \mid [x])$ 和 $R(a_B \mid [x])$ 代入表示三条决策规则的不等式中

$$R(a_P \mid [x]) < R(a_B \mid [x]) \Leftrightarrow P(X \mid [x]) \geqslant \frac{(\lambda_{PN} - \lambda_{BN})}{(\lambda_{PN} - \lambda_{BN}) + (\lambda_{BP} - \lambda_{PP})} = \alpha$$

$$R(a_P \mid [x]) < R(a_N \mid [x]) \Leftrightarrow P(X \mid [x]) \geqslant \frac{(\lambda_{PN} - \lambda_{NN})}{(\lambda_{PN} - \lambda_{NN}) + (\lambda_{NP} - \lambda_{PP})} = \theta$$

$$R(a_B \mid [x]) < R(a_P \mid [x]) \Leftrightarrow P(X \mid [x]) \leqslant \frac{(\lambda_{PN} - \lambda_{BN})}{(\lambda_{PN} - \lambda_{BN}) + (\lambda_{BP} - \lambda_{PP})} = \alpha$$

$$R(a_B \mid [x]) < R(a_N \mid [x]) \Leftrightarrow P(X \mid [x]) \geqslant \frac{(\lambda_{BN} - \lambda_{NN})}{(\lambda_{PN} - \lambda_{NN}) + (\lambda_{NP} - \lambda_{BP})} = \beta$$

$$R(a_N \mid [x]) < R(a_P \mid [x]) \Leftrightarrow P(X \mid [x]) \leqslant \frac{(\lambda_{PN} - \lambda_{NN})}{(\lambda_{PN} - \lambda_{NN}) + (\lambda_{NP} - \lambda_{PP})} = \theta$$

$$R(a_N \mid [x]) < R(a_B \mid [x]) \Leftrightarrow P(X \mid [x]) \geqslant \frac{(\lambda_{BN} - \lambda_{NN})}{(\lambda_{BN} - \lambda_{NN}) + (\lambda_{NP} - \lambda_{BP})} = \beta$$

对此三个规则可以表示为

P 规则：如果 $P(X \mid [x]) \geqslant \alpha$ 且 $P(X \mid [x]) \geqslant \theta$，则 $x \in POS(X)$；

B 规则：如果 $P(X \mid [x]) \leqslant \alpha$ 且 $P(X \mid [x]) \geqslant \beta$，则 $x \in BND(X)$；

N 规则：如果 $P(X \mid [x]) \leqslant \theta$ 且 $P(X \mid [x]) \leqslant \beta$，则 $x \in NEG(X)$。

为了使得规则 B 有意义，那么要求 $\beta < \alpha$，即 $\dfrac{\lambda_{BP} - \lambda_{PP}}{\lambda_{PN} - \lambda_{BN}} < \dfrac{\lambda_{NP} - \lambda_{BP}}{\lambda_{BN} - \lambda_{NN}}$，所以 $0 \leqslant \beta < \theta < \alpha \leqslant 1$，由此三支决策规则可以重写为

P 规则：如果 $P(X \mid [x]) \geqslant \alpha$，则 $x \in POS(X)$；

B 规则：如果 $\beta < P(X \mid [x]) < \alpha$，则 $x \in \text{BND}(X)$；

N 规则：如果 $P(X \mid [x]) \leqslant \beta$，则 $x \in \text{NEG}(X)$。

其中

$$\alpha = \frac{(\lambda_{\text{PN}} - \lambda_{\text{BN}})}{(\lambda_{\text{PN}} - \lambda_{\text{BN}}) + (\lambda_{\text{BP}} - \lambda_{\text{PP}})} \tag{2-9a}$$

$$\beta = \frac{(\lambda_{\text{BN}} - \lambda_{\text{NN}})}{(\lambda_{\text{BN}} - \lambda_{\text{NN}}) + (\lambda_{\text{NP}} - \lambda_{\text{BP}})} \tag{2-9b}$$

2.2　面向复杂数据的扩展粗糙集模型

2.2.1　邻域粗糙集模型

经典粗糙集模型仅可用于处理名义型数据，对于数值型数据的处理需要对原始数据进行离散化的数据预处理操作，而离散化不可避免地导致原有信息的丢失。为了能够有效处理数值型数据，Hu 等[7]提出了邻域关系及邻域粗糙集模型，其中邻域是根据在某一度量上邻域中心点到边界的最大距离来进行定义的，具体如下。

假设信息系统 $\text{IS} = (U, \text{AT} = C \cup D, f, V)$，$x \in U$，$B \subseteq C$，$x$ 在属性集 B 上的邻域定义为

$$\delta_B(x) = \{y \in U \mid \text{dis}_B(x, y) \leqslant \delta, \delta > 0\} \tag{2-10}$$

其中，$\text{dis}(\cdot)$ 表示任意样本之间的距离，欧氏距离被广泛应用于距离计算。

假设信息系统 $\text{IS} = (U, C \cup D, f, V)$，$\forall x \in U$，$X \subseteq U$，$B \subseteq C$，$x$ 在属性集 B 上对 X 的粗糙隶属度 $\mu_B(x)$ 定义为

$$\mu_B(x) = P(X \mid \delta_B(x)) = \frac{|X \cap \delta_B(x)|}{|\delta_B(x)|} \tag{2-11}$$

其中，$P(X \mid \delta_B(x))$ 表示分类的条件概率，$|\cdot|$ 表示集合中元素的个数。

假设信息系统 $\text{IS} = (U, C \cup D, f, V)$，$X \subseteq U$，$B \subseteq C$，那么属性集 B 下 X 关于邻域的上、下近似集分别定义为

$$\overline{\delta_B}(x) = \{x \in U \mid \delta_B(x) \cap X \neq \varnothing\} \tag{2-12a}$$

$$\underline{\delta_B}(x) = \{x \in U \mid \delta_B(x) \subseteq X\} \tag{2-12b}$$

X 关于 B 的正、负和边界域分别定义为

$$\text{POS}_B(X) = \underline{\delta_B}(x) = \{x \in U \mid P(X \mid \delta_B(x)) = 1\} \tag{2-13a}$$

$$\text{NEG}_B(X) = U - \overline{\delta_B}(x) = \{x \in U \mid P(X \mid \delta_B(x)) = 0\} \tag{2-13b}$$

$$\text{BND}_B(X) = \overline{\delta_B}(x) - \underline{\delta_B}(x) = \{x \in U \mid 0 < P(X \mid \delta_B(x)) < 1\} \tag{2-13c}$$

2.2.2　决策粗糙集模型

由于经典粗糙集模型要求样本的类别归属必须是完全正确或肯定的，集合之间的关系必须是严格的"包含"或者"不包含"，因此其在现实应用中对噪声数据非常敏感，容错能力及泛化能力较差。鉴于此，众多学者[8]将概率论引入到粗糙集模型的拓展研究中，提出决策粗糙集模型。

假设 $\text{IS} = (U, \text{AT}, V, f)$ 是一个信息系统，$\forall X \subseteq U$，$R \subseteq \text{AT}$，$0 \leqslant \beta < \alpha \leqslant 1$，$X$ 关于 R 的上、下近似集的定义如下

$$\overline{R}_{(\alpha,\beta)}(X) = \{x \in U \mid P(X \mid [x]_R) > \beta\} \tag{2-14a}$$

$$\underline{R}_{(\alpha,\beta)}(X) = \{x \in U \mid P(X \mid [x]_R) \geqslant \alpha\} \tag{2-14b}$$

(α, β) 关于 R 的正、负、边界域定义如下

$$\text{POS}_{(\alpha,\beta)}(X) = \underline{R}_{(\alpha,\beta)}(X) = \{x \in U \mid P(X \mid [x]_R) \geqslant \alpha\} \tag{2-15a}$$

$$\text{BND}_{(\alpha,\beta)}(X) = \overline{R}_{(\alpha,\beta)}(X) - \underline{R}_{(\alpha,\beta)}(X) = \{x \in U \mid \beta < P(X \mid [x]_R) < \alpha\} \tag{2-15b}$$

$$\text{NEG}_{(\alpha,\beta)}(X) = U - \overline{R}_{(\alpha,\beta)}(X) = \{x \in U \mid P(X \mid [x]_R) \leqslant \beta\} \tag{2-15c}$$

其中，$P(X \mid [x]_R)$ 表示样本 x 在属性集 R 下的等价类 $[x]_R$ 与目标概念 X 的重叠程度占等价类样本数量的比值

$$P(X \mid [x]_R) = \frac{|X \cap [x]_R|}{|[x]_R|} \tag{2-16}$$

2.2.3　邻域决策粗糙集模型

Yao 等[8]提出的决策粗糙集模型依然缺乏直接对数值型数据处理的能力，为了克服这一缺点，Li 等[9]将邻域粗糙集模型和决策粗糙集模型相结合，提出一种基于邻域的决策理论粗糙集模型。

假设信息系统 $\text{IS} = (U, C \cup D, f, V)$，$X \subseteq U$，$B \subseteq C$，那么属性集 B 下 X 关于邻域的决策粗糙集上、下近似集分别定义为

$$\overline{\delta_B^{\text{DT}}}(x) = \{x \in U \mid P(X \mid \delta_B(x)) > \beta\} \tag{2-17a}$$

$$\overline{\delta_B^{\text{DT}}}(x) = \{x \in U \mid P(X \mid \delta_B(x)) \geqslant \alpha\} \qquad (2\text{-}17\text{b})$$

X 关于 B 的正、负和边界域分别定义为

$$\text{POS}_B(X) = \underline{\delta_B^{\text{DT}}}(x) = \{x \in U \mid P(X \mid \delta_B(x)) \geqslant \alpha\} \qquad (2\text{-}18\text{a})$$

$$\text{NEG}_B(X) = U - \overline{\delta_B^{\text{DT}}}(x) = \{x \in U \mid P(X \mid \delta_B(x)) \leqslant \beta\} \qquad (2\text{-}18\text{b})$$

$$\text{BND}_B(X) = \overline{\delta_B^{\text{DT}}}(x) - \underline{\delta_B^{\text{DT}}}(x) = \{x \in U \mid \beta < P(X \mid \delta_B(x)) < \alpha\} \qquad (2\text{-}18\text{c})$$

2.2.4　局部邻域决策粗糙集模型

假设信息系统 $\text{IS} = (U, C \cup D, f, V)$，$X \subseteq U$，$B \subseteq C$，那么属性集 B 下 X 关于邻域的局部邻域粗糙集上、下近似集分别定义为

$$\overline{\delta_B^L}(x) = \{x \in X \mid P(X \mid \delta_B(x)) > \beta\} \qquad (2\text{-}19\text{a})$$

$$\underline{\delta_B^L}(x) = \{x \in X \mid P(X \mid \delta_B(x)) \geqslant \alpha\} \qquad (2\text{-}19\text{b})$$

X 关于 B 的正、负和边界域分别定义为

$$\text{POS}_B(X) = \underline{\delta_B^L}(x) = \{x \in X \mid P(X \mid \delta_B(x)) \geqslant \alpha\} \qquad (2\text{-}20\text{a})$$

$$\text{NEG}_B(X) = U - \overline{\delta_B^L}(x) = \{x \in X \mid P(X \mid \delta_B(x)) \leqslant \beta\} \qquad (2\text{-}20\text{b})$$

$$\text{BND}_B(X) = \overline{\delta_B^L}(x) - \underline{\delta_B^L}(x) = \{x \in X \mid \beta < P(X \mid \delta_B(x)) < \alpha\} \qquad (2\text{-}20\text{c})$$

局部邻域粗糙集模型[10]和邻域粗糙集模型之间最显著的区别就是计算上、下近似集时样本 x 的搜索范围不同。在邻域粗糙集模型中，计算每个决策类别的近似集，需要遍历数据集中所有的数据点，而在局部邻域粗糙集模型中，则聚焦于在相同类别的数据点中，只需要遍历相同决策类别的数据点，大大减少计算量，提高计算速度，同时消除噪声点的干扰。例如，图 2-1 中的点 C，假设目标概念 X 表示圆圈类，按照邻域粗糙集模型进行判断，会错误地将点 C 归类为 X 的下近似集；但是如果基于局部邻域粗糙集的构建方法，对目标概念 X 进行刻画，则会排除点 C，避免点 C 的误分类。

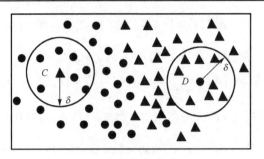

图 2-1　数据分布

2.3　基于邻域粗糙集的属性约简算法

属性约简[11,12]是粗糙集理论中重要的概念，在保证原始信息系统的决策能力一致的同时，删除其中冗余或不必要的属性。然而衡量属性是否为冗余属性的关键是删除该属性后是否会改变原始信息系统的决策能力。如果删除该属性后不会改变原始信息系统的决策能力，则该属性为冗余属性。在邻域粗糙集模型中，众多学者从不同的角度来评估属性的重要性并提出相应的属性约简算法，下面将介绍几种常用属性约简算法。

2.3.1　基于邻域依赖度的属性约简算法

邻域依赖度[7]可以反映出属性子集相对于目标决策的依赖程度，并根据目标决策中的样本数是否发生变化来衡量属性的重要程度。

在信息系统 IS=$(U, C \cup D, V, f)$ 中，存在 $B \subseteq C$，则决策属性 D 相对于条件属性子集 B 的邻域依赖度定义如下

$$\gamma_\delta(B, D) = \frac{\left| \mathrm{POS}_B(D) \right|}{|U|} \qquad (2\text{-}21)$$

其中，$\gamma_\delta(B, D)$ 反映的是条件属性子集 B 逼近决策属性 D 的程度，且 $0 \leqslant \gamma_\delta(B, D) \leqslant 1$。

在信息系统 IS=$(U, C \cup D, V, f)$ 中，有 $R \subseteq C$，若 R 为 IS 基于邻域依赖度的属性约简子集，则 R 需要满足

(1) $\gamma_\delta(R, D) \geqslant \gamma_\delta(C, D)$；

(2) 对于 $\forall R' \subseteq R$，都有 $\gamma_\delta(R', D) \leqslant \gamma_\delta(R, D)$。

上述属性约简过程能够选择出条件属性集 C 中相对于决策属性 D 更为重要的属性，有效地删除冗余属性和不确定信息。基于属性邻域依赖度度量准则计

算候选属性重要度的定义如下。

在信息系统 IS=$(U,C\cup D,V,f)$ 中，若 $\forall R\subseteq C$，$a\in C-R$，则候选属性 a 相对于属性子集 R 的属性重要度为

$$\mathrm{SIG}_\gamma^\delta(a,R,D)=\gamma_\delta(R\cup\{a\},D)-\gamma_\delta(R,D) \tag{2-22}$$

由此易知，属性重要度 $\mathrm{SIG}_\gamma^\delta(a,R,D)$ 越大，决策属性 D 对于属性 a 的依赖度越大，则说明属性 a 对决策过程越重要。算法 2-1 描述了基于邻域依赖度的属性约简算法的具体计算步骤。

在算法 2-1 中，步骤 3～步骤 8 主要是进行多次迭代计算的过程。在每一轮迭代计算过程中，首先计算当前属性约简子集的依赖度值并判断是否满足停止准则，若满足则结束，否则继续下一步；然后，计算剩余属性的邻域依赖度，选择其中邻域依赖度值最大的属性，进行下次迭代计算直至迭代计算结束。

算法 2-1：基于邻域依赖度的属性约简算法

输入：邻域信息系统 IS $=(U,C\cup D,V,f)$，邻域半径 δ

输出：属性约简子集 R

步骤 1：　$\varnothing\to R$，$0\to\gamma_\delta(R,D)$

步骤 2：　计算 $\gamma_\delta(C,D)$

步骤 3：　do

步骤 4：　$\forall a\in C-R$，计算 $\mathrm{SIG}_\gamma^\delta(a,R,D)$

步骤 5：　选择 b，满足 $\mathrm{SIG}_\gamma^\delta(b,R,D)=\max\{\forall a\in C-R\,|\,\mathrm{SIG}_\gamma^\delta(a,R,D)\}$

步骤 6：　令 $R=R\cup\{b\}$

步骤 7：　计算 $\gamma_\delta(R,D)$

步骤 8：　until $\gamma_\delta(R,D)\geqslant\gamma_\delta(C,D)$

步骤 9：　输出 R

2.3.2　基于邻域熵的属性约简算法

熵最初在信息论中被用于衡量蕴含的信息量大小，后续应用于机器学习中衡量信息系统所蕴含的信息量大小。条件熵是熵论中重要的概念，衡量目标样本集在条件属性集下相对于决策属性的不确定性程度。Mariello 等[11]基于条件熵定义提出邻域熵（Neighborhood Entropy，NE），并作为属性约简过程的属性度量准则。

在信息系统 IS=$(U,C\cup D,V,f)$ 中，有 $\forall x_i\in U$，$B\subseteq C$，样本 x_i 相对于 B 的邻

域可表示为 $\delta_B(x_i)$，那么样本 x_i 的邻域不确定度定义为

$$\mathrm{NH}_{\delta}^{x_i}(B) = -\log\left(\frac{|\delta_B(x_i)|}{|U|}\right) \tag{2-23}$$

其中，$|\cdot|$ 是集合运算中的基数。

在信息系统 IS$=(U,C\cup D,V,f)$ 中，有 $\forall x_i \in U$，$B\subseteq C$，样本 x_i 相对于 B 的邻域可表示为 $\delta_B(x_i)$，那么决策属性 D 相对于条件属性子集 B 的邻域熵定义如下

$$\mathrm{NE}_{\delta}(B,D) = -\frac{1}{M}\sum_{i=1}^{M}\sum_{j=1}^{m} f_{\delta}(j,x_i)\cdot\log\left(f_{\delta}(j,x_i)\right) \tag{2-24}$$

其中，$f_{\delta}(j,x_i)=\dfrac{\left|\{y\in\delta_B(x_i)\,|\,d(y)=j\}\right|}{|\delta_B(x_i)|}$ 表示类别标签为 j 的邻域样本数量与邻域样本的数量之比，$d(y)$ 是邻域样本 y 的真实类别标签。

在信息系统 IS$=(U,C\cup D,V,f)$ 中，有 $R\subseteq C$，若 R 为 IS 基于邻域熵的属性约简子集，则 R 需要满足

(1) $\mathrm{NE}_{\delta}(R,D)\leqslant\mathrm{NE}_{\delta}(C,D)$；

(2) 对于 $\forall R'\subseteq R$，都有 $\mathrm{NE}_{\delta}(R',D)\geqslant\mathrm{NE}_{\delta}(R,D)$。

上述属性约简过程可以选择出条件属性 C 中相对于决策属性 D 不确定性更小的条件属性。在删除条件属性 C 中冗余属性的同时，降低信息系统中的不确定性。基于邻域熵度量准则计算候选属性重要度的定义如下。

在信息系统 IS$=(U,C\cup D,V,f)$ 中，若 $\forall R\subseteq C$，$a\in C-R$，则候选属性 a 相对于属性子集 R 的属性重要度为

$$\mathrm{SIG}_{\mathrm{NE}}^{\delta}(a,R,D) = \mathrm{NE}_{\delta}(R,D) - \mathrm{NE}_{\delta}(R\cup\{a\},D) \tag{2-25}$$

当选取邻域熵作为属性度量准则时，属性重要度 $\mathrm{SIG}_{\mathrm{NE}}^{\delta}(a,R,D)$ 越大，表明属性 a 对于决策属性 D 越重要，这说明加入属性 a 后属性约简子集的不确定性得以降低。算法 2-2 描述基于邻域熵的属性约简算法的具体计算步骤。

算法 2-2：基于邻域熵的属性约简算法

输入：邻域信息系统 IS $=(U,C\cup D,V,f)$，邻域半径 δ

输出：属性约简子集 R

步骤 1：$\varnothing \to R$，$0 \to \mathrm{NE}_{\delta}(R,D)$

步骤 2：计算 $\mathrm{NE}_{\delta}(C,D)$

步骤 3：do

步骤 4：$\forall a\in C-R$，计算 $\mathrm{SIG}_{\mathrm{NE}}^{\delta}(a,R,D)$

步骤 5：选择 b，满足 $\mathrm{SIG}_{\mathrm{NE}}^{\delta}(b,R,D) = \max\{\forall a \in C - R \mid \mathrm{SIG}_{\mathrm{NE}}^{\delta}(a,R,D)\}$

步骤 6：令 $R = R \bigcup \{b\}$

步骤 7：计算 $\mathrm{NE}_{\delta}(R,D)$

步骤 8：until $\mathrm{NE}_{\delta}(R,D) \leqslant \mathrm{NE}_{\delta}(C,D)$

步骤 9：输出 R

在算法 2-2 中，步骤 3～步骤 8 是一个迭代计算的过程。在每一轮迭代计算过程中，计算属性的邻域熵大小，将属性重要度最大的属性添加到属性约简子集中，并且当属性约简子集满足停止条件时停止迭代并输出属性约简子集。

2.3.3　基于邻域决策错误率的属性约简算法

邻域依赖性度量是通过划分到正域的样本数量来反映决策信息表的决策能力，但是该度量算法没有考虑到边界域中并非所有的样本均为误分类样本。邻域决策错误率[12]（Neighborhood Decision Error Rate，NDER）通过边界域误分类样本的数量反映出边界域中模糊信息的分类复杂程度。

在信息系统 $\mathrm{IS}=(U,C\bigcup D,V,f)$ 中，有 $B \subseteq C$，样本 x_i 相对于 B 的邻域可表示为 $\delta_B(x_i)$，则决策属性 D 相对于条件属性子集 B 的邻域决策错误率定义如下

$$\mathrm{NDER}_{\delta}(B,D) = \frac{\left|\{y \in \delta_B(x_i) \mid \mathrm{Predict}(y) \neq d(y)\}\right|}{\left|\delta_B(x_i)\right|} \tag{2-26}$$

其中，$\mathrm{Predict}(\cdot)$ 为邻域分类器的预测标签，$d(\cdot)$ 为样本的真实标签。

在信息系统 IS 中，存在 $R \subseteq C$，若 R 为 IS 基于邻域决策错误率的属性约简子集，则 R 需要满足

（1）$\mathrm{NDER}_{\delta}(R,D) \leqslant \mathrm{NDER}_{\delta}(C,D)$；

（2）对于 $\forall R' \subseteq R$，都有 $\mathrm{NDER}_{\delta}(R',D) \geqslant \mathrm{NDER}_{\delta}(R,D)$。

上述属性约简过程考虑到了边界域样本误分类的情况，删除条件属性集 C 中对边界域误分类样本影响较大的属性，基于邻域决策错误率度量准则计算候选属性重要度的定义如下。在信息系统 $\mathrm{IS}=(U,C\bigcup D,V,f)$ 中，若 $\forall R \subseteq C$，$a \in C - R$，则候选属性 a 相对于属性子集 R 的属性重要度为

$$\mathrm{SIG}_{\mathrm{NDER}}^{\delta}(a,R,D) = \mathrm{NDER}_{\delta}(R,D) - \mathrm{NDER}_{\delta}(R\bigcup\{a\},D) \tag{2-27}$$

显而易见，邻域决策错误率越小，说明所得的属性约简子集对邻域决策过程越重要，信息系统在边界域样本错误分类的情况越少。算法 2-3 描述基于邻域决策错误率的属性约简算法的具体计算步骤。

算法 2-3：基于邻域决策错误率的属性约简算法

输入：邻域信息系统 $IS = (U, C \cup D, V, f)$，邻域半径 δ

输出：属性约简子集 R

步骤 1： $\varnothing \to R$ ， $0 \to \mathrm{NDER}_\delta(R, D)$

步骤 2： 计算 $\mathrm{NDER}_\delta(C, D)$

步骤 3： do

步骤 4： $\forall a \in C - R$ ，计算 $\mathrm{SIG}^\delta_{\mathrm{NDER}}(a, R, D)$

步骤 5： 选择 b ，满足 $\mathrm{SIG}^\delta_{\mathrm{NDER}}(b, R, D) = \max\{\forall a \in C - R \mid \mathrm{SIG}^\delta_{\mathrm{NDER}}(a, R, D)\}$

步骤 6： 令 $R = R \cup \{b\}$

步骤 7： 计算 $\mathrm{NDER}_\delta(R, D)$

步骤 8： until $\mathrm{NDER}_\delta(R, D) \leqslant \mathrm{NDER}_\delta(C, D)$

步骤 9： 输出 R

在算法 2-3 中，步骤 3～步骤 8 是一个迭代计算的过程。在每一轮迭代计算过程中，计算属性的邻域决策错误率，将合适的特征加入属性子集，直至满足算法停止条件。

参 考 文 献

[1] Pawlak Z, Skowron A. Rudiments of rough sets. Information Sciences, 2020, 68(2): 728-735.

[2] Zadeh L A. Fuzzy sets. Information and Control, 1965, 8(3): 338-353.

[3] Xia S Y, Liu Y S, Ding X, et al. Granular ball computing classifiers for efficient, scalable and robust learning. Information Sciences, 2019, 483: 136-152.

[4] Xia S Y, Zhang H, Li W H, et al. GBNRS: a novel rough set algorithm for fast adaptive attribute reduction in classification. IEEE Transactions on Knowledge and Data Engineering, 2020, 34(3): 1231-1242.

[5] 王国胤, 姚一豫, 于洪. 粗糙集理论与应用研究综述. 计算机学报, 2009, 32(7): 1229-1246.

[6] 于洪, 王国胤, 姚一豫. 决策粗糙集理论研究现状与展望. 计算机学报, 2015, 38(8): 1628-1639.

[7] Hu Q H, Yu D, Liu J F, et al. Neighborhood rough set based heterogeneous feature subset selection. Information Sciences, 2008, 178(18): 3577-3594.

[8] Yao Y Y. A comparative study of fuzzy sets and rough sets. Information Sciences, 1998, 109(1-4): 227-242.

[9]　Li T R, Ruan D, Geert W, et al. A rough sets based characteristic relation approach for dynamic attribute generalization in data mining. Knowledge Based Systems, 2007, 20(5): 485-494.

[10] 孙颖, 蔡天使, 张毅, 等. 基于合理粒度的局部邻域决策粗糙计算方法. 南京大学学报: 自然科学版, 2021, 57(2): 262-271.

[11] Mariello A, Battiti R. Feature selection based on the neighborhood entropy. IEEE Transactions on Neural Networks and Learning Systems, 2018, 29(12): 6313-6322.

[12] Hu Q H, Pedrycz W, Yu D, et al. Selecting discrete and continuous features based on neighborhood decision error minimization. IEEE Transactions on Systems, Man, and Cybernetics, 2009, 40(1): 137-150.

第3章　基于粗糙集和三支决策的 U-Net 模型及应用

3.1　深度学习理论

3.1.1　卷积神经网络的基本模块

卷积神经网络[1]的基本组成结构包括卷积层、池化层、激励层以及全连接层，下面对每层结构进行简单的介绍。

1. 卷积层

将卷积核看成过滤器，在图像中以一定的步长进行滑动，与图像中的每一个部分进行特征匹配，这个匹配的过程就称为卷积操作，卷积操作[1]如图 3-1 所示，计算卷积核和图像局部区域对应像素乘积之和。卷积层权值共享、局部感知的特点使得模型中的参数大大降低。具体而言，假设输入的图像尺寸为 125×125，使用传统的全连接神经网络对其进行处理，将其展开为 1×5625 的向量，如果与之相连的隐藏层的神经元的个数为 10，那么需要训练 156250 个参数，然而卷积层一般使用 3×3 的卷积核，并且只需要训练卷积核中的参数，这大大减少了网络中的参数量。

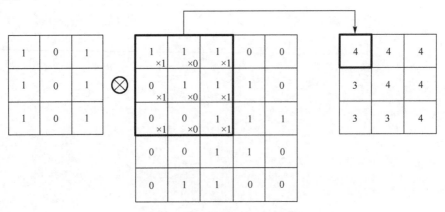

图 3-1　卷积操作过程示意图

2. 池化层

池化层[2]的作用就是对卷积操作提取的特征映射进行降维，常见的池化操作方法包括：最大池化、平均池化。顾名思义，最大池化就是取像素点的最大值，平均池化就是取像素点的平均值。其过程如图 3-2 所示。

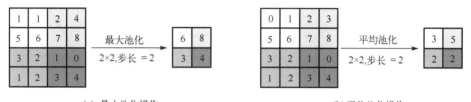

(a) 最大池化操作　　　　　　　　　　　　　　(b) 平均池化操作

图 3-2　常见池化操作

3. 激励层

激励层实现对卷积层的输出进行非线性映射，常见的激励函数包括：ReLU 函数、Sigmoid 函数、Tanh 函数。

1）Sigmoid 函数

Sigmoid 函数如图 3-3(a) 所示，该函数将 $(-\infty, +\infty)$ 的数值映射到 $(0, 1)$。当 x 值接近 $-\infty$ 或者 $+\infty$ 时，Sigmoid 函数的导数 $f'(x)$ 将无限接近 0，即神经网络中权重的梯度将接近 0。这将使得网络收敛的速度越来越慢，甚至会导致梯度消失。

$$f(x) = \frac{1}{1 + e^x} \tag{3-1}$$

2）Tanh 函数

Tanh 函数如图 3-3(b) 所示，该函数将 $(-\infty, +\infty)$ 的数映射到 $(-1, 1)$。从函数图像可以看出，当 x 值接近 $-\infty$ 或者 $+\infty$ 时，Tanh 函数的导数 $f'(x)$ 将会无限接近 0。它与 Sigmoid 函数很相似，也存在和 Sigmoid 函数相同的问题。

$$f(x) = \frac{e^x - e^{-x}}{e^x + e^{-x}} \tag{3-2}$$

3）ReLU 函数

ReLU 函数如图 3-3(c) 所示，当 $x > 0$ 时，不仅不会存在梯度消失的问题，而且收敛的速度很稳定；当 $x < 0$ 时，$f'(x)$ 为 0，梯度消失。ReLU 函数是线性关系，计算简单快速。

$$f(x) = \begin{cases} x, & x > 0 \\ 0, & x \leqslant 0 \end{cases} \tag{3-3}$$

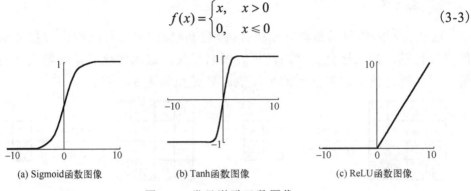

(a) Sigmoid函数图像　　　　(b) Tanh函数图像　　　　(c) ReLU函数图像

图 3-3　常见激励函数图像

4. 全连接层

全连接层是由若干个神经元组成，且每个神经元与其前一层的所有神经元相连，结构如图 3-4 所示，其作用是将特征进行非线性组合并输出。全连接层中的参数包括神经元之间的权重 w_{ij} 和偏置 b_i，第 l 层第 j 个神经元的输出 O_j^l 可以表示为

$$O_j^l = \sum_{i=1}^n O_i^{l-1} w_{ij} + b_j^l \tag{3-4}$$

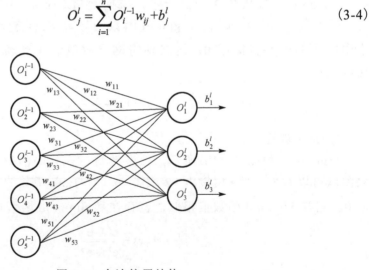

图 3-4　全连接层结构

3.1.2　常用损失函数

损失函数主要是在有监督学习中计算网络模型的输出与标签之间的差异，并利用反向传播算法将损失分散到网络的每一层，通过最小化网络损失来优化

网络模型。常见的损失函数主要分为基于分布的损失函数和基于区域的损失函数两种类型。

1. 基于分布的损失函数

交叉熵损失函数（Cross-entropy Loss Function，CE）是计算预测图像与标签图像中每个像素点之间的差异。其计算公式如下

$$CE = -\sum_{i=1}^{n} y_{\text{true}} \log(y_{\text{pred}}) \tag{3-5}$$

其中，y_{true} 表示标签图像的真实值，y_{pred} 表示网络输出图像的预测值，n 表示图像中包含的类别数。

均方差损失函数（Mean Squared Error，MSE）是计算预测图像和标签图像中对应位置的像素点的平方和的均值，其公式为

$$MSE = \frac{1}{NM} \sum_{i=1}^{N} \sum_{j=1}^{M} (y_{\text{true}}(i,j) - y_{\text{pred}}(i,j))^2 \tag{3-6}$$

其中，N、M 分别表示图像的宽度和高度，$y_{\text{true}}(i,j)$ 表示标签图像 (i,j) 处像素点的像素值，$y_{\text{pred}}(i,j)$ 表示预测图像 (i,j) 处像素点的像素值。

均方对数误差（Logarithmic Root Mean Squared Error，MSLE）是计算预测图像和标签图像对应像素点的像素值的对数平方和均值，其公式为

$$MSLE = \frac{1}{NM} \sum_{i=1}^{N} \sum_{j=1}^{M} (\log(y_{\text{true}}(i,j)+1) - \log(y_{\text{pred}}(i,j)+1))^2 \tag{3-7}$$

2. 基于区域的损失函数

基于区域的损失主要是计算预测图像和标签图像的重叠区域，Dice Loss 是典型的损失函数之一。其计算标签图 G 与预测图 P 之间的 Dice 损失公式为

$$Dice = \frac{2|G \cap P|}{|G| + |P|} \tag{3-8}$$

其中，$|G \cap P|$ 表示金标准图 G 与预测图 P 之间共同的像素点个数，$|G|$ 和 $|P|$ 分别表示金标准图 G 和预测图 P 中像素点的个数。

3.1.3　随机梯度下降算法

随机梯度下降算法（Stochastic Gradient Descent，SGD）是一种常用的优化算法，用于训练机器学习模型。与传统的批量梯度下降（Batch Gradient

Descent，BGD）不同，SGD 在每一次迭代中只使用一个样本来计算梯度，并更新模型参数。因此，SGD 具有以下优点：

（1）降低计算开销：在处理大量数据时，SGD 相对于批量梯度下降可以显著降低计算开销，因为每次迭代只需要处理一个样本。

（2）收敛速度更快：由于每次更新只使用一个样本，SGD 的收敛速度通常比批量梯度下降更快。

（3）更容易跳出局部最优解：由于 SGD 每次迭代的更新方向是随机的，因此更容易跳出局部最优解，避免陷入局部最优解而无法到达全局最优解的情况。

3.2　注意力机制

注意力机制顾名思义就是让模型着重关注和学习某些信息，包括 Hard Attention 和 Soft Attention 两种形式。其中，Hard Attention 的工作原理是通过裁剪图像来突出显示相关区域，由于 Hard Attention 一次只能选择一个图像的一个区域，因此没有办法将网络损失进行反方向的传送。而 Soft Attention 通过对图像的不同部分进行加权来实现，权重被放置在图像的不同区域上以确定相关性，是可微的，可以通过反向传播进行训练。

3.2.1　空间注意力机制

同一幅图像的不同区域关注度不同，需要关注的是与任务相关的信息。例如，针对血管分割任务，本章更加关注于一幅眼底视网膜图像中的血管区域，而忽略眼底图像的背景区域。通过在图像中添加 Soft Attention，设计空间注意力[3-5]，利用注意力门系数控制关注区域，对图像中的不同区域赋予不同程度表明重要性的权重，得到更加具有语义的特征映射。

Oktay 等[6]将注意力模块引入 U-Net 模型中，提出更适合人类视觉机制的 Attention U-Net 模型，能够较好地实现对显著性区域的关注。注意力门结构如图 3-5 所示。将收缩路径得到的特征图 $g(H_g \times W_g \times C)$ 与扩展路径中同层通道数相同的特征图 $x(H_x \times W_x \times C)$ 相加，经过一系列的线性变换，得到一个注意力系数 $a(H_x \times W_x)$，然后将注意力系数与特征图 x 的每个区域分别进行相乘，实现对原始特征图 x 的特征值重新标定，从而得到新的特征图 x'。

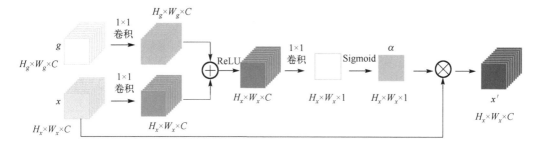

图 3-5　空间注意力结构

3.2.2　通道注意力机制

同一幅图像的不同区域关注度不同。对于卷积神经网络，每次经过一系列卷积和池化之后都会得到很多的特征图，以往认为得到的特征图的每一个通道重要程度相同，即不对特征通道的重要性加以区分，但是实际上对于得到的特征图来说，每个特征通道的重要性都不一样。例如，一幅眼底视网膜血管图像有两个通道，由于分割目标是血管，因此会更加关注于与分割任务相关的血管通道，也就是说每个特征通道需要一个标识重要性的权重，以此对特征通道的重要性加以区分。将每个特征通道的权重与原特征图中对应的每个通道相乘得到的对应值就是真实的特征图值。

为了建立特征通道之间的关系，引用一个新的维度信息来标注每个特征通道重要度，依照特征图的不同重要度去提升有用的特征并抑制与当前分割任务无关的特征。如图 3-6 所示，通道注意力机制首先对特征通道维度进行特征图的压缩，通过全局池化，将维度为 $H_x \times W_x \times C$ 的特征图的每个通道的二维数据转化为一个实数 Z；然后是激励操作，包括两层全连接，第一个全连接层以比例 r 对特征通道进行缩减来减少模型的参数，第二个全连接层又对原有的通道数进行恢复，使模型更加非线性，能够更好地适应通道之间的复杂关系。分别使用 ReLU 激活函数和 Sigmoid 激活函数对两个全连接层进行激活，ReLU 降低了梯度消失的概率，Sigmoid 使 C 中每个通道的特征权值在 0～1 之间；最后是重标定操作，重新计算特征通道值，通过权值乘法运算完成特征通道内对原始各个特征通道重要程度的重新标定，并作为下一级的输入数据。

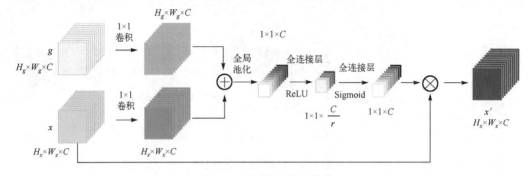

图 3-6　通道注意力结构

3.3　基于粗糙集的 U-Net 模型

3.3.1　粗糙神经元

　　图像世界丰富多彩，其内容蕴含着诸如随机性、模糊性等不确定性信息。例如，眼底视网膜血管图像在采集过程中容易受光照影响，并且视网膜血管分布杂乱，导致眼底视网膜血管图像粗细不一并且血管边界模糊不清。这些眼底视网膜血管图像中蕴含的不确定信息使得深度网络效果不佳。1996 年，Lingras[7] 使用上下界的一般概念引入了 RNN（Recurrent Neural Network）。DNN（Deep Neural Networks）在学习复杂特征方面的成功以及 RNN 处理不确定性的能力，促进了 RNN 与深度架构的结合。

　　上、下限的概念已在人工智能的各种应用中使用，特别是粗糙集理论中上、下近似集证明了上、下限在规则生成中的有效性。粗糙集理论利用上、下近似描述目标概念，本章引入粗糙集的上、下近似集的思想构建上、下神经元实现对注意力模块所得的注意力系数的粗糙化，以此来合理化学习得到的系数，设计粗糙神经元的结构如图 3-7 所示。

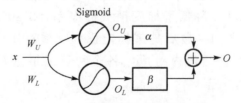

图 3-7　粗糙神经元结构

　　上边界神经元的参数 $\theta_U = \{W_U, b_U, \alpha\}$，下边界神经元的参数 $\theta_L = \{W_L, b_L, \beta\}$。

其中，参数 W_U、b_U 表示上近似神经元的权重和偏差，W_L、b_L 表示下近似神经元的权重和偏差，O_U、O_L 分别表示上、下近似神经元的输出。与常规神经元的单个输出值不同的是，粗糙神经元输出的是两个值，代表输出的上、下限，其计算公式如下

$$O_U = \text{Max}(f(W_U \cdot X + b_U), \ f(W_L \cdot X + b_L)) \tag{3-9a}$$

$$O_L = \text{Min}(f(W_U \cdot X + b_U), \ f(W_L \cdot X + b_L)) \tag{3-9b}$$

最终给定上、下边界神经元一定的权重 α 和 β 进行加权求和，得到最终粗糙神经元的输出 O，表示如下

$$O = \alpha \cdot O_U + \beta \cdot O_L \tag{3-10}$$

粗糙神经元是将输入的数值映射为一个粗糙的范围，最后的输出取决于上、下神经元的输出。对于不同的输出乘以一定的权重值，以区分不同神经元对最终输出的贡献。其设计的目的在于粗糙化输入的确定数值，然后对确定性的数值进行重标定，得到更具语义的输出值。

3.3.2　粗糙通道注意力机制

基于融合粗糙神经元学习特征的能力和通道注意力机制对不同特征通道重要性加以区分的优点，提出粗糙通道注意力。通道注意力机制可以对特征图中的各个通道重要度进行区分，然而在建立特征通道之间的关系时，需要对特征图进行压缩，通常选择全局平均池化的方式，利用全局信息的平均值作为通道的重要性权重。但是视网膜血管粗细不一，尤其是血管末梢尤其细微，因此也需要关注局部图像信息。为了解决这个问题，可以利用全局最大池化对特征图进行压缩，因为它在一定程度上蕴含局部信息。对此，如算法 3-1 所示，本章在构建粗糙神经元时，使用全局最大池化和全局平均池化作为上、下近似神经元对特征通道重要性进行上、下限描述，使得 Attention 系数值兼具全局信息和局部信息。在此基础上进行特征重标定，得到新的视网膜血管特征图。设计粗糙通道注意力机制结构如图 3-8 所示，其具体步骤如下：首先定义具有 C 个通道的底层特征图 $L_{\text{feature}} = [L_{\text{feature}_1}, \cdots, L_{\text{feature}_C}]$，其中，$L_{\text{feature}_k} \in \mathbf{R}^{H \times W}$ 表示底层特征图第 k 个特征通道，H、W 分别表示底层特征图的宽度和高度；定义具有 C 个特征通道的高层特征图 $H_{\text{feature}} = [H_{\text{feature}_1}, \cdots, H_{\text{feature}_C}]$，其中，$H_{\text{feature}_k} \in \mathbf{R}^{H' \times W'}$ 表示高层特征图第 k 个特征通道，H'、W' 分别表示高层特征图的宽度和高度。

将高层特征图与对称层的底层特征图进行相加操作，得到融合特征图 $\text{New}_{\text{feature}} = [\text{New}_{\text{feature}_1}, \cdots, \text{New}_{\text{feature}_C}]$，表示为

$$\mathrm{New}_{\mathrm{feature}_c} = L_{\mathrm{feature}_c} + H_{\mathrm{feature}_c} \tag{3-11}$$

利用全局最大池化层建立通道间的依赖关系，并保留全局信息，表示为

$$F_{\mathrm{feature}_c}^H = \mathrm{Max}(\mathrm{New}_{\mathrm{feature}_c}(i,j)) \tag{3-12}$$

其中，$0 < i \leqslant H$，$0 < j \leqslant W$，$0 < c \leqslant C$。经过全局最大池化层，计算每个特征通道中像素的最大值，得到一个 $1 \times 1 \times C$ 的张量。

利用全局平均池化层建立通道之间的依赖关系，并保留局部信息，表示为

$$F_{\mathrm{feature}_c}^L = \frac{1}{H' \times W'} \sum_{i=1}^{H'} \sum_{j=1}^{W'} \mathrm{New}_{\mathrm{feature}_c}(i,j) \tag{3-13}$$

其中，$0 < i \leqslant H'$，$0 < j \leqslant W'$，$0 < c \leqslant C$。经过全局平均池化层，计算每个特征通道中像素和的平均值，同样得到一个 $1 \times 1 \times C$ 的张量。

分别对全局平均池化和全局最大池化的两个 $1 \times 1 \times C$ 的张量进行激励操作，包含两个全连接层。其中，第一个全连接层是以比例 r 对特征通道进行压缩，可有效减少模型的参数量；第二个全连接层对特征通道数进行恢复，增加模型的非线性，更好地适应通道之间的复杂关系，本章中 $r = 16$。同样分别使用 ReLU 激活函数和 Sigmoid 激活函数对这两个全连接层进行激活，得到 Attention 系数的上、下限值，分别表示为

$$F_{\mathrm{feature}_c}^H = \mathrm{Sigmoid}(W_2 \cdot \mathrm{ReLU}(W_1 \cdot F_{\mathrm{feature}_c}^H)) \tag{3-14}$$

$$F_{\mathrm{feature}_c}^L = \mathrm{Sigmoid}(W_2 \cdot \mathrm{ReLU}(W_1 \cdot F_{\mathrm{feature}_c}^L)) \tag{3-15}$$

其中，$W_1 \in \mathbb{R}^{\frac{C}{r} \times C}$、$W_2 \in \mathbb{R}^{\frac{C}{r} \times C}$ 分别表示两个全连接层的权值矩阵。

为了使通道之间的依赖关系既包含特征的全局信息，又包含特征的局部细节信息，对通道重要性值的上、下限进行加权操作，得到新的通道之间的依赖关系

$$F_{\mathrm{feature}_c} = \alpha \cdot F_{\mathrm{feature}_c}^H + \beta \cdot F_{\mathrm{feature}_c}^L \tag{3-16}$$

其中，α、β 分别表示上、下限的权重信息。

利用输出的通道之间的依赖关系对特征图进行重新标定，新的特征图表示为

$$F_{\mathrm{feature}_c}' = F_{\mathrm{feature}_c} \cdot L_{\mathrm{feature}_c} \tag{3-17}$$

将其与对称层中具有相同维度的上采样特征图 $F_{\mathrm{up\text{-}feature}}$ 进行拼接，并作为网络下一层的输入。

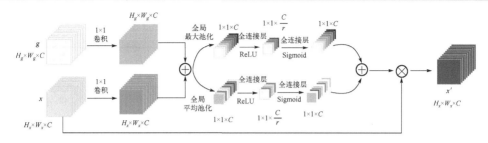

图 3-8　基于粗糙逻辑的注意力机制结构

算法 3-1：粗糙通道注意力（Rough Channel Attention，RCA）

输入：眼底视网膜血管图像 input

输出：视网膜血管特征图 F

参数：α、β

步骤 1：使用卷积层和残差连接提取视网膜血管特征图

步骤 2：使用池化层对视网膜血管特征进行降维

步骤 3：构造上层神经元，通过式 (3-14) 得到通道注意力系数的上限

步骤 4：构造下层神经元，通过式 (3-15) 得到通道注意力系数的下限

步骤 5：由式 (3-16) 得到粗糙通道注意力特征图

步骤 6：通过式 (3-17) 对视网膜血管特征图重新标定

步骤 7：使用上采样层恢复视网膜血管特征图尺寸

步骤 8：将上采样特征图和粗糙通道注意力特征图进行拼接

3.3.3　基于粗糙通道注意力机制的 U-Net 模型

基于粗糙神经元和通道注意力机制，提出基于粗糙逻辑的注意力机制，并将其嵌入到 U-Net 模型中，用于完成视网膜血管的分割任务，基于粗糙通道注意力机制的 U-Net 网络结构（记为 RCAR-UNet）如图 3-9 所示，其具体信息如表 3-1 所示。

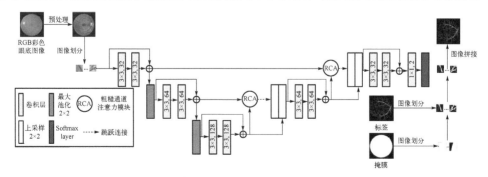

图 3-9　RCAR-UNet 结构

表 3-1　RCAR-UNet 详细构造

ID	模块名称	层名		图像大小
1		输入　48×48×1		
2	编码模块 1		卷积_1(卷积核大小=3×3)，激活函数=ReLU	48×48×32
			卷积_2(卷积核大小=3×3)，激活函数=ReLU	48×48×32
			残差连接	48×48×32
3		2×2 最大池化，步长=2		
4	编码模块 2		卷积_3(卷积核大小=3×3)，激活函数=ReLU	24×24×64
			卷积_4(卷积核大小=3×3)，激活函数=ReLU	24×24×64
			残差连接	24×24×64
5		2×2 最大池化，步长=2		
6	编码模块 3		卷积_5(卷积核大小=3×3)，激活函数=ReLU	12×12×128
			卷积_6(卷积核大小=3×3)，激活函数=ReLU	12×12×128
			残差连接	12×12×128
7		上采样，核大小=2×2		
8	解码模块 1	Concat1	Up_1(24×24×128) RCA_1(24×24×64)	24×24×192
			卷积_7(卷积核大小=3×3)，激活函数=ReLU	24×24×64
			卷积_8(卷积核大小=3×3)，激活函数=ReLU	24×24×64
			残差连接	24×24×64
9		上采样，核大小=2×2		
10	解码模块 1	Concat2	Up_2(48×48×64) RCA_1(48×48×32)	48×48×96
			卷积_9(卷积核大小=3×3)，激活函数=ReLU	48×48×32
			卷积_10(卷积核大小=3×3)，激活函数=ReLU	48×48×32
			残差连接	48×48×32
11		卷积_11(卷积核大小=1×1)		48×48×2
12		Softmax		48×48×2
13		输出　48×48×2		

　　在 U-Net 模型的特征编码结构中，构建简单的特征提取结构包括两个 3×3 卷积层和一个 2×2 的池化层，并加入能够将底层特征直接传送给高层的残差连接进一步提升网络学习特征的能力。在 U-Net 模型的特征解码部分中，构建一

个简单的恢复特征模块包括一个 2×2 上采样层和两个 3×3 卷积层。在 U-Net 的跳跃连接中使用粗糙通道注意力机制来提取特征图的上下语义信息，以便生成更具代表性的特征图。因为该任务包含二类：血管类和非血管类，所以在对特征尺寸进行恢复之后使用两个 1×1 的卷积核进行卷积操作得到具有两个通道的特征映射，一个通道表示血管类，另一个通道属于非血管类。最后，通过 Softmax 层计算得到输出图像中每个像素点属于每个类别的概率。

3.4　基于三支决策算法的 U-Net 模型

手工分割标签被用于评估神经网络在智能图像分割任务中的黄金标准。这些手工分割标签图通常是专家根据自己的专业知识和就诊经验对血管的大致形状和分布进行初步检测而得到的标记结果。但是因为眼底图像中视网膜血管和背景的对比度比较低，血管结构细微，在形状、颜色和纹理上存在相当大的异质性，所以在眼底图像中手工标注视网膜血管边界存在耗时长、标注难和主观性强等问题，这会导致不同的专家标注的金标准图存在一定的差异。人工分割的分类标签未能捕捉到专家分配类标签的过程相关的不确定性。如图 3-10 所示的两幅图像分别是由不同专家对同一幅眼底图像进行手工标注血管标签的结果图，但是从图 3-10 的方框标注区域可以发现，两位专家对视网膜血管的主干标记基本一致，但是对于细小的血管分支和血管末梢存在些许差异。

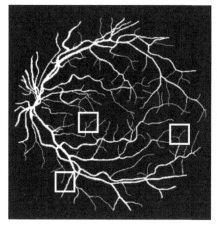
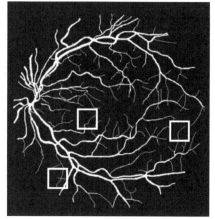

(a)专家 1 手工分割标签　　　　　　　(b)专家 2 手工分割标签

图 3-10　不同专家标签图

三支决策模型是从粗糙集理论延伸而来的，是处理不确定性问题的有效算法。三支决策模型仅利用数据本身提供的信息对数据进行处理，无须任何先验知识，其比只有拒绝和接受两种选择的二支决策更加符合决策逻辑。一个错误的决策伴随着较高成本，因此二支决策模型可能会由于缺乏合适的信息做出一个精确的决策而导致高成本的损失。为了解决这个问题，姚一豫教授提出了三支决策模型，接受或拒绝充分肯定的信息，而当信息不充足时，会不承诺或延迟决策。三支决策模型能够有效解决不确定性信息，降低决策风险，被广泛应用于决策、分类、人脸识别、聚类等领域。Shen 等[8]提出基于三支决策的 CNN模型对不确定的图像进行分类，从而降低了 GoogLeNet 的分类错误率；Zhou等[9]将三支决策引入电子邮件过滤垃圾邮件的应用中，不仅降低了将合法电子邮件误分类为垃圾邮件的错误率，并在成本敏感方面表现出更好的性能；Zhang等[10]将三支决策与随机森林相结合，并将其应用到推荐系统中；Liang 等[11]开发了一种成本敏感的人脸识别框架，该框架结合深度卷积神经网络和序贯三支决策算法，能够自动标记新样本，并将延迟决策融入决策过程等。以上研究工作不仅丰富了三支决策的理论基础，还充分表明三支决策适用于许多实际决策问题。

图像分割的本质就是对像素进行分类，但是图像中的目标区域边界模糊难以将其准确归为某一类别，利用三支决策的思想对图像进行分割可以减少信息缺乏带来的不确定性，提高分割的准确性。Zhang 等[12]将三支决策运用于区域增长算法中，并应用于 CT 图像中肺部分割，该算法不像其他算法那样将图像分割成目标和背景，而是对不确定的像素点进行延迟处理，并利用邻近区域的信息对其进行重新增长。Yue 等[13,14]采用证据理论表示神经网络预测输出的不确定性，使用样本预测误差与证据优化项对证据神经网络的目标函数进行优化，设置不确定性度量阈值，形成三支决策算法。Yeung 等[15]考虑了边界不确定性，首先利用形态学运算对目标边界进行软标记，在标签图真实标记中提供了适当的不确定性表示；然后将边界不确定性与 Dice 损失结合起来；最后在生物医学成像数据集中的实验结果数据充分证明所提算法能够具有较高的分割准确性等。

以上算法验证了三支决策在图像分割领域的有效性，但是目前将三支决策应用于图像分割中的研究并不多，其原因在于基于三支决策的不确定分类算法擅长分析结构化的数据。对于图像等非结构化数据，不确定分类存在应用的局限，一般需要将图像的非结构类数据根据特征提取或者图像的展开等方式变成结构化的数据，但是在此过程中会破坏图像的空间位置信息，造成图像信息的丢失。这大大限制了三支决策不确定分类算法在基于医学影像的决策支持系统中的应用。

针对视网膜血管边界标签的不确定性,本章提出基于三支损失函数的 U-Net 视网膜血管分割算法。该算法首先利用数学形态学的膨胀和腐蚀算子对血管边界标签不确定性进行描述,基于膨胀算子构建不确定边界的上界,基于腐蚀算子构建不确定边界的下界,得到血管边界的极大值和极小值,将带有不确定信息的边界映射到一个范围内;然后将边界的不确定性表示与损失函数相结合并设计三支损失函数,该损失函数分别计算预测边界与手工分割金标准图、不确定边界上界图和不确定边界下界图的加权交叉熵损失,并以加权融合的方式生成最终的损失;最后利用三支损失函数的总损失,采用随机梯度下降算法训练网络参数。

3.4.1　腐蚀算子和膨胀算子

腐蚀算子和膨胀算子是图像处理中常用的基本形态学操作。腐蚀算子用于缩小图像的白色区域(前景),同时扩大黑色区域(背景)。具体实现过程是将每个像素点的值替换为其周围像素点中最小的值,这样可以使得图像中的前景部分逐渐变小。腐蚀算子通常用于去除图像中的噪声或者分离相互接触的物体。膨胀算子则与腐蚀算子相反,它用于扩大图像的前景部分,同时缩小背景部分。具体实现过程是将每个像素点的值替换为其周围像素点中最大的值,这样可以使得图像中的前景部分逐渐变大。膨胀算子通常用于填充孔洞、连接相互靠近的物体或者增强图像的边缘。

腐蚀算子和膨胀算子可以结合使用,从而实现更加复杂的图像形态学操作,例如开运算和闭运算等。开运算是先进行腐蚀操作,再进行膨胀操作,用于去除小的对象和细小的连接部分;闭运算是先进行膨胀操作,再进行腐蚀操作,用于填补小孔洞和连接邻近物体。

3.4.2　不确定性描述

1. 基于腐蚀算子的下边界构建

对图像进行腐蚀操作[16]就是对目标区域的边界进行收缩,使得目标区域的面积缩减,可以消除图像中区域细小的目标,其公式表示为

$$A \ominus B = \{x, y \mid (B)_{xy} \subseteq A\} \tag{3-18}$$

该公式表示图像 A 用结构元 B 来进行腐蚀处理,其中 A 表示原图, B 表示结构元(Structuring Elements, SE)可以是任意形状, SE 常用的结构为矩形或者

十字形，其值一般为 0 或者 1，其中 0 表示背景，1 表示目标。如图 3-11 所示，结构元 B 以中心为锚点，即图中结构元 B 中值为 1 的深灰色位置。将结构元 B 以锚点 O 为中心在图像 A 上进行滑动，遍历整个图像。结构元 B 与图像 A 的腐蚀计算就是把结构元锚点经过的图像位置处的像素点值设置为结构元对应图像区域中像素点的最小值。从图 3-11 可以看出，腐蚀图中的目标区域面积缩减，白色区域表示原目标区域减去腐蚀之后的目标区域，即被腐蚀区域。

　　利用腐蚀算子对视网膜血管的金标准图进行处理，构建不确定边界下界图，如图 3-12 所示。从图中可以明显看出，视网膜血管的不确定边界下界图保留了视网膜血管的主体结构，但是消除了细小的视网膜血管以及血管末梢，并且发现不同大小的结构元对原图的腐蚀程度也有所不同，结构元的尺寸越大，对图像腐蚀得越严重。

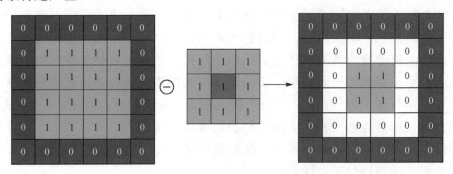

图 3-11　图像腐蚀计算过程

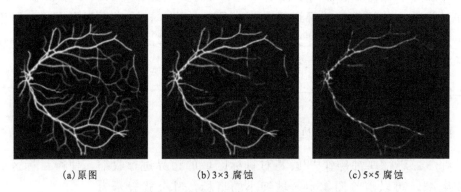

(a)原图　　　　　　　(b)3×3 腐蚀　　　　　　　(c)5×5 腐蚀

图 3-12　视网膜血管不确定边界下界图

2. 基于膨胀算子的上边界构建

对图像进行膨胀操作[16]就是对目标区域的边界进行扩张，使得目标区域的面积扩大。如果目标区域之间的距离比较近，图像膨胀会使得目标区域融合起来，所以可以用来填补目标区域中的小颗粒噪声。膨胀操作公式表示为

$$A \oplus B = \{x, y \mid (B)_{xy} \bigcap A \neq \varnothing\} \tag{3-19}$$

该公式表示图像 A 用结构元 B 进行膨胀操作，如图 3-13 所示，将结构元 B 以锚点 O 为中心在图像 A 上进行滑动，遍历整个图像。结构元 B 与图像 A 的膨胀计算就是，判断结构元区域与对应的图像区域的像素值的交集是否为空，如果是空集，那么将结构元锚点所对应的图像位置设置为 0，反之设置为 1。从图 3-13 可以看出，膨胀图中的目标区域面积扩张。白色区域表示的是扩张之后的目标区域与原目标区域之间的差，即被扩张区域。

利用膨胀算子对视网膜血管的金标准图进行处理，构建不确定边界上界图，如图 3-14 所示。从图中可以明显看出，视网膜血管的不确定边界上界图对原图中血管的细小分支和视网膜血管的末梢都进行扩张，相当于对视网膜血管细节放大，并且发现不同大小的结构元对原图的膨胀程度也有所不同，结构元的尺寸越大，对图像膨胀得越严重。

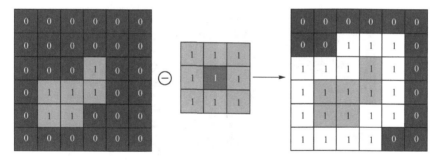

图 3-13　图像膨胀计算过程

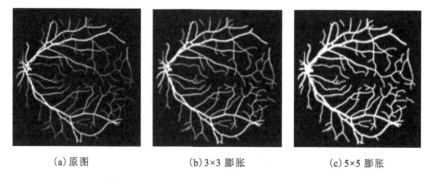

(a) 原图　　　　　　(b) 3×3 膨胀　　　　　　(c) 5×5 膨胀

图 3-14　视网膜血管不确定边界上界图

3.4.3　三支损失函数

  通过对比 DRIVE 数据集中两个专家的手工标签图可以发现，不同专家对于血管主干的标记基本一致，主要差别在于视网膜血管边界、细小分支和血管末梢。数学形态学中的腐蚀算子可以有效去除一些细节信息以及视网膜血管中杂散的背景噪声。如图 3-15 所示，(a)和(b)分别是 DRIVE 数据集中两位专家对于同一幅视网膜血管图像的手工分割标签结果图，(c)和(d)分别是对两位专家的标签图利用腐蚀算子构建的不确定边界下界图。从图 3-15 可以看出，两位专家的原始标签在方框标注的区域存在差异，但是通过对两位专家的手工分割图进行腐蚀，发现腐蚀算子可以很好地消除两位专家标记的差异。而数学形态学中的膨胀算子可以将与视网膜血管接触到的背景点合并到血管对象内，从而实现将视网膜血管边界点向外扩张。如果图像内视网膜血管的距离较近，那么在膨胀的过程中，视网膜血管会连通在一起。膨胀算子对填补视网膜血管图像内由于断裂所存在的空白相当有帮助。

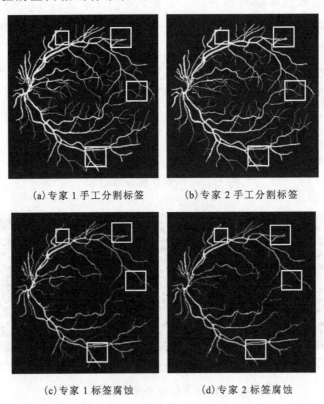

(a)专家 1 手工分割标签　　　　　(b)专家 2 手工分割标签

(c)专家 1 标签腐蚀　　　　　(d)专家 2 标签腐蚀

图 3-15　两位专家标签及其腐蚀图

　　利用数学形态学中的膨胀和腐蚀算子对目标边界进行不确定性描述，基于腐蚀算子构建不确定下边界，基于膨胀算子构建不确定上边界，腐蚀算子和膨胀算子分别勾勒出视网膜血管的极小值和极大值，将不确定的分割边界映射到一个范围内。从图 3-16 中可以看出，黑色边框勾勒出原始的手工分割，膨胀算子将分割目标扩展到深灰色区域，腐蚀算子将分割目标缩减到黑色区域，原手工分割区域减去形态学腐蚀区域对应浅灰色区域。考虑将边界的不确定性与损失函数相结合，提出三支损失函数，该损失计算预测边界与手工分割金标准图、不确定边界上界图和不确定边界下界图的交叉熵损失，并以加权融合的方式生成最终的损失，其计算公式如下

$$\text{Loss} = l_1 + \alpha \cdot l_2 + (1-\alpha) l_3 \tag{3-20}$$

其中，l_1 表示网络预测图像与专家标签图像之间的交叉熵损失；l_2 表示网络预测图像与基于腐蚀算子构建的不确定边界下界图之间的交叉熵损失；l_3 表示预测图像与基于膨胀算子构建的不确定边界上界图之间的交叉熵损失；α 和 $1-\alpha$ 是超参数，分别表示网络预测图像与不确定边界的下界图和上界图之间的损失权重。在金标准中提供适当的边界不确定性表示使得模型具有更好的鲁棒性。

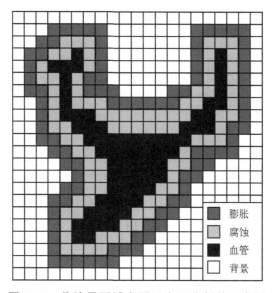

图 3-16　将边界区域应用于人工分割的示意图

3.4.4　基于三支损失函数的 U-Net 模型

　　基于三支损失函数的 U-Net 视网膜血管分割算法 (Three Way Decision

U-Net，TWD-UNet)整体模型结构如图 3-17 所示。在 U-Net 的特征编码部分，构建一个简单的特征提取模块包括：两个3×3的卷积层、一个 Dropout 层、一个 ReLU 的激励层和一个2×2的最大池化层，用于逐层提取视网膜血管特征。在 U-Net 模型的特征解码部分中，构建一个简单的恢复特征模块包括：一个2×2上采样层和两个3×3卷积层，用于恢复图像尺寸，还原图像的位置信息。通过跳跃连接将上采样和下采样的对称层相连，将高层特征图与底层特征图进行拼接，并作为下一层的输入，使得模型能够融合高层、底层特征学习更多血管特征，并得到更加精确的输出特征图。视网膜血管图像主要包含血管和非血管这两类，所以在恢复特征尺寸后使用两个1×1的卷积核进行卷积操作得到一个通道数为 2 的特征图，一个通道表示血管类，另一个通道表示非血管类，使用 Softmax 层计算图像中每个像素点属于每个类别的概率。在计算网络输出与标签之间的损失时，首先利用数学形态学中的膨胀算子和腐蚀算子对视网膜血管边界不确定性进行表示，基于腐蚀算子构建不确定边界下界，基于膨胀算子构建不确定边界上界，腐蚀和膨胀勾勒出视网膜血管的极小值和极大值，将具有不确定信息的分割边界映射到一个范围内；然后将标签不确定性与损失函数相结合并提出三支损失函数，其结构如图 3-18 所示，分别计算预测边界与手工分割金标准图、不确定边界上界图和不确定边界下界图的交叉熵损失；最后以加权融合方式得到网络的最终损失并采用随机梯度下降的算法调整网络参数，其计算过程如算法 3-2 所示。

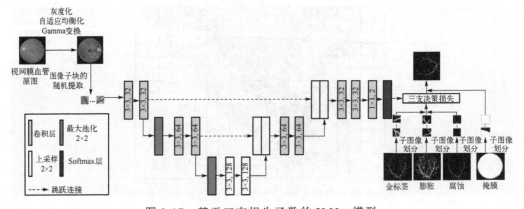

图 3-17　基于三支损失函数的 U-Net 模型

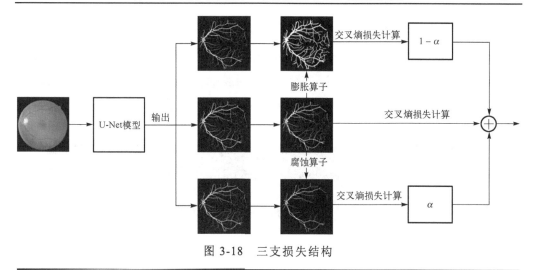

图 3-18　三支损失结构

算法 3-2：基于三支损失函数的 U-Net 视网膜血管分割算法

输入：眼底视网膜血管图像 input

输出：视网膜血管特征图 F

参数：α

步骤 1：使用卷积层从输入的眼底图像 input 中提取视网膜血管特征

步骤 2：使用最大池化层对视网膜血管特征进行降维

步骤 3：使用上采样层对视网膜血管特征进行尺寸恢复

步骤 4：使用 Softmax 层计算视网膜血管图像中每个像素点属于血管的概率

步骤 5：利用腐蚀算子，即通过式 (3-18) 构造不确定边界下界

步骤 6：利用膨胀算子，即通过式 (3-19) 构造不确定边界上界

步骤 7：利用三支损失函数，计算网络损失，即通过式 (3-20) 计算预测边界与手工分割金标准图、不确定边界上界图和不确定边界下界图的加权交叉熵损失

步骤 8：以加权融合得到网络损失，采用随机梯度下降算法调整网络权重

3.5　视网膜血管图像分割应用

3.5.1　数据集介绍

　　本章所有的实验都是在三个公开的视网膜血管数据集 DRIVE、Stare 以及 CHASE DB1 上进行，这三个公开的视网膜血管数据集是较为常用的数据集，被广泛应用于评估分割模型的性能。

1. DRIVE 数据集

DRIVE 数据集[17-19]中包含 40 幅 tif 格式，尺寸大小为 565×584 的彩色眼底图像，其中 33 幅眼底图像未发现糖尿病视网膜病变的迹象，还有 7 幅眼底图像存在轻微糖尿病视网膜病变的迹象，每幅眼底图像具有 2 位专家的手工分割标签，并且自带视网膜血管的掩膜图。该数据集的具体信息如图 3-19 所示。

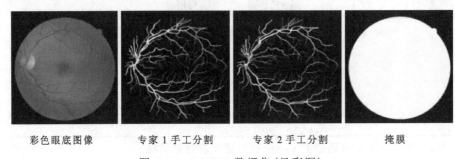

彩色眼底图像　　　　专家 1 手工分割　　　　专家 2 手工分割　　　　掩膜

图 3-19　DRIVE 数据集（见彩图）

2. Stare 数据集

Stare 数据集[20,21]包含 400 幅格式为 ppm，尺寸大小为 605×700 的彩色眼底图像。但是具有相对应的专家标签的仅有 20 幅彩色眼底图像，其中发生病变的彩色眼底图像 10 幅，没有病变的彩色眼底图像 10 幅，并且每幅原始彩色眼底图像具有对应的专家手工分割标签。该数据集中彩色眼底图像对应的掩膜，需要自己通过代码进行掩膜的设置。Stare 数据集中的原始彩色眼底图像、专家手工标签以及自己设置的掩膜如图 3-20 所示。

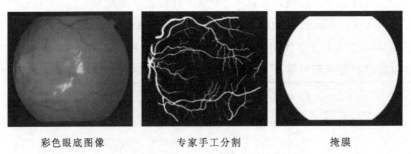

彩色眼底图像　　　　　　专家手工分割　　　　　　掩膜

图 3-20　Stare 数据集（见彩图）

3. CHASE DB1 数据集

CHASE DB1 数据集[22]中包含从 14 名学龄儿童的双眼中采集到的 28 幅格式为 jpg，尺寸大小为 999×960 的图像，具有 2 位专家的手工分割标签。同样该数据集中彩色眼底图像对应的掩膜，需要自己通过代码进行掩膜的设置。在使用过程中，测试集和训练集各选用 14 幅彩色眼底图像进行实验。CHASE DB1 数据集中的原始彩色眼底图像、专家手工标签以及自己设置的掩膜如图 3-21 所示。

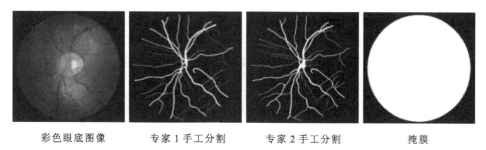

　　彩色眼底图像　　　　　专家 1 手工分割　　　　专家 2 手工分割　　　　　　掩膜

图 3-21　CHASE DB1 数据集（见彩图）

3.5.2　图像预处理

　　由于眼底图像在采集过程中受采集环境与设备等因素的影响，眼底相机拍摄的眼底图像会存在亮度不均匀、视网膜血管与背景对比度低等特点，为了使得模型能够捕获小血管的更多特征从而提高血管分割的准确性，对输入网络模型的眼底图像进行预处理。首先将彩色眼底图像按照通道进行展开，结果如图 3-22 所示，从图中可以很直观地看出 R 通道的亮度较暗而 B 通道的亮度过亮，并且这两个通道中视网膜血管和背景对比度极低，而 G 通道亮度适中且可以明

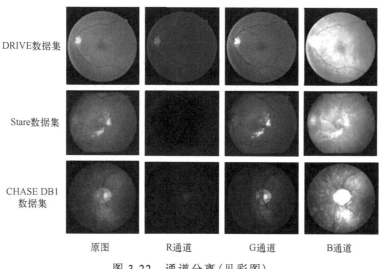

　　　　　　　　　　原图　　　　　R通道　　　　　G通道　　　　　B通道

图 3-22　通道分离（见彩图）

显区分血管和背景，故使用 G 通道对图像进行灰度转化；然后采用对比度受限的自适应直方图均衡化，在不放大眼底视网膜血管图像噪声的情况下增强视网膜血管与背景之间的差异性，以使眼底图像中血管的结构和特征更容易受到关注。最后使用 Gamma 变换进行图像增强，对过亮或者过暗的图像区域进行校正。图 3-23 表示原图和预处理阶段的图像。

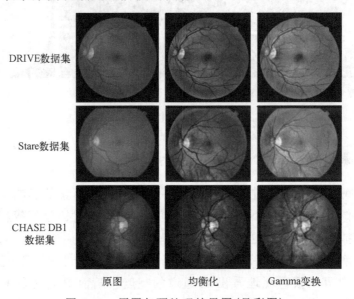

图 3-23　　原图与预处理结果图（见彩图）

在使用训练集数据对网络模型进行训练的过程中，如果训练集中图像数量过少会使得网络模型所学习到的特征单一不具有泛化性，在训练集上模型可能表现较好的性能但是在测试集上效果很差。例如，本章所采用的三个数据集中样本数都较少，训练样本只有 10 幅图像左右。对此本章采用对原图进行分块的方式进行训练，将训练图像以及相应的专家手工标签以及掩膜图划分为大小为 48×48 的图像子块，如图 3-24 所示。在 DRIVE 数据集和 Stare 数据集中分别随机提取 190000 幅图像块，在 CHASE DB1 数据集中随机提取 140000 幅图像块。

3.5.3　分割评价指标

视网膜血管分割任务的实质是逐个对眼底图像中的像素点进行分类，将其归类为血管类或非血管类。在视网膜血管分割任务中，视网膜血管是需要检测分割的目标，称为正类；其他剩余的部位，称为负类。分割算法的结果与真实值比较可以得到混淆矩阵如表 3-2 所示，其中 N_{TP} 是将真正为血管的像素正确划分为血管的像素点个数；N_{FP} 是将原本为非血管的像素错误划分为血管的像素点个数；N_{TN} 是将原本为非血管的像素正确划分为非血管的像素点个数；N_{FN} 是将真正为血管的像素错误划分为非血管的像素点个数。

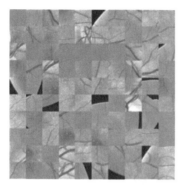 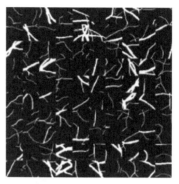

手工分割标签子块　　　　　　　　　　　掩膜子块

图 3-24　图像分块

表 3-2　混淆矩阵

	预测为正类(血管)	预测为负类(非血管)
标签为正类(血管)	N_{TP}	N_{FN}
标签为负类(非血管)	N_{FP}	N_{TN}

　　为评价视网膜血管分割算法性能的好坏，选用准确率(Accuracy，Acc)、灵敏度(Sensitivity，Sen)、特异性(Specificity，Spe)、精准度(Precision，Pre)等评价指标，其中 Acc 表示将血管类和非血管类分类正确的概率，准确率是对所有类别分类的统计，没有对不同类别进行区分，但是事实上不同类别错误代价可能不同；Spe 表示将非血管类分类正确的概率；Sen 表示将血管类分类正确的概率；Pre 表示预测为血管类的样本中真正为血管类所占的比例。希望预测为血管类的像素都是被正确分类的，或者标签为血管类的像素都被预测为血管类，即高精准度。但是单一的追求精度或者灵敏度都是片面且没有意义的，对此使用精准度与敏感度的调和平均值 F1 对模型进行综合评价。另外，本章所提出的视网膜血管分割算法是有监督的学习算法，希望尽可能得到与标签图一致的分割图，对此，使用 Jaccard 相似度计算金标准图 truth 与分割图 result 之间的相似性，Jaccard 值越大说明相似度越高，以此衡量模型的性能。评价指标计算公式表示如下

$$\text{Acc} = \frac{N_{TP} + N_{TN}}{N_{TP} + N_{TN} + N_{FP} + N_{FN}} \tag{3-21a}$$

$$\text{Sen} = \frac{N_{TP}}{N_{TP} + N_{FN}} \tag{3-21b}$$

$$\text{Spe} = \frac{N_{TN}}{N_{TN} + N_{FP}} \tag{3-21c}$$

$$\text{Pre} = \frac{N_{TP}}{N_{TP} + N_{FP}} \tag{3-21d}$$

$$J(\text{truth}, \text{result}) = \frac{|\text{truth} \cap \text{result}|}{|\text{truth} \cup \text{result}|} \tag{3-21e}$$

$$\text{F1} = 2 \times \frac{\text{Pre} \times \text{Sen}}{\text{Pre} + \text{Sen}} \tag{3-21f}$$

3.5.4　基于粗糙通道注意力的 U-Net 视网膜血管分割

本章实验部分主要分为五个部分进行验证和说明，首先通过 FCN、Seg-Net 和 U-Net 的对比实验验证选择 U-Net 模型为基础网络的有效性；然后通过 CA-UNet 和 RCA-UNet 的对比实验充分说明了本章所提出的粗糙神经元的有效性；接着 U-Net、Attention U-Net、CA-UNet 和 RCA-UNet 的对比实验充分说明本章所提出的粗糙通道注意力机制的有效性；最后通过 RCA-UNet 和 RCAR-UNet 的对比实验说明了残差连接的有效性。在数值分析的基础上，进行了可视化的对比展示，更加直观地说明本章在分割细微血管结构的优越性。RCAR-UNet 分割效果如图 3-25 所示。

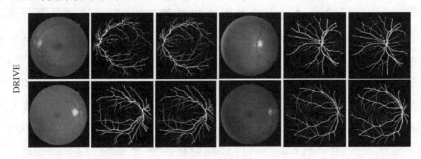

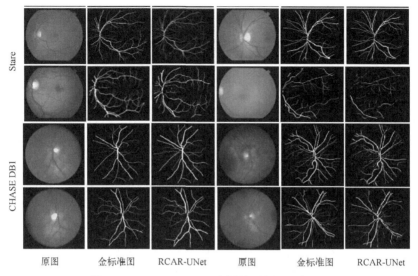

图 3-25　RCAR-UNet 分割效果图（见彩图）

　　本章所提出的模型是以 U-Net 网络为基础网络，将 U-Net 网络和本章所提出的粗糙通道注意力机制相融合。首先为了验证基础网络 U-Net 的有效性，选取目前较常使用的分割网络 FCN 和 Seg-Net 在眼底视网膜血管图像 DRIVE、Stare 以及 CHASE DB1 数据集上进行对比实验，通过准确率、灵敏度、特异性、精准度、Jaccard 相似度等评价指标对实验结果进行分析。

　　FCN、Seg-Net 和 U-Net 模型在视网膜血管的三个数据集上的对比结果如表 3-3～表 3-5 所示。从表中可以发现，U-Net 模型具有更好的表现，总体优于其他两个模型。更具体地说，U-Net 具有更高的分割准确率，对血管像素具有更好的识别能力，所得分割图和金标准图具有更高的相似度，对背景像素的识别能力也是具有竞争力的。U-Net 考虑分割精度和敏感度，取得更高的 F1。

表 3-3　DRIVE 视网膜血管数据集对比结果

算法	准确率	灵敏度	特异性	精准度	Jaccard 相似度	F1
FCN	0.9001	0.2589	**0.9946**	0.8754	0.2497	0.3996
Seg-Net	0.9440	0.6950	0.9774	0.8222	0.6193	0.7649
U-Net	**0.9509**	**0.7031**	0.9871	**0.8882**	**0.6459**	**0.7849**

表 3-4　Stare 视网膜血管数据集对比结果

算法	准确率	灵敏度	特异性	精准度	Jaccard 相似度	F1
FCN	0.9204	0.2681	**0.9978**	**0.9379**	0.2635	0.4171
Seg-Net	0.9289	0.3608	0.9963	0.9208	0.3499	0.5185
U-Net	**0.9526**	**0.6124**	0.9929	0.9118	**0.5782**	**0.7327**

表 3-5　CHASE DB1 视网膜血管数据集对比结果

算法	准确率	灵敏度	特异性	精准度	Jaccard 相似度	F1
FCN	0.9340	0.4756	0.9784	0.6809	0.3889	0.5600
Seg-Net	**0.9377**	0.5439	0.9758	0.6856	0.4353	0.6066
U-Net	0.9517	**0.6365**	**0.9822**	**0.7667**	**0.5379**	**0.6995**

上述结果表明 Seg-Net 和 U-Net 这类基于编解码结构的网络在医学图像分割上具有更好的竞争力，而增加了跳跃连接结构的 U-Net 模型，能够使得网络在每一级的上采样过程中，将编码器对称层的特征图进行拼接融合。通过底层特征与高层特征的融合，网络能够保留更多高层特征图蕴含的高分辨率细节信息，从而提高了图像分割精度。基于此，选用 U-Net 作为基础网络具有一定的有效性。

为了验证本章所提出的粗糙神经元的有效性，选取 CA-UNet 和 RCA-UNet 在三个眼底视网膜血管数据集中进行对比，实验结果如表 3-6～表 3-8 所示。实验结果表明，相较于 CA-UNet 模型，RCA-UNet 模型具有更好的性能表现。具体而言，RCA-UNet 模型具有更高的分割准确率，在三个数据集上分别提高了 0.08%、0.02%和 0.07%；RCA-UNet 模型对视网膜血管具有更好的识别能力，灵敏度在三个数据集上分别提高了 0.01%、1.02%和 2.83%；RCA-UNet 模型的分割结果图与专家标签具有更高的相似度，Jaccard 相似度在三个数据集上分别提高了 0.19%、0.5%和 1.33%。

表 3-6　DRIVE 视网膜血管数据集对比结果

算法	准确率	灵敏度	特异性	精准度	Jaccard 相似度	F1
U-Net	0.9509	0.7031	**0.9871**	**0.8882**	0.6459	0.7849
Attention U-Net	0.9527	0.7297	0.9853	0.8786	0.6629	0.7973
CA-UNet	0.9523	0.7327	0.9846	0.8742	0.6636	0.7978
RCA-UNet	0.9531	0.7328	0.9852	0.8788	0.6655	0.7992
RCAR-UNet	**0.9537**	**0.7487**	0.9836	0.8696	**0.6732**	**0.8047**

表 3-7　Stare 视网膜血管数据集对比结果

算法	准确率	灵敏度	特异性	精准度	Jaccard 相似度	F1
U-Net	0.9526	0.6124	0.9929	0.9118	0.5782	0.7327
Attention U-Net	0.9541	0.6291	0.9927	0.9109	0.5927	0.7442
CA-UNet	0.9551	0.6312	**0.9936**	**0.9212**	0.5989	0.7491
RCA-UNet	0.9553	0.6414	0.9926	0.9119	0.6039	0.7530
RCAR-UNet	**0.9594**	**0.6979**	0.9905	0.9069	**0.6461**	**0.7850**

表 3-8   CHASE DB1 视网膜血管数据集对比结果

算法	准确率	灵敏度	特异性	精准度	Jaccard 相似度	F1
U-Net	0.9517	0.6365	**0.9822**	0.7667	0.5379	0.6995
Attention U-Net	0.9530	0.7344	0.9742	0.7340	0.5800	0.7342
CA-UNet	0.9549	0.7115	0.9785	0.7625	0.5824	0.7361
RCA-UNet	0.9556	0.7398	0.9765	0.7536	0.5957	0.7466
RCAR-UNet	**0.9566**	**0.7475**	0.9798	**0.7747**	**0.5983**	**0.7470**

为了进一步验证本章所提出的粗糙通道注意力机制模块的有效性，选取 U-Net、Attention U-Net 和 RCA-UNet 在三个眼底视网膜血管数据集中进行对比，从准确率、灵敏度、特异性、精准度、Jaccard 相似度等评价指标对实验结果进行分析，实验结果如表 3-6～表 3-8 所示。实验结果表明，在三个数据集中 RCA-UNet 模型都具有相对较好的性能。具体而言，RCA-UNet 模型具有较高的灵敏度，对血管类具有更好的识别能力，如图 3-26 所示，在三个数据集上相对于 U-Net 模型提高了 2.97%、2.9%和 10.33%，相对于 Attention U-Net 模型提高了 1.35%、1.23%和 0.54%。

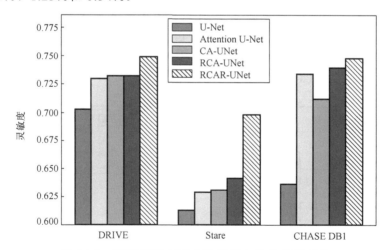

图 3-26   不同模型在三个数据集上的敏感度对比

在考虑模型性能的时候，单纯地追求精准度或者灵敏度的提升并没有太大作用，在实际分割任务中，需要结合正负样本比进行综合评价，从精准度与灵敏度的调和平均值 F1 可以看出 RCA-UNet 模型具有较好的性能，如图 3-27 所示，其值提高近 0.19%～1.43%、0.88%～2.03%和 1.24%～4.71%。另外，本模型所得的分割图与金标准的 Jaccard 相似度更高，从图 3-28 可以看出，相较于

其他模型相似度提高了 0.26%～1.96%、1.12%～2.57%和 1.57%～5.78%。上述
实验结果清楚地表明利用全局最大池化和全局平均池化构建上、下近似神经元
的粗糙通道注意力机制模块的有效性。分析其原因在于考虑了特征通道之间的
依赖关系，借助粗糙集的上、下近似原理，利用全局最大池化和全局平均池化
分别构建上、下近似神经元，并赋予一定的自适应权重，得到较为合理的
Attention 系数，并对特征图进行相应的重标定操作，使得在上采样的过程中，
得到更加细致的特征信息。

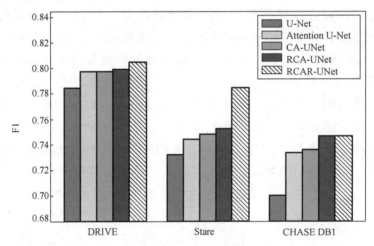

图 3-27　不同模型在三个数据集上的 F1 对比

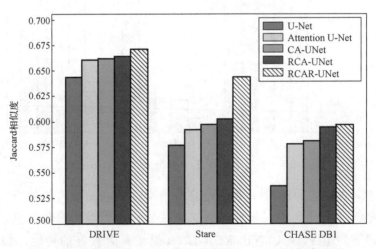

图 3-28　不同模型在三个数据集上的 Jaccard 相似度对比

为了在说明粗糙通道注意力机制模块有效性的同时，进一步验证残差连接

的有效性，将 RCA-UNet 和 RCAR-UNet 在三个数据集上进行对比实验，实验结果如表 3-6～表 3-8 所示。实验结果表明，本章所提出的模型 RCAR-UNet 能够得到更好的视网膜血管分割效果。从表中可以发现，在三个视网膜血管数据集中各个评价指标都有所提升。从表 3-6 中可以很直观地看出在 DRIVE 数据集上，RCAR-UNet 相对于 RCA-UNet 模型准确率提高了 0.06%，灵敏度提高了 1.59%，Jaccard 相似度提高了 0.77%，F1 提高了 0.55%；从表 3-7 中可以看出，RCAR-UNet 在准确率、灵敏度、Jaccard 相似性度、F1 指标上都有明显的提升，分别提升了 0.41%、5.65%、4.22% 和 3.2%；从表 3-8 中可以看出，RCAR-UNet 在 CHASE DB1 数据集上相对于 RCA-UNet 模型的提升不是很大，但是都有所改善，准确率提高了 0.1%，灵敏度提高了 0.33%，精准度提高了 2.11%，Jaccard 相似度提高 0.26%，F1 指标提高了 0.04%。上述实验结果充分说明模型中添加残差连接实现特征映射的有效性，将底层特征直接传递给高层特征的短跳跃连接方式，不仅使得网络提取的特征更加丰富，而且有助于训练模型时梯度的反向传播，可有效解决网络退化问题。

最后，本章还采用 ROC 曲线和 PR 曲线进行模型的评价。四个网络模型在不同数据集上的 ROC 曲线和 PR 曲线对比实验结果如图 3-29 和图 3-30 所示。从图 3-29 中可以看出，本章所提出的模型 RCAR-UNet 在三个数据集上 ROC 曲线的 AUC 值为 0.9759、0.9801 和 0.9695，相对于经典 U-Net 模型，提高了 0.73%。ROC 曲线横坐标为 FPR(False Positive Rate) 表示预测为血管但是真实标签不是血管的像素点数量和所有非血管类像素点数量的比值，也就是实际血管类像素点的预测错误率，所以是越小越好。纵坐标为 TPR(True Positive Rate) 表示预测标签和真实标签都是血管类的像素点个数和所有真实标签为血管的像素点个数的比值，也就是实际血管类像素点的预测正确率，所以是越大越好。由此可见，ROC 曲线的 AUC 值越大，模型的性能越好。所以 RCAR-UNet 在三个眼底视网膜血管数据集上具有较好的性能。PR 曲线是对召回率和精准度的综合考虑，其横坐标表示召回率(和灵敏度一样)，纵坐标表示精准度。在分割过程中，期望具有较高精准度的同时也具有较高的召回率值，两者能够达到较好的平衡点，同样利用曲线与坐标系围成的面积表示的 AUC 面积对模型进行评估，图 3-30 结果表明本章所提出的模型具有较好的性能。本章所提出的模型 RCAR-UNet 在三个数据集上的 AUC 值为 0.9003、0.8980 和 0.8285，相对于其他模型都有所提高。

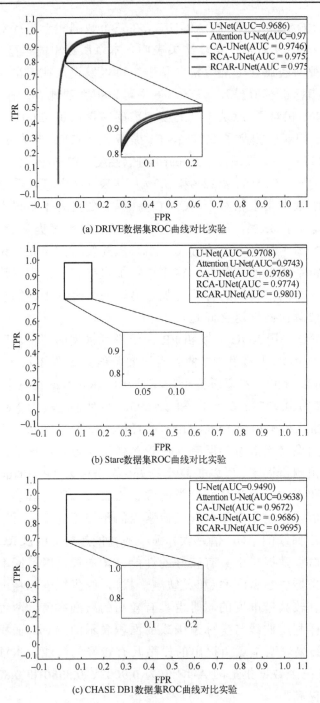

(a) DRIVE数据集ROC曲线对比实验

(b) Stare数据集ROC曲线对比实验

(c) CHASE DB1数据集ROC曲线对比实验

图 3-29　不同模型在不同数据集上的 ROC 曲线对比（见彩图）

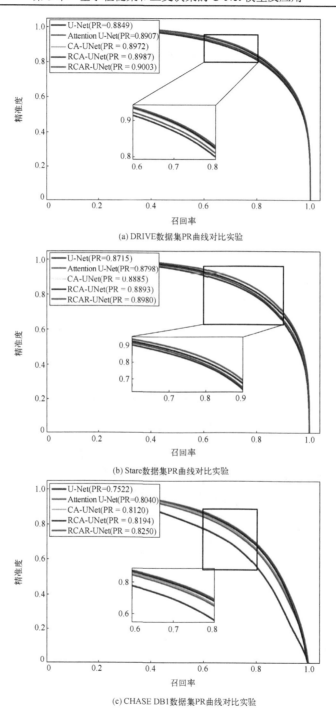

(a) DRIVE数据集PR曲线对比实验

(b) Stare数据集PR曲线对比实验

(c) CHASE DB1数据集PR曲线对比实验

图 3-30 不同模型在不同数据集上的 PR 曲线对比(见彩图)

综上所述，本章所提出的模型相对于经典 U-Net、Attention U-Net 等模型能够得到更好的眼底视网膜血管分割精度，分析其主要原因在于，RCAR-UNet 模型首先将深度神经网络在学习复杂特征方面的能力和粗糙集处理不确定性的能力相融合，设计粗糙神经元；然后基于粗糙神经元构建粗糙通道注意力机制模块，并将其嵌入 U-Net 模型的跳跃连接中，实现高低特征间的融合；最后添加残差连接，将底层特征直接传递给高层特征，不仅丰富网络特征提取，而且有助于训练模型时梯度的反向传播。

为了进一步直观地说明本章所提出的模型对于视网膜血管分割具有较好的分割效果，将 U-Net、Attention U-Net 等模型的分割效果图进行比较，各模型分割效果图如图 3-31 所示。从视网膜血管分割效果图可以直观看出，本章所提出的 RCAR-UNet 模型的分割结果和专家分割标准图基本一致，特别是在红色边框区域内细微血管的分割上有更好的效果。

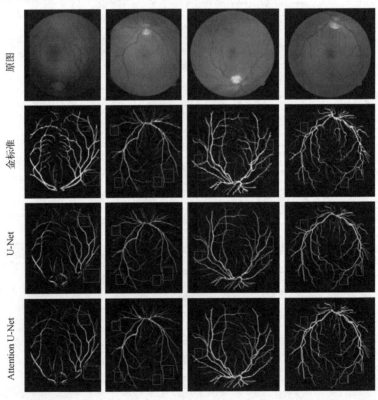

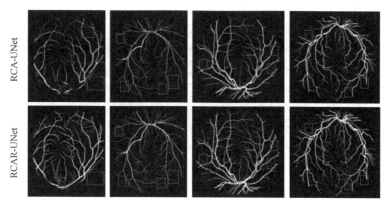

图 3-31　各模型视网膜血管分割效果图（见彩图）

3.5.5　基于三支损失函数的 U-Net 视网膜血管分割

对于三支损失函数中的超参数的确定，选取分块之后的视网膜血管图像数据集中的 10%作为验证集，设置超参数 α 起始值为 0.1，以步长为 0.1 进行遍历，保存在验证集上性能最好的网络模型，对此得到在 DRIVE 数据集上 α=0.7，在 Stare 数据集上 α=0.1，在 CHASE DB1 数据集上 α=0.2时，模型表现性能较好。对 TWD-UNet 模型加载相对应的模型参数，分割效果如图 3-32 所示。

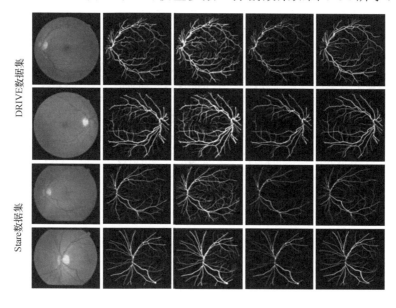

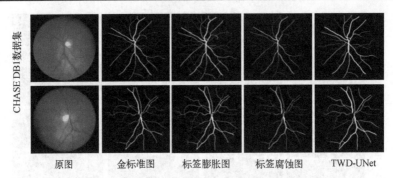

原图　　　金标准图　　标签膨胀图　　标签腐蚀图　　TWD-UNet

图 3-32　TWD-UNet 模型的分割效果图（见彩图）

为了验证本章构建的三支损失函数的有效性，本章选择交叉熵损失函数 SE、均方差损失函数 MSE、均方对数误差 MSLE 等损失函数在视网膜血管 DRIVE、Stare 以及 CHASE DB1 数据集上进行对比实验，从准确率、灵敏度、特异性、精准度、Jaccard 相似度等评价指标对实验结果进行分析，实验结果如表 3-9～表 3-11 所示。从表中可以直观看出，本章所提出的 TWD-UNet 模型在准确率、灵敏度、Jaccard 相似度和 F1 指标都优于基于其他损失函数的 U-Net 模型，虽然在特异性、精准度指标上没有达到最佳，但是也是具有竞争力的。

表 3-9　DRIVE 视网膜血管数据集不同损失函数对比结果

算法	准确率	灵敏度	特异性	精准度	Jaccard 相似度	F1
CE-UNet	0.9509	0.7031	0.9871	0.8882	0.6459	0.7849
MSE-UNet	0.9432	0.6320	0.9886	0.8901	0.5863	0.7392
MSLE-UNet	0.9324	0.5102	**0.9940**	**0.9259**	0.4902	0.6579
TWD-UNet	**0.9513**	**0.7041**	0.9874	0.8907	**0.6481**	**0.7865**

表 3-10　Stare 视网膜血管数据集不同损失函数对比结果

算法	准确率	灵敏度	特异性	精准度	Jaccard 相似度	F1
CE-UNet	0.9526	0.6124	0.9929	0.9118	0.5782	0.7327
MSE-UNet	0.9465	0.5307	**0.9958**	**0.9380**	0.5127	0.6779
MSLE-UNet	0.9413	0.4943	0.9944	0.9131	0.4721	0.6414
TWD-UNet	**0.9587**	**0.7170**	0.9874	0.8717	**0.6486**	**0.7868**

表 3-11　CHASE DB1 视网膜血管数据集不同损失函数对比结果

算法	准确率	灵敏度	特异性	精准度	Jaccard 相似度	F1
CE-UNet	0.9517	0.6365	**0.9822**	0.7667	0.5379	0.6995
MSE-UNet	0.9375	0.5412	0.9759	0.6855	0.4336	0.6049
MSLE-UNet	0.9352	0.5315	0.9743	0.6678	0.4202	0.5918
TWD-UNet	**0.9547**	**0.6880**	0.9806	**0.7746**	**0.5732**	**0.7287**

对比实验结果表明，在三个数据集上 TWD-UNet 模型都具有相对较好的性能。具体而言，TWD-UNet 模型具有较高的灵敏度，对血管类具有更好的识别能力，如图 3-33 所示，在三个数据集上相对于 CE-UNet 提高了 0.1%、10.46% 和 5.15%，相对于 MSE-UNet 模型提高了 7.21%、18.63% 和 14.68%。

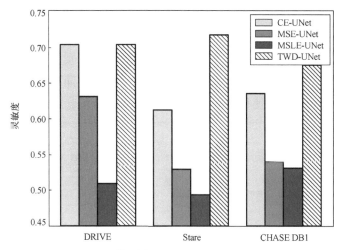

图 3-33　不同模型在三个数据集上的敏感度对比

在考虑模型性能时，单纯地追求精准度或者灵敏度的提升并没有太大作用，在实际分割任务中，需要结合正负样本比进行综合评价，从精度与灵敏度的调和平均值 F1 可以看出 TWD-UNet 模型具有较好的性能，如图 3-34 所示，其值提高近 0.16%～12.86%、5.41%～14.54% 和 2.92%～13.69%。

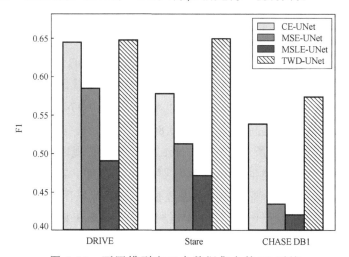

图 3-34　不同模型在三个数据集上的 F1 对比

另外，期望网络输出与图像的标签保持一致，采用 Jaccard 相似度进行评价，从图 3-35 可以看出本模型所得的分割图与金标准的 Jaccard 相似度更高。具体而言，相较于其他模型相似度提高了 0.22%～15.79%、7.05%～17.65%和 3.53%～15.3%。上述实验结果清楚地表明 TWD-UNet 模型在视网膜血管分割应用中的有效性。分析其原因在于 TWD-UNet 模型考虑视网膜血管边界标签的不确定性，借助数学形态学的膨胀算子和腐蚀算子对血管边界的不确定进行刻画。基于膨胀算子构建不确定边界上界，基于腐蚀算子构建不确定边界下界，分别得到视网膜血管边界的极大值和极小值，将视网膜血管边界映射到一个范围区间内，并将边界标签不确定性与损失函数相结合，使得模型的鲁棒性增强，具有一定的容错能力。

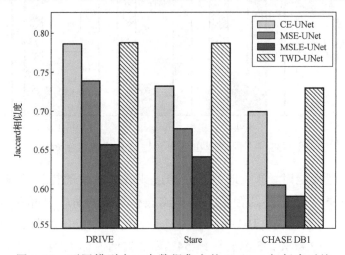

图 3-35　不同模型在三个数据集上的 Jaccard 相似度对比

最后，本章还采用 ROC 曲线和 PR 曲线对 TWD-UNet 模型进行评价。基于四个不同损失函数的 U-Net 模型在不同数据集上的 ROC 曲线和 PR 曲线对比实验结果如图 3-36 和图 3-37 所示。从图 3-36 中可以看出，本章所提出的模型 TWD-UNet 在三个数据集上 ROC 曲线的 AUC 值为 0.9741、0.9797 和 0.9641，相对于 CE-UNet 模型，提高了 0.55%、0.89%和 1.51%。ROC 曲线的 AUC 值越大表明模型的性能越好，所以 TWD-UNet 在三个眼底视网膜血管数据集上具有较好的性能。PR 曲线描述的是精准率与召回率的关系，在分割过程中，期望精准度和召回率值均相对较高，同样，通过曲线与坐标系所围成的面积，即 AUC 面积，对模型的性能进行评估，图 3-37 结果表明本章所提出的模型具有较好的性能。本章所提出的模型 TWD-UNet 在三个数据集上的 AUC 值为 0.8963、0.8964 和 0.8062，相对于其他模型都有所提高。

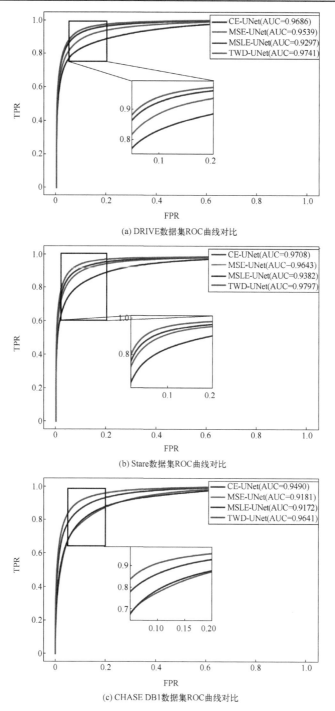

(a) DRIVE数据集ROC曲线对比

(b) Stare数据集ROC曲线对比

(c) CHASE DB1数据集ROC曲线对比

图 3-36　不同模型在不同数据集数据集上的 ROC 曲线对比（见彩图）

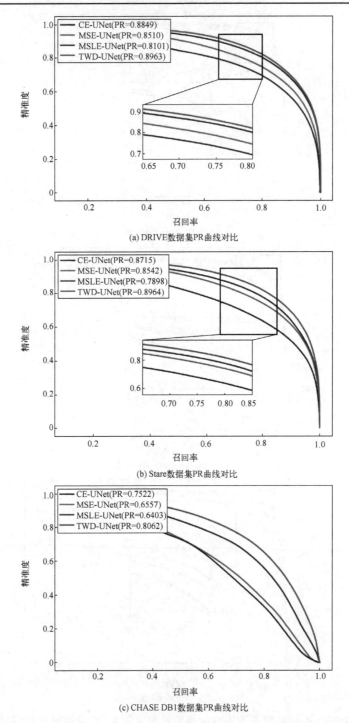

(a) DRIVE数据集PR曲线对比

(b) Stare数据集PR曲线对比

(c) CHASE DB1数据集PR曲线对比

图 3-37　不同模型在不同数据集数据集上的 ROC 曲线对比（见彩图）

　　综上所述，本章所提出的基于三支损失函数的 U-Net 模型相对于基于其他损失函数的 U-Net 模型能够得到更好的眼底视网膜血管分割精度，分析其主要原因在于，该算法首先利用膨胀算子和腐蚀算子分别构建不确定边界的上、下界，得到血管边界的极大值和极小值，将存在不确定信息的血管边界映射到一个范围内；然后将边界的不确定性与网络损失函数相联合并提出三支损失函数，分别计算预测边界与手工分割金标准图、不确定边界上界图和不确定边界下界图的加权交叉熵损失；最后基于三支函数的总损失采用随机梯度下降算法训练网络参数。相比传统分割损失函数，本章所提出的三支损失函数可以显著提升分割的准确率。

参 考 文 献

[1]　Ma Y, Cao Y, Vrudhula S, et al. Optimizing the convolution operation to accelerate deep neural networks on FPGA. IEEE Transactions on Very Large Scale Integration Systems, 2018, 26(7): 1354-1367.

[2]　Akhtar N, Ragavendran U. Interpretation of intelligence in CNN-pooling processes: a methodological survey. Neural Computing and Applications, 2020, 32(3): 879-898.

[3]　黄庆明, 郑轶佳, 蒋树强, 等. 基于用户关注空间与注意力分析的视频精彩摘要与排序. 计算机学报, 2008, 31(9): 1612-1621.

[4]　宋巍, 蔡万源, 何盛琪, 等. 结合动态图卷积和空间注意力的点云分类与分割. 中国图象图形学报, 2021, 26(11): 2691-2702.

[5]　尹明, 吴浩杨, 谢胜利, 等. 基于自注意力对抗的深度子空间聚类. 自动化学报, 2022, 48(1): 271-281.

[6]　Oktay O, Schlemper J, Folgoc L L, et al. Attention u-net: learning where to look for the pancreas//1st Conference on Medical Imaging with Deep Learning, Amsterdam, 2018.

[7]　Lingras P. Comparison of neofuzzy and rough neural networks. Information Sciences, 1998, 110(3-4): 207-215.

[8]　Shen W, Wei Z, Zhao C, et al. A self-adaptive cascade convnets model based on three-way decision theory//CCF Chinese Conference on Computer Vision, Tianjin, 2017: 433-444.

[9]　Zhou B, Yao Y, Luo J. Cost-sensitive three-way email spam filtering. Journal of Intelligent Information Systems, 2014, 42(1): 19-45.

[10]　Zhang H, Min F. Three-way recommender systems based on random forests. Knowledge-Based Systems, 2016, 91: 275-286.

[11] Liang Y, Li H, Huang B, et al. Semi-supervised incremental three-way decision using convolutional neural network//2020 IEEE International Conference on Networking, Sensing and Control (ICNSC), Nanjing, 2020: 1-6.

[12] Zhang B, Li Q, Shen W, et al. An automatic image segmentation algorithm based on three-way decisions//2020 12th International Conference on Advanced Computational Intelligence, Dali, 2020: 118-125.

[13] Yue X, Chen Y, Yuan B, et al. Three-way image classification with evidential deep convolutional neural networks. Cognitive Computation, 2021, (1): 1-13.

[14] 岳晓冬, 刘思雯, 袁斌. 基于证据深度神经网络的医学影像三支决策. 西北大学学报: 自然科学版, 2021, 51(4): 10.

[15] Yeung M, Yang G, Sala E, et al. Incorporating boundary uncertainty into loss functions for biomedical image segmentation. arXiv Preprint arXiv: 2111.00533, 2021.

[16] Haralick R M, Sternberg S R, Zhuang X. Image analysis using mathematical morphology. IEEE Transactions on Pattern Analysis and Machine Intelligence, 1987, (4): 532-550.

[17] Staal J, Abramoff M D, Niemeijer M, et al. Ridge-based vessel segmentation in color images of the retina. IEEE Transactions on Medical Imaging, 2004, 23(4): 501-509.

[18] Hoover A D, Kouznetsova V, Goldbaum M. Locating blood vessels in retinal images by piecewise threshold probing of a matched filter response. IEEE Transactions on Medical Imaging, 2000, 19(3): 203-210.

[19] Liskowski P, Krawiec K. Segmenting retinal blood vessels with deep neural networks. IEEE Transactions on Medical Imaging, 2016, 35(11): 2369-2380.

[20] 宋杰, 肖亮, 练智超, 等. 基于深度学习的数字病理图像分割综述与展望. 软件学报, 2021, 32(5): 1427-1460.

[21] Jusoh F, Haron H, Ibrahim R, et al. An overview of retinal blood vessels segmentation. Advanced Computer and Communication Engineering Technology, 2016: 63-71.

[22] Badar M, Haris M, Fatima A. Application of deep learning for retinal image analysis: a review. Computer Science Review, 2020, 35: 100203.

第4章 基于进化算法的聚类粒计算眼底图像建模方法

4.1 眼底图像研究背景和现状

1. 研究背景和意义

眼底图像是由单目摄像机在二维平面上捕捉到的眼底投影,是一种非侵入性的眼科疾病诊断依据[1]。虽然眼底图像对病变的识别没有血管造影精确,但血管造影带有侵入性过程,可能导致恶心和多种过敏,因此,眼底图像分析是分析眼底病变的一种快速、无创、耐受性良好且广泛应用的成熟方式。眼底病变是慢性异常病变,该病变会从轻度发展到中度,然后是重度。轻微阶段可在眼底图像上观察到由周细胞变性和丢失引起的微动脉瘤,其会导致毛细血管壁扩张。当毛细血管壁破裂时,就会发生出血。中度阶段病变主要表现为硬性渗出物和软性渗出物等非增生性病变。处于这些阶段的患者通常没有特征性症状,直到病变晚期即出现增生性眼底病变时才会影响视力。增生性眼底病变的严重阶段是在眼底出现新生血管,新生血管本质上是指眼底血管因缺血而生长出新的血管,这可能导致永久性的视力丧失。图 4-1 展示了四种早期眼底病变。如果患者在出现症状之后,再进行治疗效果并不良好,因此,需要患者在眼底病变的早期进行检测工作。

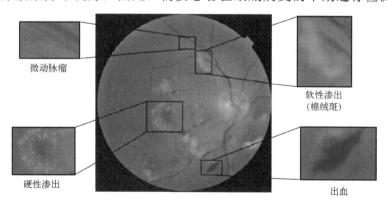

图 4-1 存在多种病变的眼底图像

经过眼科医生研究发现，眼底病变是糖尿病患者的一种并发症，而糖尿病是一个严重的公共健康问题，关系着全球许多患者的生命健康。因此，糖尿病患者需要进行眼底病变筛查，及时地诊断病变至关重要。在临床中，眼底病变的早期诊断是基于眼底图像中病变区域的检测[2]。眼科医生利用眼底图像，以高分辨率图像观察眼底病变，来诊断眼底病变并评估其严重程度。然而，基于眼底图像，诊断眼底病变需要医疗人员拥有高水平的专业知识和丰富的实践经验，在眼科医生进行大量眼底图像分析工作时，也很可能会因疲劳而误诊相关的病变，除此之外，在人口密集或偏远地区，眼科医生还非常短缺。因此，医疗人员的短缺和诊断依赖于医生的能力和经验等因素，促使研究人员对眼底图像辅助诊断系统的设计与开发，这将减少诊断眼底病变所需的成本、时间和精力。

近年来人工智能的发展以及计算资源和能力的增加，为开发眼底图像辅助诊断系统创造了机会。如图 4-2 所示，眼底图像的诊断方式已经发生了改变，在计算机与人工智能算法相结合后，只要将设备采集的眼底图像传输到辅助诊断系统上，就能获得预测结果。在此类系统中，虽然分类模型在病变程度分级任务中是必不可少的，但像素级检测和病变区域分割也是构建系统的关键。

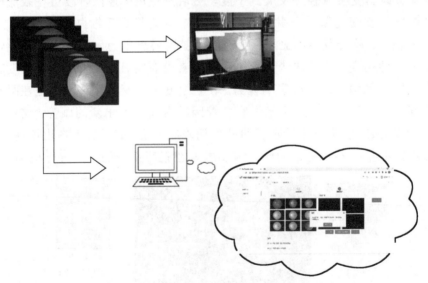

图 4-2　眼底图像诊断方式的改变

如今，许多算法被用来进行眼底病变分割，而在没有标准分割图像的真实检测环境下，相比 k-means[3]等其他算法，模糊 C 均值聚类算法 (Fuzzy C-means，FCM)[4]可以解决不确定性问题，如重叠强度、对比度差和噪声均匀性变化等，因此，利用该算法对眼底图像数据进行病变检测成为了眼底图像检测的研究热点之一。

　　在对眼底图像进行 FCM 聚类时，常规处理过程为：先输入眼底图像；其次进行常规图像预处理；然后特征提取并定义特征；接着使用 FCM 进行聚类计算；最后输出预测图像。但眼底图像具有一定的复杂性，例如，存在微小病变点、多种病变交织重叠、受光照影响不均等。采用传统的 FCM 聚类算法对眼底图像进行病变检测，几乎无法达到理想的分割效果，需要较好的病变区域聚类中心点，否则容易陷入局部最优的情况。

　　因此，针对眼底图像上述问题，本章研究提出了基于衍生多种群遗传进化的 FCM 算法，该算法采用改进的衍生多种群遗传算法（Derived Multi-population Genetic Algorithm，DMGA）优化模糊 C 均值的初始化聚类中心。通过衍生算子初始化种群，再对每个子种群单独完成选择、交叉和变异操作，同时模糊控制各遗传概率，实现动态取值，从而进一步提高多种群遗传算法的全局寻优能力和自适应性，寻找出更优的初始聚类中心；通过衍生多种群遗传算法生成聚类中心，使得聚类过程有一个良好开端，进而提高眼底病变检测的准确度。

　　同时，针对算法处理大量眼底图像数据时效率低下问题，避免时间消耗过大影响筛查工作效率，本章结合超像素的简单线性迭代聚类算法（Simple Linear Iterative Clustering，SLIC），提出了基于 Spark 平台的超像素 DFCM 加速聚类算法（Spark-Superpixel DMGA Fuzzy C-means，Spark-SDFCM），并对算法进行实验验证。综上所述，本章的研究意义如下：

　　（1）增加多种群遗传算法寻优能力，有效降低模糊 C 均值聚类算法受初始聚类中心的影响，提升聚类准确率；

　　（2）利用超像素预处理和 Spark 并行计算框架，提出 Spark-SDFCM 加速聚类算法，实现对大量眼底图像数据的快速处理，提高应用系统效率。

　　2.　国内外研究现状

　　（1）眼底图像研究现状。

　　在自动化系统中，人工智能在眼科领域发挥着至关重要的作用，特别是在眼底病变的早期检测方面，超越了传统的检测算法。例如，Kaur 等[5]提出一种广义的渗出物分割技术，该算法利用动态决策阈值对渗出物进行可靠分割，忽略相关的异质、明亮和模糊边缘，具有鲁棒性。此外，Wang 等[6]提出一种 U-Net模型，用于视盘的精确识别，该网络对眼底灰度图像和彩色图像进行训练，引入重叠策略，识别局部图像，然后将其输入 U-Net 模型进行进一步的分割；Samad 等[7]利用模糊 C 均值对眼底图像中眼底病变的边界进行聚类和检测。通过上述研究者的贡献，证明眼底图像的研究是热门研究方向之一。

(2)FCM 聚类算法研究现状。

现今，医疗技术人员通常使用无监督学习技术对医疗数据进行逻辑组的划分，以实现医疗数据处理。模糊 C 均值聚类算法(FCM)作为一种无监督学习的软聚类算法，也常被用于处理医疗数据，该算法运用一个模糊隶属度函数，实现每个数据点与所有聚类类别关联，进一步分析数据中的描述样本及其关系信息，以描述样本进行分组。虽然 FCM 算法具有处理不确定性数据的优势，但其聚类效果容易受到初始聚类中心的影响。

为此，许多专家提出优化方案，例如，Lahmar 等[8]提出基于自适应模糊 C 均值聚类的集成算法，将谱聚类算法的切图模型应用于相似矩阵，但随机初始化聚类中心致使 FCM 算法丢失强自适应性；Shi 等[9]提出一种新的更新方程与蚁群优化特征选择方法，以在全局搜索和局部调整能力之间取得良好的平衡。至此，FCM 聚类算法仍然是一个研究重点。

4.2　多种群遗传算法

多种群遗传算法(Multi-Population Genetic Algorithm，MPGA)是由 Potts 等[10]提出的，该算法作为一种寻优算法，近年来受到了广泛的关注。与单种群的(Single-Population Genetic Algorithm，SGA)相比，MPGA 引入多种群的概念，在多个取值范围内进行寻优，其搜索能力有所提升；同时，MPGA 算法增加移民算子和人工选择算子，促使种群协同进化，但是，MPGA 的协同进化能力仍存在进一步提升的空间。

多种群遗传算法除了数据编码，还包括各种重要的遗传算子[11]，具体如下：

(1)选择算子是根据适应度值来选择优秀个体，该算子不会产生新的个体，是寻优最直接的体现；

(2)交叉算子是通过交叉概率选择基因，然后将两个基因交换，该算子会产生两个新个体，是遗传算法冲破局部最优值的主要算子之一；

(3)变异算子是通过变异概率选择基因，然后在最大变化数值的基础上，对基因进行更换，从而得到新的个体，是遗传算法冲破局部最优值的主要算子；

(4)移民算子是各种群之间个体交互的方式，该算法将迁出种群的最优个体放入到其他种群，并换掉迁入种群的最差个体。

基于这些重要算子，MPGA 拥有比传统遗传算法更好的寻优能力，其具体寻优流程图如图 4-3 所示，但面对多特征眼底图像数据，多种群遗传算法依然会出现陷入局部最优的问题，导致无法寻找出最优解。针对这一问题，本章将在算子的改进和自适应控制遗传参数这两方面展开研究。

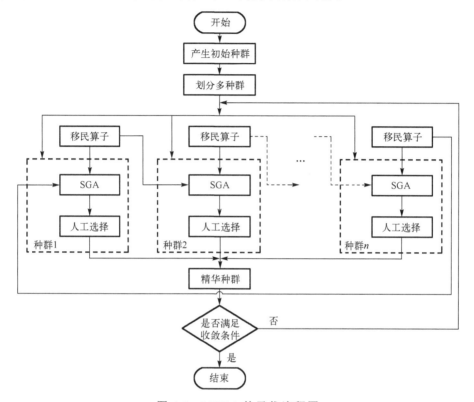

图 4-3　MPGA 的寻优流程图

4.3　超像素算法

超像素算法是用较少的像素准确地表示图像，其在图像处理领域得到广泛应用，例如提升图像处理的计算效率。目前，大量的图像处理算法在面对大数据处理的情况时，处理效率不高，众多学者应用超像素算法进行图像预处理[12]，在高效的超像素分割下，处理大量图像数据的效率被大幅度提升。

简单线性迭代聚类算法 (SLIC) 是最快的超像素算法之一[13]，该算法是 k-means 算法在超像素生成的一种应用，其将 k-means 算法的搜索空间限制在一个恒定大小区域内，减少距离计算量，同时结合颜色和空间两种度量进行加权距离计算，使得 SLIC 具有很快的速度和良好的边界检测性。SLIC 算法拥有以下优势：超像素 SLIC 算法很好地贴合图像边界，使得图像边缘信息不会因为像素点的减少而丢失；当超像素 SLIC 算法被用于图像的预处理时，其可以给原处理方式带来较好的效率提升。

SLIC 算法在算法初始阶段，需要对期望得到的超像素数进行设定，假设原像素个数是 N，预期得到超像素个数为 k。在对颜色空间的彩色图像进行超像素处理时，首先需要初始化 k 个聚类中心 $C_i = [l_i, a_i, b_i, x_i, y_i]^{\mathrm{T}}$，然后在大小为 $S = \sqrt{N/k}$ 的规则网格进行 k-means 聚类，为了使网格空间大小一致，超像素分割图像的步长也为 $S = \sqrt{N/k}$。然后对聚类中心进行调动，为了避免超像素块出现在原图像边界或者噪声数据中，影响后续的聚类效果，设置聚类中心重新落在 $n \times n$ 范围内梯度最小的点上，其中 n 一般设置为 3。然后，在进行邻域像素点与聚类中心的计算时，SLIC 算法会将搜索空间限制为 $2S \times 2S$，如图 4-4 所示。

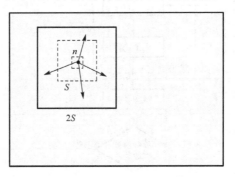

图 4-4　SLIC 搜索区域示意图

图 4-4 中，每个超像素大小与最近邻的搜索空间都与聚类中心有关，在 $S \times S$ 的超像素块下，搜索空间为 $2S \times 2S$，与传统 k-means 聚类的全范围搜索方式相比，降低了距离计算量，算法效率得到了提高。最后，通过不断地迭代刷新每个超像素的聚类中心和邻近像素点距离计算与分类，得到预期的 k 个超像素[14]。超像素 SLIC 算法效果示意图如图 4-5 所示。

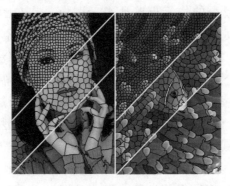

图 4-5　超像素 SLIC 算法效果示意图

4.4　基于衍生多种群遗传进化的 FCM 算法

4.4.1　模糊 C 均值聚类算法

FCM[15]算法的基本思想：假设隶属于 $c(2 \leqslant c \leqslant n)$ 组的数据集定义为 $X = \{x_1, x_2, x_3, \cdots, x_n\}$，其中 $V = \{v_1, v_2, \cdots, v_c\}$ 为数据集 X 的 c 个聚类中心。u_{ij} 表示第 i 个数据点对第 j 类的隶属度，取值 $u_{ij} \in [0,1]$，并且每一个数据点对所有类别的隶属度之和为 1。隶属度矩阵 U 形式化表示如下

$$\sum_{j=1}^{c} u_{ij} = 1, \quad \forall j = 1, 2, \cdots, c \tag{4-1}$$

其中，u_{ij} 表示数据点 i 属于第 j 类的程度，当 $u_{ij} = 0$ 时，表示完全不属于，当 $u_{ij} = 1$ 时，表示完全属于。FCM 的目标函数为

$$J(U,V) = \sum_{i=1}^{n} \sum_{j=1}^{c} u_{ij}^{m} d_{ij}^{2} \tag{4-2}$$

其中，$d_{ij} = \| x_i - v_j \|$ 为聚类中心 j 和数据点 i 之间的欧氏距离；$m \in [1, \infty)$，表示模糊加权参数选择范围。由式(4-2)使用拉格朗日求导得

$$v_j = \frac{\sum_{i=1}^{n} u_{ij}^{m} x_i}{\sum_{i=1}^{n} u_{ij}^{m}}, \quad j = 1, 2, \cdots, c \tag{4-3}$$

$$u_{ij} = \frac{1}{\sum_{k=1}^{c} \left[\dfrac{d_{ij}}{d_{ik}} \right]^{2/(m-1)}} \tag{4-4}$$

FCM 聚类算法的具体步骤如算法 4-1 所示。

算法 4-1：FCM 聚类算法

输入：数据集 $X = \{x_1, x_2, x_3, \cdots, x_n\}$，类簇个数 c，模糊加权参数 m，停止迭代条件 δ

输出：聚类结果 (U, V)

步骤 1：划分数据集 X 为 $c(2 \leqslant c \leqslant n)$ 组，并初始化设定 $V = \{v_1, v_2, \cdots, v_c\}$ 为 c 个聚类中心

步骤 2：基于式(4-3)和式(4-4)计算 $u_{ij}(i = 1, 2, \cdots, n; j = 1, 2, \cdots, c)$

步骤 3：基于式 (4-3) 计算 $v_j(j=1,2,\cdots,c)$

步骤 4：如果 $\|v_j - v_{j-1}\| \leqslant \delta$，则停止迭代，否则，$v_{j-1}=v_j$，跳转至步骤 3

步骤 5：输出聚类结果 (U,V)

算法 4-1 通过式 (4-3) 和式 (4-4) 迭代计算，聚类中心 v_j 和隶属度矩阵 U 不断互相更新，直至求得目标函数最小值，当 FCM 算法处理分布较为均匀的数据集时，往往因初始化中心点不同而得到难以解释的聚类结果。

为了凸显 FCM 算法的中心敏感问题，本章构造一组分布均匀且类别不明显的数据，并进行分析。图 4-6(a) 展示一组均匀分布的数据，缺失自然的结构。若设置聚类中心点如图 4-6(b) 时，FCM 算法将产生图 4-6(c) 中的聚类结果；而当设置聚类中心如图 4-6(d) 所示时，则会产生异于图 4-6(c) 的聚类结果，如图 4-6(e) 所示。上述图像表明，在整个聚类过程中，FCM 聚类中心的初始选择显得尤为重要。

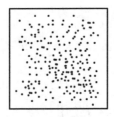

(a) 分布均匀的数据集

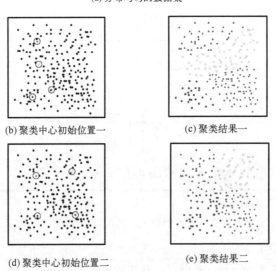

(b) 聚类中心初始位置一　　　　(c) 聚类结果一

(d) 聚类中心初始位置二　　　　(e) 聚类结果二

图 4-6　MPGA 的寻优用例图（见彩图）

因此，本章选择更适合处理多特征数据的多种群遗传算法，并提出了衍生多种群遗传进化算法。通过增加衍生算子以提升种群间寻优能力，同时使用模糊控制取代经验设置模糊算子的概率参数，以增加算法自适应性，进而使寻得的聚类中心更优。

4.4.2　衍生多种群遗传算法

针对多种群遗传算法全局寻优能力不足和缺少自适应性、易出现过早收敛现象的问题[16]，本章提出衍生多种群遗传算法，该算法通过衍生算子去初始化种群，并通过模糊控制动态取值计算其概率，从而进一步提高多种群遗传算法的全局寻优能力和自适应性，使寻找出的初始中心点更优。

1.　衍生算子设计与实现

传统的多种群遗传算法通过多个种群，并发进行选择、交叉、变异三种遗传算子，但种群内经过多次迭代进化，个别种群会失去其多样性，并且全局搜索能力降低，最终只能得到局部最优结果。为了克服上述问题，结合谢承旺等[17]提出的双链结构思想，提出一种基于种群间的衍生算子。该算子是将初始化种群，通过衍生算子生成另一个初始时个体平均适应度更高的种群，然后这两种群会同时进行遗传寻优。该算子突变效果明显，既能大面积地搜索全局最优，又能冲破局部峰值，从而提高算法的全局搜索能力，找出最优解。

该衍生算子的变化过程如图 4-7 所示。在图 4-7(a) 中，当种群适应度高时，衍生概率被模糊控制为较小值，衍生小部分的个体，保存多数优秀个体。在图 4-7(b) 中，当适应度值低时，算子使用较大的衍生概率，只衍生大部分个体，多数个体发生演变，以达到衍生的目的。

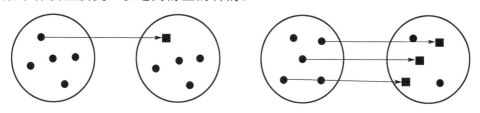

(a) 高平均适应度种群变化示意图　　　　　　　(b) 低平均适应度种群变化示意图

图 4-7　衍生算子结构示意图

衍生算子具体步骤如下：

步骤 1：在初始化个体后，对所有个体按照适应度排序，然后每个种群计算各自个体的平均适应度 f_{avg}，通过将单个个体的适应度与种群内平均适应度比较，从而判断该个体是不是保留到衍生种群中。个体被选中为 $d=1$，反之为 $d=0$。

$$d = \begin{cases} 1, f_m < f_{\text{avg}} \\ 0, f_m \geq f_{\text{avg}} \end{cases} \tag{4-5}$$

步骤 2：基于模糊控制调节的衍生概率 p_d，应用式（4-6）求得衍生变化后的个体

$$a_{mn} = a_{mn} + (a_{\text{max}} - a_{mn}) \times p_d \tag{4-6}$$

其中，a_{mn} 为第 m 个染色体的第 n 位，a_{max} 为基因上界，p_d 为变异概率；由此形成衍生种群，双种群同时进行后续的遗传进化操作。

2. 模糊控制遗传概率

传统 MPGA 算法的概率选择往往采用经验设置，使得算法自适应性能下降，为了取代传统多种群遗传算法的概率参数经验设置方式，本章运用模糊逻辑[18]对遗传算子的概率进行模糊控制，这些概率的取值关乎优秀个体保留和优秀种群的稳定，如果概率取值过大，则会丢失原有优秀个体，过小则会导致搜索能力不足。因此本章构建 p_c、p_m 和 p_d 模糊控制规则；$X(t)$ 和 $Y(t)$ 模糊逻辑控制箱的输入值，计算方式如下

$$X(t) = \frac{F_{\text{max}} - F_{\text{avg}}}{F_{\text{max}} - F_{\text{min}}} \tag{4-7}$$

$$Y(t) = \frac{F_{\text{avg}} - F_{\text{avg}'}}{F_{\text{avg}}} \tag{4-8}$$

其中，t 表示遗传代数，F_{max}、F_{avg} 和 F_{min} 表示第 t 代的适应度最大值、平均值和最小值；$F_{\text{avg}'}$ 表示第 $t-1$ 代的适应度平均值；$X(t)$ 和 $Y(t)$ 为模糊逻辑控制箱的输入量，定义范围值为 ES 为很小、S 为小、M 为中等、B 为大和 EB 为很大[19]。

模糊逻辑控制系统结构图如图 4-8 所示，以 $X(t)$ 和 $Y(t)$ 为模糊逻辑控制箱的输入值，经过模糊化后，输入规则库进行推断，最后将推断的结果解模糊化后输出结果，输出值为 p_c、p_m 和 p_d 三个遗传操作的概率值。由此达到对 p_c、p_m 和 p_d 的模糊控制效果。最终，得到改进后的衍生多种群遗传算法寻优流程图，如图 4-9 所示。

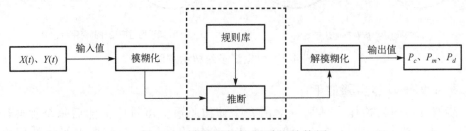

图 4-8　模糊逻辑控制系统结构图

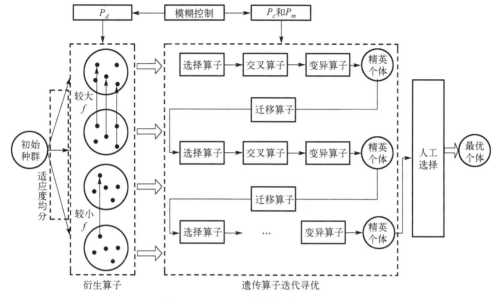

图 4-9　DMGA 算法寻优流程图

4.4.3　基于衍生多种群遗传进化的 DFCM 算法

本章为了提高在眼底图像病变聚类中的聚类精度，结合改进的衍生多种群遗传算法（DMGA），提出基于衍生多种群遗传进化的 FCM 聚类算法，该算法通过 DMGA 算法优化初始聚类中心，减小初始聚类中心对聚类效果的影响，提升聚类精度。该算法将眼底图像的像素数据中的颜色特征采用二进制编码生成 m 个编码长度为 L 的遗传个体，L 的计算方式为

$$L = C \times N \tag{4-9}$$

其中，L 为遗传个体编码长度，C 为聚类中心数，N 为特征维数；然后设置待编码数据点 $x \in (-b, b)$，y 表示 x 的二进制，计算方式为

$$y = \frac{(2^{16} - 1)(b + x)}{2b} \tag{4-10}$$

其中，x 为聚类中心 v_j 的任意一位数的十进制形式，y 为 16 位的编码结果，b 为 x 的定义域阈值。

其次，在初始化个体后，所有个体按照适应度排序并分组到原生子种群 Pop 中，通过衍生算子，生成衍生种群 Pop′，合并 Pop 形成遗传进化初始种群；然后通过模糊控制系统动态调整 p_c、p_m 和 p_d；每个种群都通过交叉算子和变异算子计算，计算方式如下[20]

$$\begin{cases} a_{mi} = a_{mi}(1 - p_c) + a_{ni} \times p_c \\ a_{ni} = a_{ni}(1 - p_c) + a_{mi} \times p_c \end{cases} \tag{4-11}$$

其中，a_{mi} 为第 m 个染色体的第 i 位，a_{ni} 为第 n 个染色体的第 i 位，p_c 为交叉概率

$$a_{mn} = a_{mn} + p_m(a_{mn} - a_{max}) \tag{4-12}$$

其中，a_{mn} 为第 m 个染色体的第 n 位，a_{max} 为基因上界，p_m 为变异概率。

然后，在各种群间进行人工选择算子，评判个体优劣性，迁移算子，即将迁出种群中最优的个体替换迁入种群的最差个体；若算法满足收敛条件，则停止寻优，并将最终值解码得到 FCM 的初始聚类中心，解码计算方式如式(4-13)所示，否则将按照适应度排序的精英种群的个体依次去替换每个种群中差的个体进行重新初始化，重新迭代计算

$$x = -b + \frac{2by}{2^{16} - 1} \tag{4-13}$$

其中，x 为聚类中心 v_j 任意一个基因值的十进制形式，y 为 16 位的二进制编码结果，b 为 x 的定义域阈值。

最后，如果满足收敛条件，则输出全局最优个体，编码后将聚类中心输入 FCM 聚类中，通过常规的隶属度矩阵和聚类迭代过程，进一步优化聚类效果。基于衍生多种群遗传进化的 FCM 聚类算法（DMGA Fuzzy C-means, DFCM)的流程图如图 4-10 所示。结合 DFCM 的算法流程图，算法的详细步骤，如算法 4-2 所示。

算法 4-2：基于衍生多种群遗传进化的 FCM 聚类算法(DFCM)

输入：数据集 $X = \{x_1, x_2, x_3, \cdots, x_n\}$，聚类簇的个数 c，模糊加权参数 m，停止迭代条件 δ，遗传种群大小 n，种群个数 p

输出：聚类结果 (U, V)

步骤 1：随机初始化交叉概率 p_c、变异概率 p_m、衍生概率 p_d、子种群个数 K，以及终止迭代代数 T

步骤 2：应用随机函数 Rand 初始化隶属度矩阵，然后，采用式(4-9)编码生成 m 个编码长度为 L 的个体，得到基因串 $b = \{\beta_1, \beta_2, \cdots, \beta_i, \cdots, \beta_L\}$，随机生成规模为 n 的种群

步骤 3：将所有个体按照适应度排序并分组到 p 个子种群，初始化 DMGA 种群 Pop，基于衍生算子生成种群 Pop′

步骤 4：自适应调节 p_c、p_m 和 p_d 三参数，构建运算选择、交叉和变异算子，并对每个子种群进行迭代寻优

    ①使用适应度函数评价所有个体

    ②进行选择操作

    ③进行交叉与变异操作，进行寻优

④进行迁移操作

⑤判断迭代次数，如果达到截止条件跳转步骤 4，否则跳转步骤 5

步骤 5：判断结果是否收敛，如果不收敛，跳转步骤 3，否则跳转步骤 4

步骤 6：输出最优个体 f_a 并使式 (4-13) 解码得到 FCM 的初始聚类中心 V

步骤 7：得到优化后的 $V = \{v_1, v_2, \cdots, v_c\}$ 即 c 个聚类中心

步骤 8：应用式 (4-4) 计算 $u_{ij}(i = 1, 2, \cdots, n; j = 1, 2, \cdots, c)$

步骤 9：应用式 (4-3) 计算 $v_j(j = 1, 2, \cdots, c)$

步骤 10：如果 $\| v_j - v_{j-1} \| \leqslant \delta$，则停止迭代，否则 $v_{j-1} = v_j$，跳转步骤 8

步骤 11：输出聚类结果 (U, V)

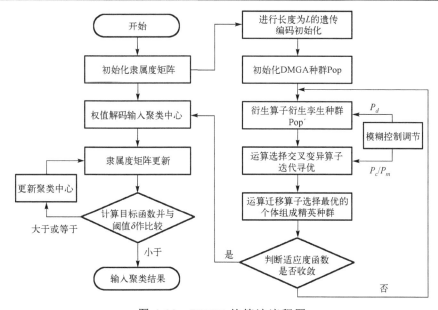

图 4-10　DFCM 的算法流程图

4.5　基于 Spark 平台的超像素 DFCM 加速聚类算法

4.5.1　超像素加速聚类算法

与算法层面的优化相比，解决大量数据源头问题是最有效直接的方式之一。因此，本节主要研究如何针对数据量大小进行缩减，即在不牺牲效率的前提下，缩减图像数据的像素点。

当前优化的 FCM 算法为了加速并确保精度，通常将局部空间信息纳入目标函数内，导致算法复杂度的增加。因此，本章利用超像素进行图像预处理的方

式，使用处理后的超像素点作为 DFCM 聚类算法的基本单位，使聚类收敛的速度更快，达到加速效果；同时为了保留较重要特征，避免聚类的精度退化，本章采用 SLIC 超像素算法，该算法兼顾颜色距离和空间距离，如图 4-11 所示。相比于传统的颜色特征去进行超像素处理，SLIC 算法能保留眼底图像的空间特征，有效避免超像素处理中丢失病变区域边缘信息的现象，如图 4-12 所示。同时在图 4-12 中，超像素 SLIC 算法步长的设置，直接影响超像素块的大小。若过小会导致同一病变区域被分为不同的超像素块，即使后续的 DFCM 聚类时可能会再将被分离的病变区域分为一类，若在此之前减少此类情况，则能够降低后续算法运行时间，提高效率。因此，在本章采用两个指标来讨论并寻求一个较优的 SLIC 超像素算法步长的设置，也就是超像素个数预设值。

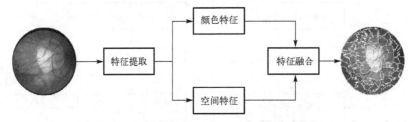

图 4-11　SLIC 超像素算法特征提取示意图

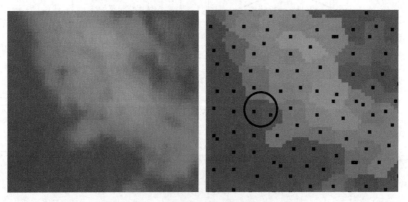

图 4-12　病变区域边缘聚类错误

　　本章采用 SLIC 超像素预处理眼底图像的主要思路如下：输入眼底图像数据，进行常规预处理后，对眼底图像进行超像素处理，按照步距 S 划分图像并在每个划分区域生成超像素聚类中心 C_K，通过区域间重复计算像素点间相似性，将一些具有相似特性的像素聚合起来形成更具有代表性的超像素点，并将超像素点作为自适应 FCM 的基本个体。具体步骤如下：

步骤 1：按照步距 S 划分眼底病变图像并在每个划分区域生成超像素聚类中心 $C_K = [R_k, G_k, B_k, X_k, Y_k]^T$，其中，$R_k$、$G_k$、$B_k$ 和 X_K、Y_K 分别代表第 k 个聚类中心的颜色距离参数和空间距离参数，T 代表转置矩阵；若眼底病变图像共有 N_s 个像素点，预设 K 个超像素块，那么相邻种子点的步长距离 S 计算方式为

$$S = \sqrt{\frac{N_s}{K}} \tag{4-14}$$

其中，S 为相邻种子点的距离，N_s 为像素点个数，K 为超像素块个数。

步骤 2：在聚类中心的 $n \times n$ 邻域内重新选择中心种子点，一般定义 $n = 3$；将中心点设置在梯度最小的位置。

步骤 3：将算法搜索范围设置为 $2S \times 2S$。

步骤 4：计算邻域像素点和中心点的距离，计算方式如式(4-15)~式(4-17)所示

$$d_c = \sqrt{(r_j - r_i)^2 + (g_j - g_i)^2 + (b_j - b_i)^2} \tag{4-15}$$

其中，d_c 表示眼底图像的颜色距离，$r_j - r_i$ 表示第 j 个像素点到第 i 个像素点在 R 通道上的距离，$g_j - g_i$ 和 $b_j - b_i$ 分别表示 G 和 B 通道上的第 j 个像素点到第 i 个像素点的距离

$$d_s = \sqrt{(x_j - x_i)^2 + (y_j - y_i)^2} \tag{4-16}$$

其中，d_s 表示眼底图像的空间距离，$x_j - x_i$ 和 $y_j - y_i$ 分别表示 x 轴和 y 轴上第 j 个像素点到第 i 个像素点的相对距离

$$D'_{ij} = \sqrt{\left(\frac{d_c}{\lambda}\right)^2 + \left(\frac{d_s}{S}\right)^2} \tag{4-17}$$

其中，D'_{ij} 表示像素点 i 到第 j 个种子点的距离，S 是步长距离，λ 表示颜色距离相对比重，取值范围[1,40]，一般取 10。

步骤 5：采用四连通分量算法进一步处理眼底图像的孤立像素点，即迭代完成后有可能产生的错分点，四连通分量算法遍历周边像素点对孤立像素点进行修正[21]；最后输出超像素预处理后的眼底图像。

4.5.2　基于 Spark 平台的加速算法

1. 衍生多种群遗传算法并行化

衍生多种群遗传算法（DMGA）为提升算法自适应性和获得全局最优的概率，在种群间添加衍生算子，并利用模糊控制获取遗传概率。该改进算法提高了寻优能力，同时牺牲了时间成本。因此为了提升 DMGA 算法的运行效果，本

章结合 Spark 并行计算框架提出基于 Spark 的衍生多种群遗传算法并行化，将初始化聚类中心的 DMGA 算法并行化，以提高算法的运行效率，实现加速效果。

与 Hadoop 对比，Spark 是以一种可以被并行操作的弹性分布式数据集（Resilient Distributed Dataset，RDD）为核心的并行计算框架[22]。RDD 的分布式存储特性，使得遗传个体的编码在不同工作节点并行存储，利用 RDD 的延迟计算特性，应用转换（Transformation）操作进行计算预设，获得并行运算的效果[23]。

基于 Spark 的衍生多种群遗传算法实现的总体架构图如图 4-13 所示。衍生多种群遗传算法 DMGA 的一次迭代循环是由 Transformation 和 Action 两个阶段构成的，在 Transformation 阶段多个集群节点同时启用多个 Map 任务，分别实现衍生、选择、交换、变异和迁移五个遗传算子，然后进行 Reduce 操作对计算

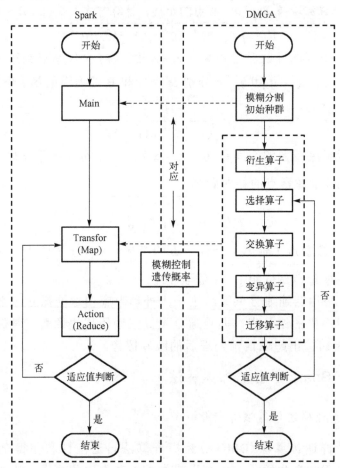

图 4-13　基于 Spark 的衍生多种群遗传算法架构

结果进行汇总和判断输出或进入下一次迭代。Map 每次操作都使用相同的衍生概率、交换概率和变异概率进行进化，即模糊控制系统只会对每次的 Map 任务进行一次刷新概率操作。

　　在算法初始化阶段，本章没有使用眼底图像原先像素点作为基础单位进行编码，转换为使用以超像素块为基础单位进行编码。将图像信息转为文本信息之后，通过 collect 函数调用，将遗传个体转化为向量型数据，每个种群个体的形式化定义为

$$a = \langle \mathrm{code}, f \rangle \tag{4-18}$$

其中，code 表示个体的编码，f 表示个体的适应度值。由此，多个个体形成的种群可以形式化表示为

$$\mathrm{pop}_{ij} - \left\langle p_d^{\mathrm{pop}_{ij}}, p_c^{\mathrm{pop}_{ij}}, p_m^{\mathrm{pop}_{ij}}, a_0^{\mathrm{pop}_{ij}}, \cdots, a_{n-1}^{\mathrm{pop}_{ij}} \right\rangle \tag{4-19}$$

其中，i 表示子种群的编号，j 表示迭代次数，pop_{ij} 表示第 j 代子种群 i；$p_d^{\mathrm{pop}_{ij}}$、$p_c^{\mathrm{pop}_{ij}}$ 和 $p_m^{\mathrm{pop}_{ij}}$ 分别表示该子种群的衍生、交叉和变异概率，在衍生算子运行时，$p_c^{\mathrm{pop}_{ij}}$ 和 $p_m^{\mathrm{pop}_{ij}}$ 设置为 0，而在交叉和变异算子执行时，$p_d^{\mathrm{pop}_{ij}}$ 设置为 0。同时不同的子种群在不同迭代次数设置的值由模糊控制器生成，这也是自适应概率值的关键。

　　如图 4-14 所示，在进行模糊分组之后各个原生种群会启用多个 Map 同时进行衍生进化，经过特征 RDD 的 Transformation 矩阵转化操作，将 RDD 键值对进行 Reduce 总汇，按照原有编号生成衍生种群。利用 RDD 的持久特性，可以在不申请多余存在空间的前提下，保留原生种群。最后再将所有种群进行每个 Map 任务，分别实现选择、交换、变异和迁移操作。

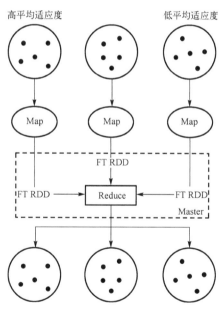

图 4-14　衍生算子并行进化机制

　　假设其中一种遗传进化的前一次迭代 pop_{ij} 子种群，对应一个 Map 操作，输入的 RDD 键值对形式化表示为（$\mathrm{key}_1^{\mathrm{pop}_{ij}}$，$\mathrm{value}_1^{\mathrm{pop}_{ij}}$），即

$$\mathrm{key}_1^{\mathrm{pop}_{ij}} = 0 \tag{4-20}$$

$$\mathrm{value}_1^{\mathrm{pop}_{ij}} = \left\langle \mathrm{pop}_{ij}, p_d^{\mathrm{pop}_{ij}}, p_c^{\mathrm{pop}_{ij}}, p_m^{\mathrm{pop}_{ij}}, a_0^{\mathrm{pop}_{ij}}, \cdots, a_{n-1}^{\mathrm{pop}_{ij}} \right\rangle \tag{4-21}$$

通过一次 Map 操作，处理一个子种群，进行适应度的评估和遗传算子的计算，若没有满足迭代结束条件，将产生下一代子种群，其输出的键值对将为（$\mathrm{key}_2^{\mathrm{pop}_{i(j+1)}}$，$\mathrm{value}_2^{\mathrm{pop}_{i(j+1)}}$），即

$$\mathrm{key}_2^{\mathrm{pop}_{i(j+1)}} = 1 \tag{4-22}$$

$$\mathrm{value}_2^{\mathrm{pop}_{(j+1)}} = \left\langle \mathrm{pop}_{i(j+1)}, p_d^{\mathrm{pop}_{i(j+1)}}, p_c^{\mathrm{pop}_{i(j+1)}}, p_m^{\mathrm{pop}_{i(j+1)}}, a_0^{\mathrm{pop}_{i(j+1)}}, \cdots, a_{n-1}^{\mathrm{pop}_{i(j+1)}} \right\rangle \tag{4-23}$$

Reduce 负责汇总每个子种群的所有个体，并选择出种群内最优解，并将最优解通过迁移算子传播给其余各子种群，最后在各种群优化出的精英个体中进行适应值比较，选出最优个体，并保存至 Hadoop 分布式文件系统（Hadoop Distributed File System，HDFS）中[24]。衍生多种群遗传算法形成的每个子种群能实现并行的遗传进化，并在进化中求出最优个体。

2. 基于衍生多种群遗传进化的 DFCM 算法并行化

为了实现大规模图像数据的快速处理，许多学者开始不断研究分布式计算框架，部分学者提出了基于 MapReduce 的 FCM[25]，该算法通过 Map 和 Reduce 两个阶段来分别实现隶属度和聚类中心的迭代更新计算，每次迭代完成将数据保存至硬盘，再从硬盘调出到内存中启动下一次 MapReduce 来进行计算更新，直到算法终止。相比基于内存交互的 Spark 平台，MapReduce 显得并不适用于迭代计算。因此，在处理类似眼底图像这种非循环数据时，MapReduce 并不具备普遍适应性，而基于 Spark 的分布式计算框架可以通过内存计算实现大量眼底图像的加速处理。

为了实现 DFCM 算法的加速效果，除了解决衍生多种群遗传算法的并行化之外，其加速的另一个重点就在于 DFCM 算法的并行化。在 FCM 聚类的所有步骤中，隶属度矩阵更新计算和聚类中心更新计算是聚类过程中主要的时间消耗。因此本小节提出了基于 Spark 的 DFCM 算法（Spark-DMGA Fuzzy C-means，Spark-DFCM）。

基于 Spark 的 DFCM 算法并行化流程图如图 4-15 所示，该算法首先基于各种参数的设置、隶属度矩阵的随机生成和 DMGA，优化出第一代聚类中心，然后进行 Spark Context 对象初始化，进行资源的申请，再从 HDFS 分布式文件系统中加载眼底图像数据并调用 parallelize 函数转换为 RDD 集合，接着

Spark 集群会根据资源信息对 RDD 按照执行器节点的个数进行分区。接下来利用 Spark 的广播变量的方式将聚类中心发布到每个节点，随后每个节点进行各分区的隶属度计算更新，再通过 Reduce 进行汇总，其次进行再次分区，每个节点进行聚类中心的更新计算，再次进行 Reduce 汇总，完成一次迭代中隶属度矩阵更新计算和聚类中心更新计算。最后计算目标函数值，并判断是否进行下一次迭代。

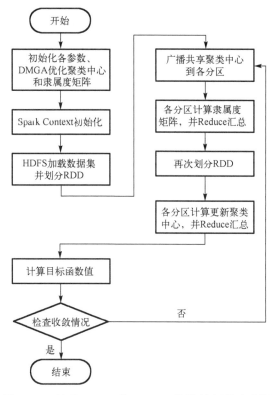

图 4-15　基于 Spark 的 DFCM 算法并行化流程图

　　基于 Spark 的 DFCM 算法的重点在于将 DFCM 算法中计算量最大的两个部分进行 RDD 分区计算，借助内存中的 MapReduce 操作将单线程的原计算方式变为了多路并发的形式，大幅度提高计算效率，实现了 DFCM 算法在 FCM 聚类阶段的加速。

3. 基于 Spark 的 SDFCM 算法

　　本章节通过对上述 DFCM 算法中 DMGA 和 FCM 的并行化研究，为在算法方面实现加速提出了具体改进方案，结合前面提出的基于超像素的眼底图像预处理算法，本小节对综上所提出的基于 Spark 的 SDFCM 算法进行完整的步骤总结。算法的具体步骤如算法 4-3 所示。

算法 4-3：Spark-SDFCM 算法

输入：眼底图像数据集 DDR

输出：眼底病变聚类结果

步骤 1：初始化各参数，并初始化 Spark Context 对象

步骤 2：预处理数据集 DDR，然后进行超像素 SLIC 预处理

步骤 3：应用超像素块进行编码并转化为 RDD，进行并行化寻优，并保存

步骤 4：将 RDD 划分到各节点，并广播聚类中心，共享至各个工作节点

步骤 5：各节点进行隶属度计算后汇总，再分区进行聚类中心更新计算与汇总

步骤 6：进行逐像素目标函数计算

步骤 7：判断是否收敛，如果否，转至步骤 4；如果是，则输出图像聚类结果

4.6　眼底图像聚类实验分析

4.6.1　基于 DFCM 算法的眼底图像实验分析

为了验证 DFCM 算法在眼底图像的聚类效果，实验算法采用 Python3.5 编程实现，实验环境为 Windows10/ Intel Xeon E5-2660 v2 处理器/32GB PC，本章分别对传统的模糊 C 均值算法(FCM)[26]、粒子群优化模糊 C 均值算法(Particle Swarm Optimization-Fuzzy C Means，PSO-FCM)[27]、MPGA 优化模糊 C 均值算法(MPGA-FCM)[28] 和 DFCM 算法进行测试，实验使用 DDR(https：// github.com/nkicsl/DDR-dataset)数据集来验证 DFCM 算法的聚类结果，数据集来自中国 23 个省份的 147 家医院的眼底图像，包含 757 幅用于分割的眼底病变图像[29]，数据集详情如表 4-1 所示。

表 4-1　数据集详情表

数据集	分类				总计
	微动脉瘤	出血	硬性渗出	软性渗出	
DDR	570	601	486	239	757

针对眼底图像数据的复杂性，如受光照影响、病变处交织重叠等，实验首先进行图像预处理，然后进行算法聚类处理。

　　通常在眼底图像采集时，使用不同硬件设备在不同环境条件下捕获眼底图像会产生噪声数据。为了突出图像细节，增强病变的可检测度，本章需要对图像进行预处理。具体步骤如下所示：

　　(1)图像剪辑：由于数据集中可能包含在分辨率和宽高比方面不一致的图像，此类图像可能包含无信息的黑色区域，为了标准化图像大小和删除这些黑色空间区域，需要进行裁剪、缩放和调整图像到特定的分辨率。

　　(2)绿色通道提取：可以将彩色图像转换为另一种颜色模型，甚至仅仅利用其中一个通道。本章采用绿色通道进行实验，因为绿色通道下病变区域明显。

　　(3)直方图均衡化：直方图均衡化是一种简单的眼底图像对比度增强算法，用于从背景突出显示前景，该算法能提高图像的全局对比度，并忽略掉图像的局部变化。

　　(4)非局部均值(Non-Local Means，NL-Means)去噪算法与其他去噪算法相比，在整个图像上寻找相似块，对相似区域求平均，实现更好的去噪效果，也会降低图像的细节。眼底图像预处理图片如图 4-16 所示，通过上述预处理，可以去除无用信息，类似病变区域凸显得更为明显，有助于后续聚类操作。

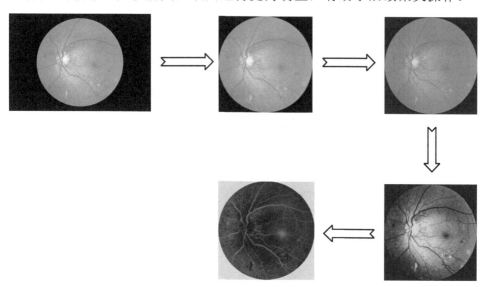

图 4-16　眼底图像预处理(见彩图)

　　本章将基于衍生多种群遗传进化的 FCM 聚类算法与其他 FCM 聚类在 DDR 眼底图像数据集进行聚类对比，分别进行微动脉瘤、出血、硬性渗出和软性渗出四种病变的检测。各算法病变类型的聚类效果如图 4-17～图 4-20 所示。

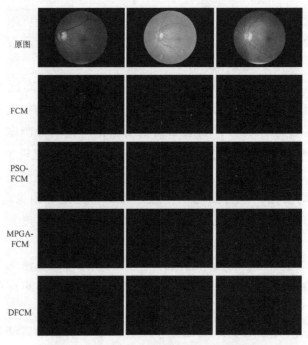

图 4-17　各算法对微动脉瘤的聚类效果图

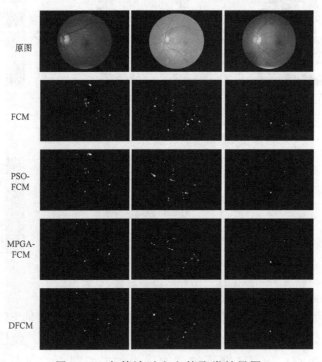

图 4-18　各算法对出血的聚类效果图

为了衡量基于本章算法检测出的病变区域与专家标准分割的相似度。实验数据分析选择 Jaccard 相似系数（Jaccard Similarity，JS）、灵敏度（Sensitivity）和 F1 指标对聚类效果进行评价。

Jaccard 相似系数表示与标准分割的相似性，即分割的准确性，计算公式如下

$$\text{Jaccard Similarity} = \text{JS}(S_1, S_2) = \frac{|S_1 \cap S_2|}{|S_1 \cup S_2|} \tag{4-24}$$

灵敏度表示对要分割区域敏感程度，计算公式如下

$$\text{Sensitivity} = \frac{|S_1 \cap S_2|}{|S_1|} \tag{4-25}$$

其中，S_1 为需要判断的分割结果，S_2 为准确分割结果[30]。

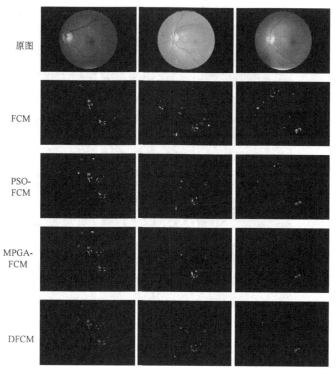

图 4-19　各算法对硬性渗出的聚类效果

本章选取了三幅不同受光程度的眼底图像进行聚类效果展示，其中图 4-17 为四种算法对微动脉瘤的聚类效果图，DFCM 算法在前两幅图像的聚类效果明显优于其他三种算法；图 4-18 为四种算法对出血的聚类效果图，出血病变的检测可能受光照影响较大，出现将其他病变检测为出血病变的情况，但是 DFCM

算法对病变的误判情况较少；图 4-19 为四种算法对硬性渗出的聚类效果图，所有算法在硬性渗出的表现优于自身对其他三种病变，主要原因是该病变本身特征比较明显，边界与眼底颜色信息差距较大，在四种算法的效果图中，DFCM算法对硬性渗出的聚类最为清楚；此外，从图 4-20 对软性渗出的聚类效果中，软性渗出与出血难以区分，但是 DFCM 算法的聚类效果更优。综上，聚类实验通过对比传统 FCM 聚类算法与三种进化算法优化的 FCM 聚类算法的聚类效果，有效证明进行初始聚类中心的优化能够提升聚类效果，其次，观察四种病变的聚类效果图，证明 DFCM 的聚类效果要优于其他两种进化算法。

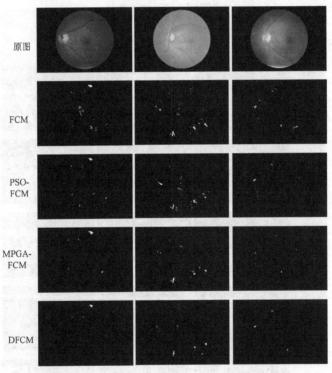

图 4-20　各算法对软性渗出的聚类效果图

　　由于 DDR 眼底图像数据集中的每幅眼底病变图像基本都包含多种病变，在聚类分割上难度很大，容易出现不同病变聚类错误，但是难以实现在同一个模型下对四种病变的同时分割，所以，仅仅依据眼底病变的聚类效果图，并不能完全清晰地凸显算法之间的差异。因此，本章在 757 幅数据中随机选出 50 幅图像进行实验，然后通过计算它们相应指标的平均值来进行对比。表 4-2～表 4-5 分别统计了FCM、PSO-FCM 和 MPGA-FCM 三种算法和本章 DFCM 算法的四种指标。

表 4-2　不同算法关于微动脉瘤的聚类指标统计

算法	Jaccard 相似系数/%	灵敏度/%	F1/%	运行时间/s
FCM	62.16	75.43	68.16	10.90
PSO-FCM	78.07	**79.03**	78.55	11.46
MPGA-FCM	80.56	76.01	78.21	11.06
DFCM	**81.95**	77.38	**79.59**	**12.78**

表 4-3　不同算法关于出血的聚类指标统计

算法	Jaccard 相似系数/%	灵敏度/%	F1/%	运行时间/s
FCM	76.17	**81.93**	78.95	11.09
PSO-FCM	81.62	73.41	77.30	11.13
MPGA-FCM	83.19	75.98	**79.42**	12.20
DFCM	**85.05**	73.62	78.92	**14.87**

表 4-4　不同算法关于硬性渗出的聚类指标统计

算法	Jaccard 相似系数/%	灵敏度/%	F1/%	运行时间/s
FCM	77.57	68.19	72.57	12.52
PSO-FCM	85.65	**75.61**	**80.32**	13.57
MPGA-FCM	86.11	69.74	77.07	**17.67**
DFCM	**87.97**	73.83	80.28	15.92

表 4-5　不同算法关于软性渗出的聚类指标统计

算法	Jaccard 相似系数/%	灵敏度/%	F1/%	运行时间/s
FCM	68.05	66.49	67.26	9.85
PSO-FCM	76.32	**70.67**	73.39	10.14
MPGA-FCM	84.34	68.54	**75.62**	10.56
DFCM	**85.68**	67.51	75.52	**12.19**

　　总体上看，DFCM 算法在 Jaccard 相似系数指标上优于其他三种算法，在灵敏度上的大部分病变具有优势。在评估算法效能的过程中，单纯地追求 Jaccard 相似系数或者灵敏度的提升是无意义的，需要结合指标进行综合评价，对此从综合指标 F1 上看出 DFCM 做到了在微动脉瘤和软性渗出两种病变上优于其他算法。然而，DFCM 算法精度得到提升的情况下，在运行时间成本上高于其他算法，因此，算法效率问题是本章需要解决的问题。

　　本章添加 FCM 算法作为对比算法，说明优化初始聚类中心的有效性，因此，以下分析中将不再对比 FCM 算法。表 4-2 中对微动脉瘤的实验结果表明，DFCM

算法在 Jaccard 相似系数具有优势，相比 PSO-FCM 与 MPGA-FCM 算法分别提高了 3.88%和 1.39%；表 4-3 和表 4-4 出血和硬性渗出病变情况可以证明虽然 DFCM 算法的灵敏度指标和 F1 指标略低于 MPGA-FCM 和 PSO-FCM，但在 Jaccard 相似系数上还是得到了 1.86%、3.43%、1.86%和 2.32%的提升；最后在表 4-5 软性渗出病变结果中，DFCM 算法除了 Jaccard 相似系数指标优于其他算法，在另外其他三个指标上的效果欠佳，可能是软性渗出病变区域对比度低造成的。综上所述，本章提出的 DFCM 算法对于四种病变的聚类具有较好的精度表现，表明本章所研究的优化工作能有效提升 FCM 算法的聚类性能。

4.6.2　基于加速聚类算法的眼底图像处理实验分析

在加速聚类算法的实验中，本章主要比较 DFCM 聚类算法在单机环境与 Spark-SDFCM 加速聚类算法在并行环境下的运行效果，验证 DFCM 算法在结合超像素 SLIC 算法和 Spark 并行框架之后，在运行效率上的提升。

实验采用伪分布式模式，在单机上模拟集群环境，和 Standalone 模式运行过程大致相同。实验配置五个虚拟器，一台 Master 负责资源的分配管理，另外四台作为 Worker 负责运行 Executor，其他主要配置详情如表 4-6 所示。

表 4-6　实验配置详情

关键参数	配置
Spark 版本&模式	2.3.0 & Local
JDK	1.8
Python	3.5
Spark	2.3
Hadoop	2.7
Tensorflow	1.13
PySpark	2.4
VMware	12.1.1
Centos	7.3

为验证本章算法的有效性，模拟大数据实际情况，本章将 DDR 数据集进行图像的旋转、翻转和复制后随机打乱，进而达到数据量扩充至 1000 幅。实验进行了 Spark-DFCM 和 Spark-SDFCM 关于执行器个数的运行时间对比；DFCM、Spark-DFCM 和 Spark-SDFCM 三种算法在不同数据量和不同超像素个数下的运行时间、精度和敏感度对比。

为了验证超像素预处理的加速有效性，实验设置 1000 幅眼底图像进行了

Spark-DFCM 和 Spark-SDFCM 关于不同执行器个数的运行时间对比, 实验结果
如图 4-21 所示。

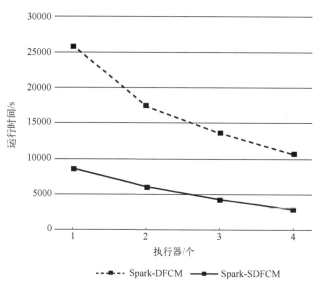

图 4-21　不同执行器个数的运行时间对比

　　为了验证 Spark-SDFCM 算法的加速效果, 使用 DFCM、Spark-DFCM 和
Spark-SDFCM 算法在不同数据量下进行运行时间、精度和敏感度对比, 实验数
据统计如表 4-7~表 4-9 所示。

表 4-7　各算法在不同数据量下的运行时间对比表　　　（单位：s）

数据量	DFCM	Spark-DFCM	Spark-SDFCM
700	9.453×10^3	3.875×10^3	1.229×10^3
850	13.373×10^3	5.616×10^3	2.006×10^3
1000	25.917×10^3	12.181×10^3	4.665×10^3

表 4-8　各算法不同病变的平均精度对比表　　　（单位：%）

病变类别	DFCM	Spark-DFCM	Spark-SDFCM
微动脉瘤	81.95	81.84	80.30
出血	85.05	85.23	84.53
硬性渗出	87.97	88.33	86.26
软性渗出	85.68	83.84	84.72

表4-9　　各算法不同病变的平均敏感度对比表　　　　　　（单位：%）

病变类别	DFCM	Spark-DFCM	Spark-SDFCM
微动脉瘤	77.38	76.35	76.72
出血	73.62	75.01	76.98
硬性渗出	73.83	72.74	70.91
软性渗出	67.51	68.38	68.05

　　上述实验通过比较 Spark-DFCM 和 Spark-SDFCM 关于执行器个数的运行时间和比较 DFCM、Spark-DFCM 和 Spark-SDFCM 三种算法的运行时间、平均精度和平均敏感度，来验证两种加速算法的有效性。具体实验分析如下：

　　(1)比较 Spark-DFCM 和 Spark-SDFCM 关于执行器个数的运行时间。

　　在图 4-21 中，虚线代表 Spark-DFCM，实线代表 Spark-SDFCM，从虚线上可以得到，当节点从一个变为两个，运行时间显著下降，并且随着不断地添加节点，运行时间不断降低，证明基于 Spark 并行计算框架的加速算法的有效性；基于实线和虚线的对比结果，证明加入超像素预处理后，由于数据集本身的像素点缩减，降低算法的计算量，证明超像素预处理加速算法的有效性。

　　(2)比较 DFCM、Spark-DFCM 和 Spark-SDFCM 三种算法的运行时间、平均精度和平均敏感度。

　　为了更好地了解两种加速算法的性能，使用以下两种计算方式，分别显示 Spark-DFCM 和 Spark-SDFCM 算法的加速效果

$$a_1 = 1 - \frac{t_1}{t_0} \tag{4-26}$$

$$a_2 = 1 - \frac{t_2}{t_0} \tag{4-27}$$

其中，t_0 为 DFCM 算法的运行时间，t_1 为 Spark-DFCM 算法的运行时间，t_2 为 Spark-SDFCM 算法的运行时间。根据式(4-26)与式(4-27)分析结果如图 4-22 所示。

　　如图 4-22 所示，没有运行超像素预处理算法的 Spark-DFCM 加速效果明显低于 Spark-SDFCM 算法，所以在面对大量数据时，超像素 SLIC 算法的预处理具有一定可行性和研究价值。除此之外，数据量不断地增大，导致两个算法的加速效果都有所下降，分析主要原因在于本地伪分布模式下的 Spark 分布式计算框架在占用 CPU 所有计算核心之后，受到计算机硬件的局限，但是通过表 4-8 和表 4-9 对三种算法的精度和敏感度对比，证明 Spark-SDFCM 算法能够在大部分加速中避免聚类效果退化。综上所述，通过超像素的预处理和 Spark 的并行化，基于 Spark 平台的超像素 DFCM 加速聚类算法能够获得显著的加速提升效果。

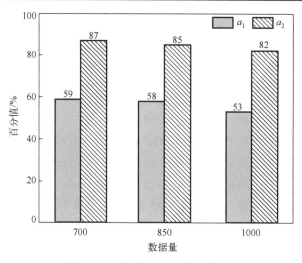

图 4-22　加速效果对比柱状图

参 考 文 献

[1] Khaderi K, Ahmed K A, Berry G L, et al. Retinal imaging modalities: advantages and limitations for clinical practice. Retinal Physician, 2011, 8(3): 44-48.

[2] Grzybowski A, Brona P, Lim G, et al. Artificial intelligence for diabetic retinopathy screening: a review. Eye, 2020, 34(3): 451-460.

[3] Wiharto W, Suryani E. The comparison of clustering algorithms k-means and fuzzy c-means for segmentation retinal blood vessels. Acta Informatica Medica, 2020, 28(1): 42-47.

[4] Hamad H, Dwickat T, Tegolo D, et al. Exudates as landmarks identified through FCM clustering in retinal images. Applied Sciences, 2020, 11(1): 142.

[5] Kaur J, Mittal D. A generalized method for the segmentation of exudates from pathological retinal fundus images. Biocybernetics and Biomedical Engineering, 2018, 38(1): 27-53.

[6] Wang L, Liu H, Lu Y, et al. A coarse-to-fine deep learning framework for optic disc segmentation in fundus images. Biomedical Signal Processing and Control, 2019, 51: 82-89.

[7] Samad R, Nasarudin M S F, Mustafa M, et al. Boundary segmentation and detection of diabetic retinopathy (DR) in fundus image. Jurnal Teknologi, 2015, 77(6): 25-28.

[8]   Lahmar I, Zaier A, Yahia M, et al. A self adaptive FCM cluster forests based feature selection// 2019 IEEE 19th Mediterranean Microwave Symposium (MMS), Hammamet, 2019.

[9]   Shi Y J, Pun C M, Hu H D, et al. An improved artificial bee colony and its application. Knowledge Based Systems, 2016, 107: 14-31.

[10] Potts J C, Giddens T D, Yadav S B. The development and evaluation of an improved genetic algorithm based on migration and artificial selection. IEEE Transactions on Systems, Man, and Cybernetics, 1994, 24(1): 73-86.

[11] 吴浩扬, 常炳国, 朱长纯, 等. 基于模拟退火机制的多种群并行遗传算法. 软件学报, 2000, 3: 416-420.

[12] Boemer F, Ratner E, Lendasse A. Parameter-free image segmentation with SLIC. Neurocomputing, 2018, 277: 228-236.

[13] Zhu H Y, Meng F M, Cai J F, et al. Beyond pixels: a comprehensive survey from bottom-up to semantic image segmentation and cosegmentation. Journal of Visual Communication and Image Representation, 2016, 34: 12-27.

[14] Achanta R, Shaji A, Smith K, et al. SLIC superpixels compared to state-of-the-art superpixel methods. IEEE Transactions on Pattern Analysis and Machine Intelligence, 2012, 34(11): 2274-2282.

[15] Bezdek J C, Ehrlich R, Full W. FCM: the fuzzy c-means clustering algorithm. Computers & Geosciences, 1984, 10(2-3): 191-203.

[16] 郭广颂, 陈良骥, 文振华, 等. 求解高维混合指标优化问题的交互式进化计算. 电子学报, 2020, 48(7): 1361-1368.

[17] 谢承旺, 王志杰, 魏波, 等. 一种双链结构的多目标进化算法 DCMOEA. 控制与决策, 2015, 30(4): 577-584.

[18] Alkhafaji F S M, Hasan W Z W, Isa M M, et al. A modified GA based PI controller for DC motor performance//2019 IEEE International Conference on Smart Instrumentation, Measurement and Application (ICSIMA), Kuala Lumpur, 2019: 1-4.

[19] Babanezhad M, Behroyan I, Nakhjiri A T, et al. Thermal prediction of turbulent forced convection of nanofluid using computational fluid dynamics coupled genetic algorithm with fuzzy interface system. Scientific Reports, 2021, 11(1): 1-12.

[20] 姚敏. 求解柔性资源受限项目调度问题的多种群遗传算法. 计算机科学与技术, 2020, 47(1): 124-129.

[21] 张小凤, 刘向阳. 基于图像超像素分析的图像分割方法. 计算机技术与发展, 2018,

28(7): 25-28.

[22] Xiao W, Hu J. A survey of parallel clustering algorithms based on Spark. Scientific Programming, 2020, 2020(1): 8884926.

[23] 谭旭杰, 邓长寿, 董小刚, 等. SparkDE: 一种基于 RDD 云计算模型的并行差分进化算法. 计算机科学, 2016, 43(9): 116-119.

[24] 王璐, 霍其恩, 李青山, 等. 基于并行搜索优化的指控系统自适应决策方法. 软件学报, 2022, 33(5): 1-11.

[25] Parker J K, Hall L O. Accelerating fuzzy-c means using an estimated subsample size. IEEE Transactions on Fuzzy Systems, 2013, 22(5): 1229-1244.

[26] Bose A, Mali K. Type-reduced vague possibilistic fuzzy clustering for medical images. Pattern Recognition, 2021, 112(2): 107784.

[27] Kumar S P, Sumithra M G, Saranya N. Particle swarm optimization (PSO) with fuzzy c means (PSO-FCM)-based segmentation and machine learning classifier for leaf diseases prediction. Concurrency and Computation: Practice and Experience, 2021, 33(3): 5312.

[28] 张杭, 丁晓群, 邓吉祥, 等. 基于多种群遗传改进 FCM 的无功/电压控制分区. 电测与仪表, 2015, 52(7): 71-75.

[29] Tsiknakis N, Theodoropoulos D, Manikis G, et al. Deep learning for diabetic retinopathy detection and classification based on fundus images: a review. Computers in Biology and Medicine, 2021, 135: 104599.

[30] 王燕, 何宏科. 基于邻域信息的改进模糊 C 均值脑 MRI 分割. 计算机应用, 2020, 40(4): 1196-1201.

第 5 章　基于粒计算的高效特征选择方法

邻域粗糙集通过邻域半径完成邻域信息粒的构造，是处理数值数据的有效工具[1-3]。近年来，许多学者针对邻域粗糙集的改进展开了研究[4-6]。例如，Bai 等[4]将邻域粗糙集引入多元模态分解，并提出了一种多属性预测算法；Xie 等[5]将权重赋予属性，提出了一种加权邻域概率粗糙集模型；Yang 等[6]将距离学习算法引入邻域粗糙集，提出了基于距离矩阵学习的邻域粗糙集模型。

然而，由于样本邻域空间的分布存在差异，邻域信息粒中的样本数量不同，邻域信息粒缺乏准确刻画样本信息的能力。如图 5-1 所示，x_1 的邻域粒度中只包含三个样本，x_1 的 k 值为 5，由于数据分布的不平衡性，样本 x_1 的邻域粒度没有包含适当的样本，不能有效描述 x_1 的类别信息。为了处理不平衡数据，Hu 等[7]基于 k 近邻分类算法提出了一种 k 近邻粗糙集模型。Tsang 等[8]基于不同类别样本的重叠程度提出了新的特征度量指标，这项工作加快了特征选择的速度，提升了候选子集的分类性能。Wang 等[9]针对 k 近邻粒度模型做出改进，将传统 k 近邻粒度与邻域结合，这种粒度模型同时具备传统 k 近邻和邻域两种粒度模型的优点，能够有效处理混合类别的数据。然而，上述方法只是将传统 k 近邻粒度和其他粒度模型组合，仍然存在很大的局限性。

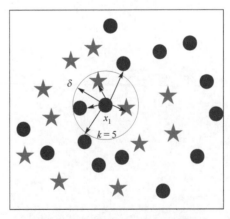

图 5-1　样本在稀疏分布下的邻域

首先，传统 k 近邻粒度基于固定 k 值，不适合处理样本分布不均匀数据。而现实世界的数据往往呈现分布不均匀，导致传统 k 近邻粒度在实际应用中的效果较弱。因此，为每个样本设置最优 k 值，改进 k 近邻粒度模型已经成为数据挖掘和机器学习中非常有价值的研究课题。

其次，传统 k 近邻粒度是基于单向选择策略构建。在样本 a 被判定为样本 b 的 k 近邻的情况下，样本 b 不一定位于样本 a 的 k 近邻范围内。如图 5-2 所示，k 值表示 k 近邻粒度中样本的数量，假设样本 x_1 的 k 值为 5，样本 x_2 的 k 值为 3，样本 x_1 的 k 近邻粒度包含样本 x_2。然而，对于样本 x_2，样本 x_1 不存在于样本 x_2 的 k 近邻粒度。x_2 是样本 x_1 的 k 近邻，但 x_1 不是 x_2 的 k 近邻。样本 x_1 和 x_2 之间的相邻关系是单向的，这种联系缺乏可靠性，导致样本 x_1 的 k 近邻粒度包含不相关数据 x_2，增加了粒度模型不确定性。这种单向判别策略忽略了粒度模型中样本的 k 近邻信息，降低了粒度性能。

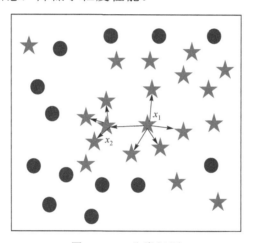

图 5-2　二分类问题

为了解决上述问题，Pan 等[10]提出了一种基于双向模式 k 近邻选择算法，这种双向模式下 k 近邻选择算法虽然考虑样本与 k 近邻之间双向的联系，扩大了粒度的范围，但也包含了部分噪声数据，增加了模型不确定性。

鉴于此[11,12]，我们提出了基于稀疏约束的双向 k 近邻粗糙集模型。一方面，应用稀疏约束模型刻画样本之间的联系，从而获得每个样本的最优 k 值，有效刻画粒度模型的范围。另一方面，采用双向策略，排除部分数据干扰，确定了样本 k 近邻粒度，从而提升粗糙集模型的性能。

与经典 k 近邻粗糙集模型相比，稀疏双向粒度模型主要内容如下：

(1) k 近邻粒度模型是基于每个样本的最优 k 值构建的，每个样本的最优 k 值由相关样本数量决定，本章通过稀疏约束模型描述样本之间的关联程度。因此，k 近邻粒度能够有效处理样本分布不均匀的数据。

(2) k 近邻粒度模型应用双向策略筛选 k 个最近邻样本，这种双向策略可以充分考虑到数据分布的差异，提高粒度模型的性能。

5.1　稀疏双向粒度模型

对于 k 近邻粗糙集，k 值的选取会影响整个粗糙集模型性能，传统 k 近邻粗糙集 k 值为定值，通常根据样本数量总数来获取，但这种方法忽略了样本间的内在联系。因此，我们基于稀疏约束函数描述样本之间的关联程度。

5.1.1　稀疏约束粒度模型

选择任意样本 x_i，通过稀疏约束函数[13-15]和样本集合 X_i 计算出样本的关联矩阵 W，通过关联矩阵中非零元素的个数，获得与样本 x_i 关系紧密的样本数目，即样本的 k 值。

假设 $U = \{x_1, x_2, \cdots, x_n\}$ 为论域，样本 x_i 为论域中任意样本，剩余样本集合 $X_i = \{x_1, x_2, \cdots, x_{i-1}, x_{i+1}, \cdots, x_n\}$，$W$ 为样本关联系数矩阵。样本 x_i 的稀疏约束函数为

$$\min_W \| X_i^{\mathrm{T}} W - x_i \|_F^2 + rho \| W \|_1 \tag{5-1}$$

其中，$\|.\|_F^2$ 为 F 范数，$\|.\|_1$ 为 1 范数。rho 为 1 范数的调节参数，并介于 0 和 1 之间。1 范数被应用于生成行稀疏性，去除噪声数据的干扰。通过稀疏约束函数的目标函数，获得关联矩阵 W，其中元素的大小反映了样本关联程度，非零元素的个数即为该样本的 k 值。同样 k 值也体现样本所辐射区域的大小。

为了有效地说明关联矩阵 W 与样本 k 值之间的联系，假设权重矩阵 $W = [0\ 0.1\ 0.4\ 0\ 0.1\ 0]$。在上述场景中，样本总数为 7。关联矩阵 W 中的元素表示样本 x_i 与样本集合 X_i 中样本之间关联程度的高低。由矩阵 W 可知，第三个样本与样本 x_i 之间联系最为紧密，存在三个样本与样本 x_i 密切相关，因此该样本 x_i 的最优 k 值为 3。基于每个样本的最优 k 值，构建稀疏 k 近邻粒度。

5.1.2　双向信息策略的应用

为了消除单向策略的弊端，本节借助 Pan 等[10]提出的双向信息策略构建粒度模型，提出了基于稀疏约束的双向 k 近邻粗糙集模型。

基于样本 x 和样本 y 的互邻信息的重叠区域，判断样本 x 是否属于样本 y 的 k 近邻粒度。对于样本 x，如果样本 y 满足式(5-2)，则样本 y 被选择归入样本 x 的 k 近邻粒度

$$x \in K_B(y) \bigcap y \in K_B(x) \tag{5-2}$$

根据上述得到的最优 k 值，本节将改进后的 k 近邻粒度定义为稀疏双向 k 近邻粒度。假设 IS 为决策信息系统，$\forall x_i \in U$，$B \subseteq C$，x_i 在属性集 B 上的稀疏双向 k 近邻粒度定义为

$$\mathrm{SMK}_B(x_i) = \{K_B(x_i) \,|\, x_i \in K_B(y) \bigcap y \in K_B(x_i)\} \tag{5-3}$$

5.2　基于稀疏双向粒度的启发式特征选择算法

5.2.1　稀疏双向粗糙集模型

在信息系统 IS 中，任意 $X \subseteq U, \forall x_i \in U, B \subseteq \mathrm{AT}$，$x_i$ 在属性集 B 上的稀疏双向 k 近邻粒度表示为 $\mathrm{SMK}_B(x_i)$，基于稀疏双向 k 近邻粒度的上、下近似集定义为

$$\overline{\mathrm{MK}}_B(X) = \{x_i \in U : \mathrm{SMK}_B(x_i) \bigcap X \neq \varnothing \,\} \tag{5-4}$$

$$\underline{\mathrm{MK}}_B(X) = \{x_i \in U : \mathrm{SMK}_B(x_i) \subseteq X \,\} \tag{5-5}$$

决策属性 D 关于特征 B 的正域、负域和边界域分别定义为

$$\mathrm{MKPos}_B(D) = \bigcup\nolimits_{D_j \in U/D} \underline{\mathrm{MK}}_B(D_j) \tag{5-6}$$

$$\mathrm{MKNeg}_B(D) = U - \bigcup\nolimits_{D_j \in U/D} \overline{\mathrm{MK}}_B(D_j) \tag{5-7}$$

$$\mathrm{MKBou}_B(X) = \overline{\mathrm{MK}}_B(X) - \underline{\mathrm{MK}}_B(X) \tag{5-8}$$

5.2.2　非单调启发式特征选择算法

本节应用动态优化策略对启发式特征选择算法进行优化，并讨论了几种特征显著性度量算法。

通常，依赖度和条件熵是表征特征重要度的常用度量指标。假设论域 $U = \{x_1, x_2, \cdots, x_n\}$，$A \subseteq C$，SMK 近邻邻域粗糙集的正域为 $\mathrm{MKPos}_A(D)$，特征 A 基于决策特征 D 的依赖度定义为

$$\gamma_A(D) = \mathrm{AQ}_C(D) = \left| \mathrm{MKPos}_A(D) \right| / |U| \tag{5-9}$$

依赖度被应用于评估下近似的大小[9]。约简子集定义如下：

给定论域 $U = \{x_1, x_2, \cdots, x_n\}$，$\forall B \subseteq C$，$B$ 为基于依赖度的约简子集当且仅当

(1) $\gamma_B(D) \geqslant \gamma_C(D)$；

(2) $\forall B' \in B$，则 $\gamma_{B'}(D) < \gamma_B(D)$ 时成立。

根据约简的定义，$\forall A \subseteq C, a \in C - A$，特征 a 基于特征子集 A 特征重要度定义为

$$\text{SIG}(a, A, D) = \gamma_{A \cup \{a\}}(D) - \gamma_A(D) \tag{5-10}$$

相对于依赖关系，条件熵被用于评价信息粒度的不确定性。条件熵定义如下：假设论域 $U = \{x_1, x_2, \cdots, x_n\}$，$A \subseteq C$，$x_i$ 在属性集 A 上的稀疏双向 k 近邻粒度表示为 $\text{SMK}_A(x_i)$，特征集 A 对于决策特征 D 的条件熵定义为

$$\text{CE}_A(D) = -\frac{1}{U} \sum_{x \in U} \log \frac{\left| \text{SMK}_A(x) \bigcap [x]_D \right|}{\left| \text{SMK}_A(x) \right|} \tag{5-11}$$

条件熵通常被应用于表征条件属性的识别能力。在论域 $U = \{x_1, x_2, \cdots, x_n\}$ 中，$\forall B \subseteq C$，B 为基于条件熵的属性约简子集，当且仅当

（1）$\text{CE}_B(D) \leqslant \text{CE}_C(D)$；

（2）$\forall B' \subset B$，则 $\text{CE}_{B'}(D) > \text{CE}_B(D)$ 时成立。

根据约简子集的定义，$\forall A \subseteq C, a \in C - A$，特征 a 基于特征子集 A 特征重要度定义为

$$\text{SIG}(a, A, D) = \text{CE}_A(D) - \text{CE}_{A \cup \{a\}}(D) \tag{5-12}$$

本节所提模型的特征重要度函数随着特征数量的增加呈现非单调的趋势。当特征重要度度量呈现不单调趋势时，经典启发式特征选择（Classic Heuristic Feature Selection, CHFS）算法可能会失效。一个具体的例子如下：

假设 $C = \{a_1, a_2, a_3, a_4, a_5, a_6, a_7\}$，且 C 的条件熵为 0.47，如图 5-3 所示。特征 $A = \{a_1, a_2\}$ 的条件熵与 C 相同。在 CHFS 算法中，特征子集 A 是通过该算法获得的条件熵约简。然而，特征 $B = \{a_1, a_2, a_3\}$ 的条件熵低于特征子集 A。由于传统的启发式算法在特征子集 A 处中断，因此无法获得特征子集 B。

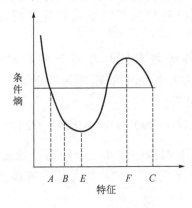

图 5-3　条件熵的变化情况随着特征数量增加

为了解决上述问题，通过优化终止标准来获得更好的特征重要度，本节提出了一种增强型启发式特征选择(Enhanced Heuristic Feature Selection, EHFS)算法。EHFS 算法在算法 5-1 中给出，其中，步骤 1～步骤 7 确定计算特征重要度和选择适当特征的过程；步骤 8～步骤 14 演示了条件熵最小值的动态优化方式；步骤 15～步骤 18 表示算法截止条件。算法的最后一部分从得到的特征子集中删除几个不相关的特征。如果当前特征约简的显著性低于记录的值，则该算法将中断。

算法 5-1 的主要时间消耗是计算特征重要度，它的定义反映在步骤 1～步骤 7 中。计算的特征数量为|AT|；因此，时间复杂度是 $O(|U|^2 \times |\text{AT}|^2)$。与 CHFS 算法相比，在步骤 12～步骤 18 中将两个判断命令添加到该算法中。这两个命令的时间复杂度较低，因此所提出的算法不会增加时间复杂度。

为了验证 EHFS 算法的优越性，本节选择了 些基于 k 最近邻的特征选择算法作为对比模型，如 NNRS[9]、NRS[16]和 FarVPKNN[7]。这些模型的时间消耗分别为 $O(|U|^2 \times |\text{AT}|^2)$，$O(|U|^2 \times |\text{AT}|^2 \times |U/D|)$ 和 $O(|U|^2 \times |\text{AT}|^2)$。因此，EHFS 算法的时间消耗低于其他算法。

算法 5-1：基于条件熵的 EHFS 算法

输入：信息系统 $\text{IS} = (U, C \cup D, V)$

输出：约简子集 A

步骤 1： $\varnothing \to A, \text{CEC}(D) \to \text{Temp\_CE}$ //计算条件属性集的条件熵

步骤 2： do

步骤 3： $\forall a_i \in C - A$，计算属性重要度 $\text{SIG}(a_i, A, D)$

步骤 4： 选择属性重要度最大值 $\text{SIG}(a_i, A, D)$ 及其属性 a_j

步骤 5： if $\text{SIG}(a_j, A, D) > 0$

步骤 6： $A = A \cup a_j$ //选择合适特征

步骤 7： end

步骤 8： 计算条件熵 $\text{CEA}(D)$

步骤 9： if $\text{CEA}(D) \leqslant \text{CEC}(D)$

步骤 10： continue

步骤 11： end

步骤 12： if $\text{CEA}(D) \leqslant \text{Temp\_CE}$

步骤 13： $\text{Temp\_CE} = \text{CEA}(D)$ //更新条件熵的最小值

步骤 14： end

步骤 15:	if CEA(D)≥Temp_CE && SIG (a_i, A, D)<0
步骤 16:	$A=A-\{a_i\}$
步骤 17:	break //截止条件
步骤 18:	end
步骤 19:	until $|A|=|C|$
步骤 20:	while $|A|>1$ & CEA(D)≤Temp_CE
步骤 21:	$\forall e \in A$,计算条件熵 $CE_{A-e}(D)$
步骤 22:	if $CE_{A-e}(D)$≤$CE_A(D)$
步骤 23:	$A=A-\{e\}$ //删除冗余属性
步骤 24:	end
步骤 25:	end
步骤 26:	return A

5.3　属性树的构造及约简算法

经典的属性约简算法,如基于正域的属性约简算法[9]、基于信息熵的属性约简算法[17]、基于差别矩阵的属性约简算法[18]等,是一次性将小数据集装入单机主存中进行约简计算,因此无法处理海量数据。随着 Hadoop[19]、MapReduce[20]等大数据技术的发展,利用大数据技术进行并行属性约简的研究成为人们关注的焦点。为了解决串行算法的局限性,Zhang 等[20]在 MapReduce 上提出了一种启发式并行属性约简算法,得到了与传统算法相同的属性约简;Muhammad 等[21]提出了一种新的基于正域的并行属性约简算法,该算法可以并行搜索所有正区域,计算效率比经典算法提高 63%以上;Qian 等[22]深入研究 MapReduce 框架中的属性约简过程,在 Map 阶段计算等价类,经过 shuffle 过程后,通过 Reduce 对相同键值的等价类进行聚合,提出了基于 MapReduce 的并行知识约简算法。上述算法表明,在 MapReduce 上并行化传统的属性约简算法,实现海量数据的属性约简是可行的。但是,由于 MapReduce 和传统约简算法存在一些固有的局限性,所以需要进一步改进。

由于对象集是动态变化的,为了得到新的约简,需要对决策系统进行重新计算,从而消耗大量的计算时间。显然,这些约简算法在处理动态决策系统时效率很低,如何更新约简是提高数据预处理效率的关键问题。增量学习是一种利用原有决策系统的结果来提高知识发现效率的有效方法。针对不同的情形,学者们提出了许多增量算法来处理动态数据。对于对象集不断变化的动态不完备决策表,Shu 等[23]提出了一种通过更新正区域来获取约简的增量算法;Liu 等[24]提出了一种通过构造三个新矩阵(支持矩阵、精度矩阵和覆盖矩阵)来获取属性约简的增量算法;通过计算更新后的知识粒度,Jin 等[25]提出了相应的增量式属性约简算法;Qian 等[26]根据属性集的可辨识性和不可辨识性,给出了可辨识和不可辨识对象对的定义和相关性质,结合 MapReduce 技术设计了适合大规模数据集的并行计算等价类的算法;Liang 等[27]系统地研究了添加到决策表中的一组对象的熵的性质,并提出了一种比现有算法更有效的增量属性约简算法。显然,上述算法主要侧重于更新近似的角度进行约简,它们对大规模决策系统的简化是低效的。

通过深入研究 Spark 并行技术,对现有增量式约简算法进行分析,同时将 Chen 等[28]所提出属性组的概念与二叉树的机制相融合,结合 Spark 并行框架设计了一种新的增量式属性约简算法。为更好地体现算法的有效性,通过多组 UCI 数据集实验来评估该算法的性能。其创新如下:

(1)从属性组概念入手,引入二叉树机制进行寻找约简,主要将所有条件属性通过聚类划分为多棵属性树,在每轮属性树分支中挑选合适属性树进行属性评估,并在计算过程中加入分支阈值系数 α,避免冗余计算,有效减少了属性评估数量,提高属性约简效率和精度;同时当多个增量对象加入决策系统时,可利用增量机制更新约简,提出了一种基于属性树的增量式属性约简算法(Incremental Attribute Reduction algorithm based on Attribute Tree, IARAT);

(2)在上述基础上结合 Spark 并行技术来并行化数据处理,加快搜索效率,利用 Spark 框架进行经典属性约简算法并行化优势,提出了一种基于属性树的并行化增量式动态属性约简算法(Parallelized Incremental dynamic Attribute Reduction algorithm based on Attribute Tree, PIARAT)。

(3)在多个数据集的实验结果表明,本节提出的算法在保持分类性能的同时,能显著提高动态变化数据集约简的搜索效率,具有较好的性能优势。

通过对现有增量式约简算法进行分析,同时将属性组的概念与二叉树的概念相融合,并结合 Spark 并行框架设计了基于属性树的并行化增量式动态属性约简算法。首先,对原始数据进行预处理操作,以满足算法的输入要求,接着,通过 IARAT 来删除冗余属性,提出核心属性,最后,将上述算法结合 Spark 并行机制提出一种适用于大数据的基于属性树的并行化增量式动态属性约简算法,可以有效地加快动态属性约简的过程。

我们将基于属性树的并行化增量式动态属性约简算法分为三个部分,首先,介绍原始数据并行预处理算法(算法 5-2);其次介绍 IARAT 算法;最后,介绍 PIARAT 算法。

如图 5-4 所示,算法的执行过程具体如下:

(1)对原始数据集进行第一次划分,将其手动划分为原始数据集 S 和增量数据集 S',比例为 1∶1。划分的目的是模拟现实数据处理中,不断有新增数据产生的情况。在本节中,主要解决的是决策系统中流入大规模增量数据,无法用传统算法进行合并约简的问题,所以首先对增量数据集进行 Spark 并行处理;接着通过 Spark 计算引擎所提供的 Split 算子对增量数据集 S'进行第二次划分,切片成 $\{S'_1, S'_2, \cdots, S'_n\}$并传输到各个子节点上;

(2)在系统的各个子节点上进行并行预处理操作,以删除数据集中含有缺失值的样本数据、重复的数据和决策表中的不一致部分,最后按照数值型属性值的大小对数据进行倒序排序,方便后续的查找和计算;

(3)重用以往的计算结果,将原始数据集的约简集分发到各个子节点上,它会参与到增量属性约简计算中,然后通过 IARAT 算法并行计算得到多个满足条件的约简子集,最后发送到主节点上经过整合得到最终约简集。

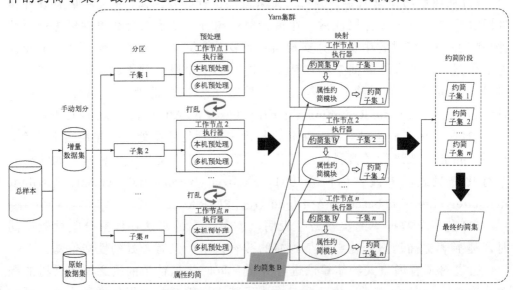

图 5-4　基于属性树的并行化增量式动态属性约简算法流程图

5.3.1　原始数据并行预处理算法

本节对传统的并行数据预处理算法进行了改进,使其更满足后续算法的数据输入要求,提出了一种原始数据并行预处理算法来处理原始数据集。

算法 5-2：原始数据并行预处理算法

输入：原始决策表 S_raw

输出：处理后的决策表 S

步骤 1：在每个子节点 slave$_i$ 上读取原始决策表，删除其中含有缺失属性值的样本数据

步骤 2：调用 Spark 计算引擎中的 mapPartitions 算子将删除后的数据对象转换为键值 RDD（Resilient Distributed Dataset）数据集合 tanxing

步骤 3：调用 Spark 计算引擎中的 mapValues 算子对 RDD 数据集中的 value 部分进行步骤 4

步骤 4：存在两个数据样本 S_1 和 S_2 的 key 值相同时，若其 value 值也相同，则删除重复样本 S_2；若其 value 值不相同，则删除重复样本 S_2；S_1 的 value 值设为新值

步骤 5：调用 Spark 计算引擎中的 sortByKey 算子对数据按属性值进行由小到大的排序

步骤 6：返回处理后的决策表 S

如图 5-5 所示，算法 5-2 的执行过程具体如下：

（1）由于原始数据集中包含许多无法参与计算的含有缺失值的数据，而包含缺失值的数据会对后续约简计算产生影响，因此将其删除；

（2）将删除缺失值样本后的数据集转化为 k-v 键值对，所有条件属性为 key 值，决策属性为 value 值；

（3）如果存在两个数据样本具有相同的 key 值，若它们的 value 值也相同（即所有属性值都相同），说明它们是一对重复数据样本，携带的信息量是一致的，选择删除其一；若它们的 value 值不同，则为决策表不一致部分，删除前者，并将后者的 value 值修改为新值，新值为决策表中最大 value 值加 1；

（4）对整个数据子集进行排序，方便后续计算。

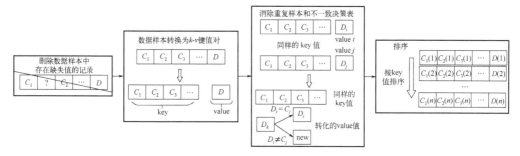

图 5-5　原始数据并行预处理算法流程图

5.3.2　基于属性树的增量式属性约简算法

如今许多决策系统随着时间而动态变化，为了得到新的约简，需要重新对

决策系统进行约简计算，这会耗大量的时间。为了解决该问题，我们从属性组的概念入手，引入二叉树的机制来设计搜索策略寻找约简，并且借助基于知识粒度的增量约简算法[28]，将知识粒度加入迭代停止准则中，提出了算法 5-3——IARAT。

算法 5-3：IARAT

输入：原始决策表 S，增量决策表 S'，原约简集 B，分支阈值 $\alpha_{\max}$

输出：约简子集 R

步骤 1：初始化 $R=B$ 和 $K=1$

步骤 2：计算知识粒度 $\mathrm{GP}_{U'}(D|R)$ 和 $\mathrm{GP}_{U'}(D|C)$，判断是否相等

步骤 3：若相等，输出约简子集 R

步骤 4：将条件属性集 C 进行聚类，生成 N 个属性树根节点

步骤 5：当 $\mathrm{GP}_{U'}(D|R) \neq \mathrm{GP}_{U'}(D|C)$ 且 $K < \alpha_{\max}$，对于所有属性树 tree_i：$\mathrm{tree}_i.\mathrm{right.data} = \mathrm{tree}_i.\mathrm{data} \bigcap R$；　$\mathrm{tree}_i.\mathrm{left.data} = \mathrm{tree}_i.\mathrm{data} - \mathrm{tree}_i.\mathrm{right.data}$

步骤 6：运用核心属性约简算法逐个评估无兄弟节点属性树

步骤 7：对于评估的每个属性：若是核心属性，则将该属性置于右节点，并加入 R；其余属性置于左节点，退出循环；若不是核心属性，则从属性集中删除，不再参与分支

步骤 8：对于所有属性树 tree_i：若左节点不为空，则 $\mathrm{tree}_i = \mathrm{tree}_i.\mathrm{left}$；否则移除该树，不再参与分支；$K = K+1$

步骤 9：输出约简子集 R

　　首先需要对决策表进行预先判断：加入增量数据集后是否需要进一步的约简计算，若在增量数据集中，决策属性 D 分别关于原约简子集 R 与条件属性集 C 的知识粒度 $\mathrm{GP}_{U'}(D|R)$ 和 $\mathrm{GP}_{U'}(D|C)$ 相等，即在增量数据集中，约简子集 R 依然可以保持与条件属性集 C 相同的分类能力，可得知增量数据集的加入未影响原约简结果，则无须进一步计算，若不相等，则需要进一步计算来得到新的约简。根据相应聚类算法，将所有条件属性划分为多个属性树根节点并进行分支操作，在进行每轮的属性评估过程中，跳过与约简集相关性较高的属性树，对于剩下的属性树加以评估，同时根据评估结果的不同，来进行不同子节点的分支，在计算过程中引入分支系数并设定阈值，方便跳出循环，避免冗余计算和陷入死循环。

　　属性树结构：根节点包含聚类算法所划分出的条件属性簇，在每轮属性树分支中，将核心属性置于树的右子节点，其余部分划分为左子节点，在下次分支中，根据相应策略对左子节点进行再划分。

　　属性树的结构及分支策略如图 5-6～图 5-8 所示。

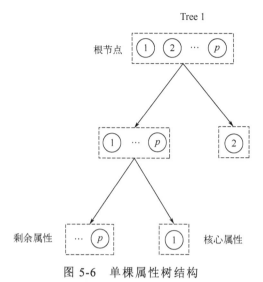

图 5-6　单棵属性树结构

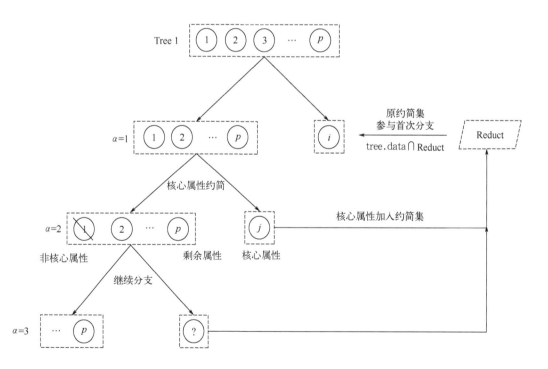

图 5-7　单棵属性树分支策略

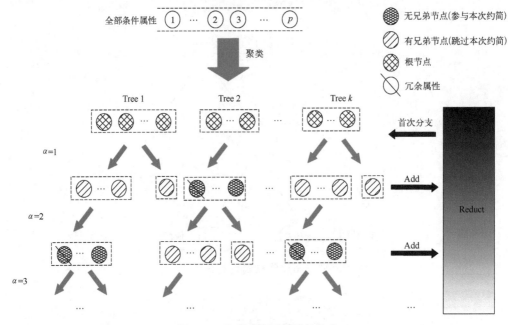

图 5-8　多棵属性树分支策略

在属性树的初始判别阶段，通过增量机制减少了属性评估数量，也提高了属性约简的效率和精度，当多个增量对象加入决策系统时，可以利用增量机制更新约简；在属性评估阶段，采用 Yin 等[29]设计的核心属性约简算法代替传统的属性重要度约简算法，不仅在计算效率上拥有优势，而且避免了二次循环评估，提高计算效率。该算法的优化策略是每次只判断一个属性是否为核心属性，避免了时间复杂度较高的正域计算，从而减少了获取约简子集所需的时间，它的时间复杂度仅为 $O(|C|)$。

核心属性约简算法机制：在决策表 $S=(U,C\cup D,V,f)$ 中，对于某条件属性 c_i 来说，若删去该属性后，存在两个数据样本 x 和 y 的条件属性值（即 $C-c_i$）相等，而决策属性值不相等，则认定属性 c_i 为核心属性，否则，c_i 不是核心属性。

属性树分支策略：在预先判断之后得知决策属性 D 分别关于原约简子集 R 与条件属性集 C 的知识粒度不相等，说明增量数据集的加入影响了原约简结果，原数据的约简集已无法对现有增量数据保持有效的分类性能，需要进一步计算；

（1）对加入的增量数据集 S' 条件属性 C 执行相应的聚类算法，根据属性与属性之间相关性及属性与属性簇之间的相关性，所有条件属性集 C 划分成多个属性簇群 $\{C_1,C_2,\cdots,C_N\}$，目的是把具有较大依赖关系（冗余度高）的属性聚集到一起，具有高相关性的每个属性子集转换成一棵属性树 $tree_i$ 的根节点；

（2）进行逐棵属性树 $tree_i$ 的分支，为了避免重复计算，利用原约简集 B，将它参与到分支过程中,把多棵属性树的根节点与原约简集 B 中相交的部分置于右子节点 $tree_i.right$,这一步是为了找出与原约简集 B 存在相关性的属性树,在下轮分支时跳过该树的属性评估,其余部分则划分为左子节点 $tree_i.left$,后续的分支计算在该节点上进行,同时设置分支系数 a 并初始化为 1,在每次分支之后进行递增,当达到最大阈值时跳出循环,阈值也就是属性树的最大分支深度,基于最坏的打算,为了避免冗余计算和陷入死循环,一般设置为属性树根节点中最大的属性数量;

(3)在每次分支过程中,运用核心属性约简算法逐个评估无兄弟节点属性树(即评估本轮与约简集相关性较低的属性树),如果不是核心属性,则直接从节点中删除,不再参与后续计算,继续评估下一属性,直到找出该属性树中第一个核心属性;如果是核心属性,则加入约简集 R 并停止本棵树余下属性的评估,直到所有属性树评估完成,该轮分支结束;

(4)属性树与约简集的相关性度量取决于上一轮中约简集是否加入了某棵属性树中的属性,每棵树都是由聚类算法所生成的属性簇群,属性之间存在较高相关性,若上一轮评估过程中添加了某棵树的属性进入约简集,因为其他属性树中存在核心属性的可能性较高,所以可以跳过对该树的属性评估,从而缩小搜索空间,提升检索效率;

(5)在分支过程中,如果遇到某棵树左节点为空,则说明该属性树分支完成,所有属性树全部分支完成后,输出新约简集。

5.3.3 并行化增量式动态属性约简算法

本节首先引入 IARAT,在此基础上,加入 Spark 并行机制,实现分布式的内存计算任务,在不牺牲性能的情况下找出不同数据子集中的冗余属性并行化数据处理,降低数据规模和计算时间,并提高效率。由此,设计了算法 5-4——基于属性树的并行化增量式动态属性约简算法。

该算法首先将搜集到的海量大规模数据集存储进 HDFS 分布式文件系统[30],HDFS 是基于 Google 发布的 GFS 设计开发的分布式文件系统,对部署在多台独立物理机器上的文件进行管理;接着,按照比例将数据集划分为原始数据集和增量数据集,本算法侧重于增量数据集上的并行属性约简,所以主要对增量数据集进行约简计算;之后将增量数据集二次划分成多个数据子集,并分发到对应的多个工作节点上;然后采用 PIARAT 在各子节点上并行处理数据,最后将处理完成的多个结果返回主节点进行最终交集操作而得到最终约简子集。

算法 5-4：PIARAT

输入：原始数据集 S_raw

输出：约简子集 R

步骤 1：将原始数据集 S_raw 存储进 HDFS 分布式文件系统

步骤 2：在主节点 master 中读取文件系统中的数据集，并进行下一步划分

步骤 3：将数据集 S_raw 以 1：1 的比例划分成原决策表 S 和增量决策表 S'

步骤 4：首先调用算法 5-2 对增量决策表 S'进行并行预处理操作，去除其中的重复数据以及决策表中的不一致部分，返回得到一致的决策表

步骤 5：对原决策表 S 进行属性约简计算得到原约简集 B

步骤 6：将原决策表 S 和原约简集 B 发送到所有子节点 slave$_i$ 上

步骤 7：将增量数据集切分成 n 份，分别发送到 n 个工作节点上

步骤 8：在所有子节点 slave$_i$ 上调用算法 5-3 进行基于属性树的增量式属性约简，返回得到各约简子集 $\{R_1,R_2,\cdots,R_n\}$

步骤 9：将各个子节点 slave$_i$ 上得到的约简子集 $\{R_1,R_2,\cdots,R_n\}$ 发送到主节点 master 上

步骤 10：最后对约简子集 B_i 进行交集操作，得到最终约简集 R

步骤 11：输出约简子集 R

5.4 算法验证与分析

5.4.1 基于稀疏双向粒度模型实验结果与分析

本节通过实验评估所提出的粒度模型和 EHFS 算法的性能。在评估过程中，采用依赖度和条件熵作为特征重要度。实验所使用的数据集除 Colon Tumor 数据集以外均来源于权威的 UCI 机器学习库，Colon Tumor 数据集是从 Elvira 生物医学数据集库中获取的。在本节的实验中，选取 Covertype、Susy 和 Hepmass 三个完整数据集中的部分数据作为研究对象，以期能够更加准确地验证所提出模型和算法的有效性和可靠性。

有关数据集的详细信息如表 5-1 所示。

表 5-1　数据集描述

序号	数据集	样本	特征	决策类
1	Sonar	208	60	2
2	Climate	540	18	2
3	Steel Plates Faults	1941	27	2

序号	数据集	样本	特征	决策类
4	Statlog	2310	19	7
5	Page Blocks Classification	5473	10	5
6	Parkinson Multiple Sound Recording	1208	26	2
7	Srbct	83	2308	4
8	Covertype	1100	54	5
9	Toxicity	171	1203	2
10	Susy	1089	18	2
11	Hepmass	1200	27	2
12	Colon Tumor	62	2000	2

本节选择了几个粒度模型作为对比模型。经典 k 近邻信息粒度在模式识别和分类中被广泛使用。经典的 δ-邻域[7]是基于邻域半径构建得到，用于处理数值型数据。k 最近邻域粒度是由 Wang 等[9]提出的粒度模型，是经典 k 近邻信息粒度和经典的 δ-邻域的合并。稀疏单向粒度是基于最优 k 值与单向策略构建的粒度模型。稀疏双向粒度是本节提出的粒度模型。不同粒度模型的依赖度和条件熵如表 5-2 和表 5-3 所示，从而可以得出以下结论：

表 5-2　不同粒度的依赖度

依赖度	经典 k 近邻粒度	Wang 等提出的 k 近邻粒度	经典邻域粒度	稀疏单向粒度	稀疏双向粒度
1	0.298±0.042	0.282±0.039	0.260±0.034	0.365±0.080	**0.608±0.054**
2	0.358±0.036	0.425±0.030	0.429±0.029	0.477±0.036	**0.591±0.035**
3	0.246±0.027	0.270±0.010	0.336±0.011	0.462±0.053	**0.539±0.050**
4	0.375±0.014	0.380±0.014	0.385±0.013	0.580±0.039	**0.656±0.051**
5	0.706±0.005	0.708±0.004	0.691±0.010	0.810±0.016	**0.837±0.016**
6	0.072±0.012	0.256±0.019	0.232±0.017	0.295±0.069	**0.474±0.105**
7	0.096±0.036	0.165±0.030	0.210±0.031	0.231±0.064	**0.445±0.061**
8	0.091±0.001	0.342±0.014	0.321±0.020	0.378±0.033	**0.545±0.034**
9	0.055±0.032	0.055±0.028	0.049±0.027	0.130±0.111	**0.242±0.147**
10	0.053±0.003	0.206±0.041	0.220±0.040	0.255±0.008	**0.454±0.022**
11	0.212±0.011	0.253±0.015	0.205±0.021	0.311±0.014	**0.486±0.016**
12	0.112±0.046	0.254±0.072	0.169±0.083	0.274±0.010	**0.600±0.060**

(1) 从依赖度和条件熵的角度来看，两种稀疏 k 近邻信息粒度的性能优于其他基于粒度模型。例如，在第三个数据集中，稀疏单向粒度、稀疏双向粒度、经典 k 近邻粒度、Wang 等提出的 k 近邻以及经典的 δ-邻域的平均依赖度分别为

0.462、0.539、0.246、0.27 和 0.336；稀疏双向粒度、稀疏单向粒度、经典 k 近邻的粒度、Wang 等提出的 k 近邻以及经典的 δ-邻域的条件熵分别为 0.202、0.217、0.242、0.235 和 0.224。因此，稀疏约束函数有助于提高粒度的性能。

（2）稀疏双向 k 近邻信息粒度的性能优于稀疏单向 k 近邻信息粒度。例如，在第五个数据集中，稀疏单向粒度和稀疏双向粒度的平均依赖度分别为 0.81 和 0.837；稀疏单向粒度和稀疏双向粒度的条件熵分别为 0.133 和 0.077。因此，双向信息策略对于粒度的性能提升来说是有效的。

表 5-3　不同粒度的条件熵

依赖度	经典 k 近邻粒度	Wang 等提出的 k 近邻粒度	经典邻域粒度	稀疏单向粒度	稀疏双向粒度
1	0.376±0.016	0.392±0.017	0.412±0.020	0.350±0.044	**0.188±0.031**
2	0.185±0.011	0.178±0.012	0.178±0.014	0.169±0.013	**0.149±0.016**
3	0.242±0.012	0.235±0.009	0.224±0.010	0.217±0.015	**0.202±0.017**
4	0.434±0.009	0.349±0.008	0.549±0.015	0.306±0.019	**0.153±0.022**
5	0.187±0.003	0.167±0.002	0.137±0.002	0.133±0.008	**0.077±0.005**
6	0.533±0.005	0.443±0.010	0.460±0.011	0.409±0.037	**0.310±0.052**
7	0.430±0.033	0.437±0.025	0.449±0.032	0.396±0.036	**0.268±0.036**
8	0.620±0.008	0.369±0.010	0.335±0.010	0.336±0.011	**0.244±0.012**
9	0.539±0.010	0.565±0.027	0.572±0.025	0.536±0.052	**0.481±0.090**
10	0.476±0.004	0.431±0.020	0.427±0.022	0.406±0.009	**0.311±0.011**
11	0.279±0.005	0.269±0.005	0.280±0.005	0.266±0.006	**0.225±0.007**
12	0.429±0.044	0.372±0.027	0.437±0.044	0.372±0.058	**0.206±0.049**

本节对基于稀疏双向粒度的特征选择算法实验结果进行分析。将 EHFS 算法与 CHFS 算法进行比较，实验结果如表 5-4 所示。表 5-4 列出了原始特征、CHFS 算法获得的特征子集以及 EHFS 算法所需的特征子集的性能。

如表 5-4 所示，从依赖度和条件熵的角度，EHFS 算法的性能优于 CHFS 算法。例如，在第二个数据集中，原始特征、CHFS 选择的特征子集和 EHFS 选择的特征子集的依赖度分别为 0.591、0.687 和 0.752；原始特征、EHFS 提出的特征子集和经典特征子集的条件熵分别为 0.149、0.129 和 0.099。从以上结果可以证明 EHFS 算法的优越性。

将 EHFS 算法与现有的四种基于 k 近邻粒度的算法进行对比。NNRS 算法是基于 Wang 提出的 k 近邻粒度模型而构建的特征选择算法。ODRS 算法根据重合度和距离两个指标定义重叠程度，采用经典的 k 近邻粗糙集构建特征选择算法[8]。NRS 是基于变精度 k 近邻粗糙集模型和邻域粗糙集模型的特征选择算法。WNRE 算法是[31]基于邻域粗糙集的一种混合特征测度算法。FSIANS 将优化的 Fisher-score 方法[32]和邻域粗糙集应用于特征选择。HiNear[33]是基于层次邻域熵的多粒度特征选择算法。

表 5-4　基于依赖度和条件熵的启发式算法对比结果

序号	依赖度			条件熵		
	原始特征	CHFS	EHFS	原始特征	CHFS	EHFS
1	0.608±0.054	0.622±0.046	**0.730±0.051**	0.188±0.031	0.182±0.038	**0.137±0.016**
2	0.591±0.035	0.687±0.029	**0.752±0.022**	0.149±0.016	0.129±0.017	**0.099±0.011**
3	0.539±0.050	0.549±0.038	**0.674±0.104**	0.202±0.017	0.197±0.016	**0.164±0.022**
4	0.656±0.051	0.715±0.029	**0.782±0.028**	0.153±0.022	0.125±0.013	**0.089±0.011**
5	0.837±0.016	0.860±0.006	**0.861±0.006**	0.077±0.005	0.072±0.004	**0.064±0.009**
6	0.474±0.105	0.492±0.108	**0.504±0.105**	0.310±0.052	0.293±0.053	**0.284±0.051**
7	0.445±0.061	0.867±0.079	**0.894±0.068**	0.268±0.036	0.044±0.026	**0.032±0.018**
8	0.545±0.034	0.557±0.028	**0.560±0.025**	0.244±0.012	0.239±0.016	**0.236±0.014**
9	0.242±0.147	0.473±0.158	**0.497±0.167**	0.481±0.090	0.302±0.079	**0.281±0.065**
10	0.454±0.022	0.464±0.025	**0.503±0.010**	0.311±0.011	0.310±0.016	**0.282±0.019**
11	0.486±0.016	0.570±0.013	**0.607±0.010**	0.225±0.007	0.211±0.003	**0.184±0.006**
12	0.600±0.060	0.722±0.074	**0.887±0.072**	0.206±0.049	0.161±0.068	**0.092±0.073**

　　基于七种特征选择算法的特征子集的依赖度如表 5-5 所示。本节所提出的特征选择算法的特征子集的依赖度高于其他算法。例如，第十二个数据集中，EHFS、NNRS、ODRS、NRS、WNRE、FSIANS 和 HiNear 的特征子空间的依赖度分别为 0.887、0.662、0.738、0.770、0.729、0.604 和 0.717。因此，可以证明 EHFS 算法的优越性。

　　从分类性能的角度，将 EHFS 算法与几种特征选择算法进行对比，并在表 5-6 中列出分类结果。表 5-6 展示了基于 SVM[34]和 DT[35]分类算法的 EHFS、BSSFS[36]和改进的 Fisher-score 算法[32]的分类准确率。BSSFS 算法将二进制搜索算法应用于特征搜索过程中。改进的 Fisher-score 算法通过优化特征指标，提升分类效能。如表 5-6 所示，根据 SVM 和 DT 分类结果，EHFS 的分类性能优于其他特征选择算法。例如，在第一个数据集中，EHFS、改进的 Fisher-score 算法和 BSSFS 的 SVM 分类准确率分别为 0.708、0.687 和 0.706。在最后一个数据集中，EHFS、改进的 Fisher-score 算法和 BSSFS 的 DT 分类性能分别为 0.857、0.646 和 0.728。因此，EHFS 特征选择有益于分类性能的提升。

表 5-5　EHFS 与其他算法的对比结果

依赖度	EHFS	NNRS	ODRS	NRS	WNRE	FSIANS	HiNear
1	**0.730±0.051**	0.563±0.038	0.620±0.021	0.432±0.021	0.722±0.025	0.560±0.084	0.597±0.042
2	**0.752±0.022**	0.640±0.025	0.582±0.059	0.594±0.065	0.628±0.010	0.330±0.081	0.582±0.038
3	**0.674±0.104**	0.447±0.073	0.457±0.011	0.585±0.016	0.537±0.052	0.579±0.013	0.673±0.086
4	**0.782±0.028**	0.659±0.080	0.643±0.013	0.711±0.009	0.544±0.005	0.435±0.011	0.010±0.002
5	**0.861±0.006**	0.826±0.008	0.772±0.008	0.840±0.023	0.370±0.035	0.770±0.050	0.254±0.040
6	**0.504±0.105**	0.219±0.022	0.310±0.007	0.299±0.008	0.313±0.043	0.442±0.151	0.166±0.022
7	**0.894±0.068**	0.819±0.099	0.726±0.128	0.216±0.087	0.771±0.052	0.662±0.101	0.701±0.067
8	**0.560±0.025**	0.403±0.123	0.388±0.010	0.345±0.013	0.425±0.018	0.481±0.019	0.130±0.054
9	**0.497±0.167**	0.400±0.060	0.254±0.062	0.320±0.089	0.298±0.126	0.368±0.043	0.152±0.009
10	0.503±0.010	0.422±0.027	0.489±0.028	0.414±0.043	0.366±0.021	**0.991±0.001**	0.162±0.027
11	**0.607±0.010**	0.565±0.015	0.474±0.014	0.512±0.031	0.566±0.029	0.002±0.001	0.190±0.026
12	**0.887±0.072**	0.662±0.121	0.738±0.045	0.770±0.071	0.729±0.041	0.604±0.062	0.717±0.067

表 5-6　特征选择算法的分类结果

序号	EHFS		改进的 Fish-score		BSSFS	
	SVM	DT	SVM	DT	SVM	DT
1	**0.708±0.052**	**0.662±0.014**	0.687±0.071	0.661±0.096	0.706±0.048	0.610±0.038
2	0.913±0.007	**0.876±0.022**	0.913±0.016	0.855±0.037	**0.914±0.021**	0.863±0.034
3	**0.918±0.004**	**0.898±0.010**	0.916±0.013	0.874±0.016	0.918±0.010	0.873±0.013
4	**0.880±0.007**	**0.923±0.004**	0.772±0.024	0.868±0.011	0.647±0.028	0.731±0.017
5	**0.932±0.011**	**0.934±0.016**	0.897±0.010	0.897±0.009	0.899±0.013	0.909±0.002
6	**0.618±0.020**	**0.658±0.019**	0.605±0.032	0.588±0.010	0.569±0.026	0.621±0.025
7	**0.891±0.048**	**0.855±0.053**	0.783±0.135	0.736±0.106	0.639±0.117	0.711±0.098
8	**0.581±0.004**	**0.685±0.018**	0.579±0.030	0.559±0.044	0.581±0.028	0.609±0.020
9	**0.672±0.077**	**0.577±0.105**	0.671±0.118	0.520±0.061	0.655±0.063	0.485±0.067
10	**0.891±0.048**	**0.855±0.053**	0.688±0.042	0.667±0.041	0.610±0.027	0.524±0.031
11	**0.672±0.077**	**0.577±0.105**	0.542±0.040	0.694±0.037	0.550±0.025	0.542±0.040
12	**0.838±0.118**	**0.857±0.097**	0.725±0.073	0.646±0.065	0.838±0.130	0.728±0.116

5.4.2　基于属性树的并行化增量式动态特征选择算法实验结果与分析

我们进行了一系列的实验，以证明所提出的增量算法在对象变化情况下对属性约简的有效性和效率。本节采用的实验平台为 PC(Intel(R) Core(TM) i5-10400H CPU@2.30GHz，RAM 16GB)，Windows10 家庭中文版操作系统，开发工具为 JetBrains PyCharm，使用 Python 语言实现实验中相关算法。本节在 Windows10 系统上搭建 MapReduce Hadoop-2.7.1 和 Spark-3.0.0-preview 的模拟环境平台，集群运行模式采用本地模式"local"。

从 UCI 机器学习知识库中选择了 8 个数据集作为实验数据集，共分为 5 个小型数据集和 3 个较大数据集，小型数据集分别为 Qsar 数据集、Mushroom 数据集、Nursery 数据集、Shuttle 数据集和 Letter 数据集，数据样本量由几千至几万不等，而 3 个较大数据集选取的是 UCI 上的 Poker Hand 数据集、KDD Cup 数据集和 HIGGS 数据集，维度为几十个，但包含百万级的样本量。所有数据集的详细信息如表 5-7 所示。

表 5-7　数据集

序号	数据集	样本数	属性数	类
1	Qsar	1055	42	2
2	Mushroom	8124	22	2
3	Nursery	12960	8	5
4	Shuttle	14500	9	7
5	Letter	20000	16	26
6	Poker Hand	1025010	11	10
7	KDD Cup	4898431	42	3
8	HIGGS	11000000	28	2

采用粗糙集中两种常用的方法来评估所寻找到的约简子集质量，分别是近似分类质量[37]（Approximate classification Quality, AQ）和近似分类精度[37]（Approximate classification Precision, AP），并通过运行时间和分类准确率指标来评估算法的加速性能和分类性能。

定义决策表 $S = (U, C \cup D, V, f)$，决策属性 D 对于 U 的划分为 $U / D = \{Z_1, Z_2, \cdots, Z_{m'}\}$，$m'$ 为划分后的子集数量，则条件属性集 C 关于决策属性集 D 的 AP 为

$$\mathrm{AP}_C(D) = \frac{|\mathrm{POS}_C(D)|}{\sum_{i=1}^{m'} |\overline{C}Z_i|} \tag{5-13}$$

如果约简子集的 AQ 和 AP 与原决策系统约简集相同，则认为该约简子集与原决策系统具有相同的区分能力。

为了证明算法在运行时间和分类精度方面的高效性和有效性，在表 5-7 所

示的前 5 个不同的小型数据集上比较了 IARAT 算法和其他增量属性约简算法的计算时间, 实验中选取的对比算法分别为基于知识粒度的增量式属性约简算法[25](记为 IARC)、基于信息熵的群组增量属性约简算法[38](记为 GIARC)、基于正域的增量约简算法[39](记为 IARM)、基于压缩决策表的增量属性约简算法[40](记为 DMIAR-CDT)和基于属性组的属性约简(Attribute Group, AG)算法[28]。首先对数据集进行原始数据和增量数据的划分, 从每个决策系统中选取 50%为初始的数据样本量作为原始数据集, 然后从剩余的 50%中分别选取 20%、40%、60%、80%和 100%作为增量数据集填充。在原始决策系统中添加增量对象集时, 采用几种不同的增量约简算法对各决策系统的约简进行更新并对实验结果进行对比讨论。在属性聚类阶段, 所采用的聚类算法为 k-Means 算法, 对数据集采用肘部法则来分别确定 k 值。肘部法所使用的聚类评价指标为: 数据集中所有样本点到其簇中心的距离之和的平方。肘部法会把不同值的成本函数画出来。随着值的增大, 每个类包含的样本数会减少, 于是样本离其重心会更近, 平均畸变程度会减小。而分支系数 α 的引入是为了引导算法达到最大阈值时跳出循环, 避免冗余计算和陷入死循环, 阈值的确定也就是属性树的最大分支深度, 基于最坏的打算, 一般将它设置为属性树根节点中最大的属性数量。k 值和分支系数 α 的选取如表 5-8 所示, 实验结果如图 5-9 所示, 这些图展示了增量数据在多个数据集中占比不同时, 不同约简增量算法计算约简时所花费的计算时间。

图 5-9 显示了四种算法随着增量数据集大小的增加而更加详细的变化趋势, 其中 x 轴表示增量数据集在总数据量中的占比, 以百分比为单位, y 轴表示不同增量约简算法的运行时间, 以秒为单位。

表 5-8　参数设置

数据集	属性数	k 值	α 最大阈值
Qsar	42	5	28
Mushroom	22	9	7
Nursery	8	5	4
Shuttle	9	3	6
Letter	16	3	8

从图 5-9 可以看到, 随着动态数据集的增加, 四种增量约简算法的计算时间都在增加, 而 IARAT 的计算时间在不同数据集上均小于其余三种增量算法, 而且在一定范围内随着增量数据规模的增大, 本节所提出的算法的时间消耗也在可控范围内平稳增加。这表明本节所提出的算法可以有效地提高属性约简的计算效率, 减少其计算时间。

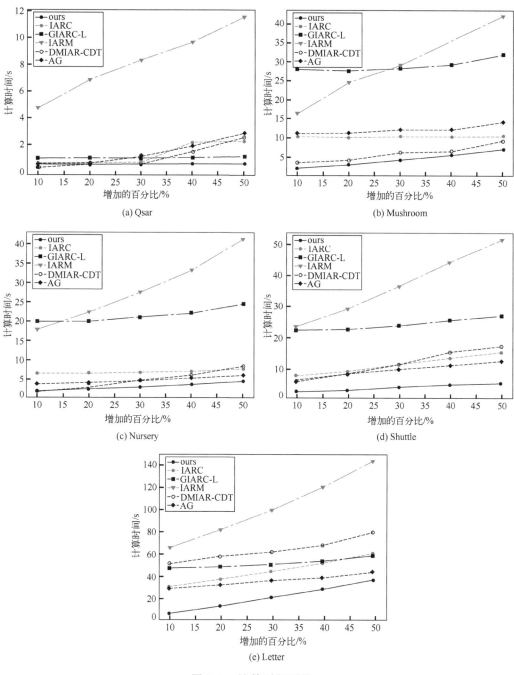

图 5-9 计算时间对比

为了进一步验证本节所提出增量约简算法 IARAT 的有效性,进行了一系列实验，比较了它和 GIARC-L 算法、IARC 算法和 IARM 算法的分类准确度。设置数据集中 50%为增量数据，并且通过决策树分类算法和 10 倍交叉验证的方式计算表 5-7 中每个数据集的分类准确度，将样本划分为 10 个不相交的样本组，在第一轮中设置第一组为测试集，剩下的样本为训练集，第二轮中设置第二组为测试集，以此类推。实验结果如图 5-10 所示。

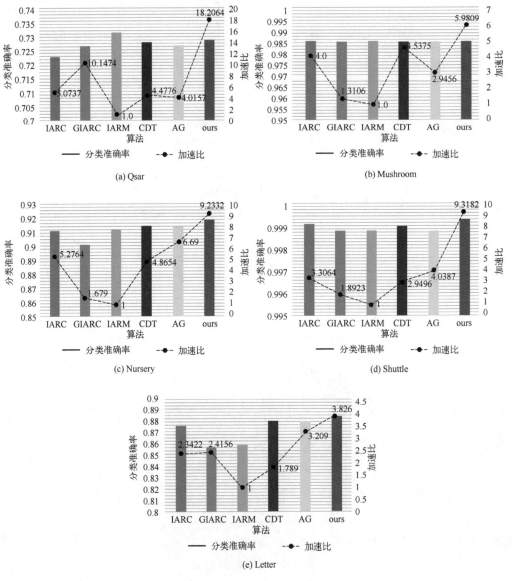

图 5-10　分类准确度比较

图 5-10 左侧的纵坐标以条形图的形式表示分类精度。为了更直观地展示实验结果，右边的纵坐标用加速比表示，以折线图的形式。加速比越高，计算时间越少，效率越高。算法的加速比为

$$\text{Speedup}(A) = \frac{T_{\max}}{T_A} \tag{5-14}$$

其中，$T_{\max}$ 是运行时间最长的算法消耗的时间，T_A 是算法 A 消耗的时间。

从图 5-10 的实验结果可以看出，在大多数情况下，本节所提出的算法的分类准确率没有下降，并且略高于其他算法。由于数据集的差异，IARAT 的分类准确率在个别情况下略有下降，但在可接受的范围内，这表明该算法可以在不牺牲分类准确率的情况下有效减少时间消耗。由此得出结论，IARAT 是有效且高效的。

在 IARAT 算法的基础上，结合 Spark 并行技术，利用 Spark 框架相较于经典属性约简算法所拥有的并行优势以及对比传统 MapReduce 技术的性能优势，提出了 PIARAT。为了更直观地展现 PIARAT 算法在并行属性约简方面的加速效果，选取了含有百万数据样本量的 Poker Hand，KDD Cup 以及 HIGGS 三个较大型数据集进行实验。实验结果如表 5-9 所示，表中“—”表示传统增量算法无法运行或运行时间太长。

表 5-9　算法加速性能比较

序号	数据集	样本数	IARAT			PIARAT		
			AP	AQ	t/s	AP	AQ	t/s
1	Poker Hand	1025010	1	1	1671.156	1	1	188.943
2	KDD Cup	4898431	1	0.99	—	1	0.99	1425.253
3	HIGGS	11000000	1	0.99	—	1	0.99	2572.363

从表 5-9 中可以看出，PIARAT 算法相较于 IARAT 在处理大规模数据集时总体运行时间大幅缩短，对于传统属性约简算法无法运行的数据集也可以在可控的时间内计算出约简结果，这证明我们的算法具有良好的加速能力。在向决策系统中添加一些对象时，IARAT 算法和 PIARAT 算法所划分属性子集的 AP 值和 AQ 值非常接近或相同，表现为 1 或 0.99。这说明，经过 Spark 并行机制加速后的增量算法生成的约简与原算法生成的约简具有几乎相同的分辨能力，即算法 5-4 所找到的约简是可行的。

在本节中，基于 8 组 UCI 数据进行了计算时间、分类性能以及加速性能方面的对比实验。

　　从图 5-9 中可以看出，本节所提出的 IARAT 的计算时间在不同数据集上均小于其余三种增量算法，而且在一定范围内随着增量数据规模的增大，其时间消耗也在可控范围内平稳增加。例如，在 Qsar 数据集中，IARAT 算法和 GIRAC 算法在增量数据不断增大的过程中时间消耗始终保持平稳，而 IARC 和 IARM 算法在后半段时间消耗涨幅均存在明显变大趋势。而在样本数最大的 Letter 数据集中，IARAT 算法的计算优势则更加明显，这主要是因为在属性树每轮分支过程中只需要评估少量的候选属性（取决于属性树的数量），由于搜索空间的减小，可以减少相应的时间消耗。同时，使用核心属性约简算法替代传统的约简算法，避免了每轮循环中非常耗时的属性重要性的计算过程，进一步降低了时间消耗。从图 5-10 的实验结果得出，IARAT 算法在缩短时间消耗的同时，也保持了算法的分类质量及分类精度。这样的结果表明，本节提出的算法通过构建属性树并进行分支的策略，可以在不牺牲分类精度的情况下有效地减少属性约简的计算时间。然而，以下问题值得考虑：①在属性聚类阶段，选择的是 k-means 聚类算法，不同聚类算法的选取是否会影响分类精度；②在 IARAT 算法中，对于不同的数据集，并没有相应地调整属性树的数量，如何找到最优的聚类中心数量来达到最低的时间消耗，这些问题依然值得继续研究。

　　从表 5-9 的结果中可以看出，本节所提出的 PIARAT 在处理大规模数据集时，相较于 IARAT 算法总体运行时间大幅缩短，传统增量算法无法运行或运行时间太长的数据也可以进行有效的约简计算，因此，通过 Spark 并行计算机制可以有效地提高算法 5-3 的计算效率，减少其计算时间。这主要是因为，Spark 计算引擎可以对属性约简算法进行并行化，以分布式计算的机制替代传统的串行机制，由此实现海量数据的并行约简计算。但是，在并行处理方面，本节算法的多棵树分支策略和多节点并行机制的深度契合值得进一步优化，对于不同的数据集（不同样本数量，不同属性数量），如何进行数据集的最优划分和子集的最优分配将是未来工作的重点。

参 考 文 献

[1] Pawlak Z, Skowron A. Rudiments of rough sets. Information Sciences, 2020, 68(2): 728-735.

[2] Hu M, Tsang E C C, Guo Y, et al. Fast and robust attribute reduction based on the separability in fuzzy decision systems. IEEE Transactions on Cybernetics, 2021, 52(6): 5559-5572.

[3] Wang T, Li H, Zhang L, et al. A three-way decision model based on cumulative prospect theory. Information Sciences, 2020, 519: 74-92.

[4] Bai J, Sun B, Chu X, et al. Neighborhood rough set based multi-attribute prediction approach and its application of gout patients. Applied Soft Computing, 2022, 114(108127): 1-14.

[5] Xie J, Hu B, Jiang H. A novel method to attribute reduction based on weighted neighborhood probabilistic rough sets. International Journal of Approximate Reasoning, 2022, 144: 1-17.

[6] Yang X, Chen H, Li T, et al. Neighborhood rough sets with distance metric learning for feature selection. Knowledge-Based Systems, 2021, 224(107076): 1-14.

[7] Hu Q, Liu J, Yu D. Mixed feature selection based on granulation and approximation. Knowledge-Based Systems, 2008, 21(4): 294-304.

[8] Hu M, Tsang E C C, Guo Y, et al. Attribute reduction based on overlap degree and k-nearest-neighbor rough sets in decision information systems. Information Sciences, 2022, 584: 301-324.

[9] Wang C, Shi Y, Fan X, et al. Attribute reduction based on k-nearest neighborhood rough sets. International Journal of Approximate Reasoning, 2019, 106: 18-31.

[10] Pan Z, Wang Y, Ku W. A new general nearest neighbor classification based on the mutual neighborhood information. Knowledge-Based Systems, 2017, 121: 142-152.

[11] Zhang S, Zong M, Sun K, et al. Efficient kNN algorithm based on graph sparse reconstruction//Advanced Data Mining and Applications: 10th International Conference, Guilin, 2014: 356-369.

[12] Zhang S, Li X, Zong M, et al. Efficient kNN classification with different numbers of nearest neighbors. IEEE Transactions on Neural Networks and Learning Systems, 2017, 29(5): 1774-1785.

[13] Zhang S, Zhang C, Yan X. Post-mining: maintenance of association rules by weighting. Information Systems, 2003, 28(7): 691-707.

[14] Zhao Y, Zhang S. Generalized dimension-reduction framework for recent-biased time series analysis. IEEE Transactions on Knowledge and Data Engineering, 2005, 18(2): 231-244.

[15] Zhu X, Huang Z, Cheng H, et al. Sparse hashing for fast multimedia search. ACM Transactions on Information Systems, 2013, 31(2): 1-24.

[16] Yang X, Liang S, Yu H, et al. Pseudo-label neighborhood rough set: measures and

attribute reductions. International Journal of Approximate Reasoning, 2019, 105: 112-129.

[17] 王国胤, 于洪, 杨大春. 基于条件信息熵的决策表约简. 计算机学报, 2002, 25(7): 759-766.

[18] Qian J, Miao D, Zhang Z, et al. Hybrid approaches to attribute reduction based on indiscernibility and discernibility relation. International Journal of Approximate Reasoning, 2011, 52(2): 212-230.

[19] Liang J, Wang F, Dang C, et al. An efficient rough feature selection algorithm with a multi-granulation view. International Journal of Approximate Reasoning, 2012, 53(6): 912-926.

[20] Zhang J, Li T, Pan Y. Parallel large-scale attribute reduction on cloud systems. arXiv Preprint arXiv:1610.01807, 2016.

[21] Raza M S, Qamar U. A parallel rough set based dependency calculation method for efficient feature selection. Applied Soft Computing, 2018, 71: 1020-1034.

[22] Qian J, Xia M, Yue X. Parallel knowledge acquisition algorithms for big data using MapReduce. International Journal of Machine Learning and Cybernetics, 2018, 9(6): 1007-1021.

[23] Shu W, Shen H. Incremental feature selection based on rough set in dynamic incomplete data. Pattern Recognition, 2014, 47(12): 3890-3906.

[24] Liu D, Li T, Zhang J. A rough set-based incremental approach for learning knowledge in dynamic incomplete information systems. International Journal of Approximate Reasoning, 2014, 55(8): 1764-1786.

[25] Jing Y, Li T, Luo C, et al. An incremental approach for attribute reduction based on knowledge granularity. Knowledge-Based Systems, 2016, 104: 24-38.

[26] 钱进, 苗夺谦, 张泽华. 云计算环境下知识约简算法. 计算机学报, 2011, 34(12): 2332-2343.

[27] Liang J, Wang F, Dang C, et al. A group incremental approach to feature selection applying rough set technique. IEEE Transactions on Knowledge and Data Engineering, 2012, 26(2): 294-308.

[28] Chen Y, Liu K, Song J, et al. Attribute group for attribute reduction. Information Sciences, 2020, 535: 64-80.

[29] Yin L, Qin L, Jiang Z, et al. A fast parallel attribute reduction algorithm using Apache Spark. Knowledge-Based Systems, 2021, 212(106582): 1-13.

[30] Karun A K, Chitharanjan K. A review on hadoop-HDFS infrastructure extensions//2013

IEEE Conference on Information and Communication Technologies, 2013: 132-137.

[31] Xing Y, Kochunov P, Erp T, et al. A novel neighborhood rough set-based feature selection method and its application to biomarker identification of schizophrenia. IEEE Journal of Biomedical and Health Informatics, 2023, 27(1): 215-226.

[32] Sun L, Zhang J, Ding W, et al. Mixed measure-based feature selection using the Fisher score and neighborhood rough sets. Applied Intelligence, 2022, 52(15): 17264-17288.

[33] Liu K, Li T, Yang X, et al. Hierarchical neighborhood entropy based multi-granularity attribute reduction with application to gene prioritization. International Journal of Approximate Reasoning, 2022, 148: 57-67.

[34] Yang S, Tong C, Sui Y, et al. Current-source inverter fed five-phase PMSM drives with pentagon stator winding considering SVM scheme, resonance damping, and fault tolerance. IEEE Transactions on Industrial Electronics, 2022, 70(6): 5560-5570.

[35] He Z, Wu Z, Xu G, et al. Decision tree for sequences. IEEE Transactions on Industrial Electronics, 2022, 70(6): 5560-5570.

[36] Sun L, Si S, Ding W, et al. BSSFS: binary sparrow search algorithm for feature selection. International Journal of Machine Learning and Cybernetics, 2023, 14(8): 2633-2657.

[37] Pawlak Z. Rough Sets: Theoretical Aspects of Reasoning about Data. New York: Springer, 1991.

[38] Liang J, Wang F, Dang C, et al. A group incremental approach to feature selection applying rough set technique. IEEE Transactions on Knowledge and Data Engineering, 2012, 26(2): 294-308.

[39] Shu W, Qian W. An incremental approach to attribute reduction from dynamic incomplete decision systems in rough set theory. Data and Knowledge Engineering, 2015, 100: 116-132.

[40] Wei W, Song P, Liang J, et al. Accelerating incremental attribute reduction algorithm by compacting a decision table. International Journal of Machine Learning and Cybernetics, 2019, 10(9): 2355-2373.

第 6 章 基于邻域的大数据证据分类算法

6.1 Dempster-Shafer 证据理论

6.1.1 D-S 证据理论的基本概念

假设 $\Omega = \{X_1, X_2, \cdots, X_d\}$，$X$ 为辨识框架 Ω 下的若干个子集，其中任意子集 X_s 对应于一个数 $M \in [0,1]$，可称 M 为幂集 2^{Ω} 在区间 $[0,1]$ 上的基本概率分配函数，并且具备以下性质[1]

$$M(\phi) = 0 \tag{6-1a}$$

$$\sum_{s=1}^{d} M(\{X_s\}) = 1 \tag{6-1b}$$

其中，不可能事件的基本概率置信度为 0，$M(\{X_s\})$ 为 X_s 的基本概率函数。

若对于任意的 $X_s \subseteq \Omega$ 且 $M(\{X_s\}) > 0$，则可称 X 为 M 的一个焦元，即对 X_s 的支持信任度量。

由基本概率函数定义可知，辨识框架 Ω 下子集 X_s 的信任函数 Bel 和似然函数 Pl 定义如下

$$\text{Bel}(\{X_s\}) = \sum_{B \subseteq X_s} M(B) \tag{6-2a}$$

$$\text{Pl}(\{X_s\}) = 1 - \text{Bel}(\{\overline{X_s}\}) = \sum_{B \cap X_s \neq \varnothing} M(B) \tag{6-2b}$$

其中，$\text{Bel}(\{X_s\})$ 为 X_s 中全部子集基本置信度之和，$\text{Pl}(\{X_s\})$ 为对 X_s 的非否信任度，即对 X_s 似乎可能成立的不确定性度量。

因此，信任函数可以确定子集 X_s 必然存在的概率又可称为下限函数，而似然函数求出子集 X_s 可能存在的概率又可称为上限函数。下限函数和上限函数构成的置信区间 $[\text{Bel}(X_s), \text{Pl}(X_s)]$ 可称为 X_s 的信度区间，具体关系如图 6-1 所示。

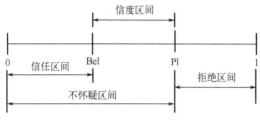

图 6-1　信度区间表示

6.1.2　D-S 组合规则

D-S 证据组合规则用于融合同一可辨识框架中不同来源所提供的证据信息，该组合规则对多个不同的基本概率分配函数进行正交和运算，得到融合后新的证据信息。对于在同一可辨识框架上两个不同的信任函数，这两个证据信息可以通过 D-S 组合规则融合成一个新的信任函数。D-S 证据信息融合过程的计算过程如下[2]：

在辨识框架 Ω 下，M_1 和 M_2 是由两个独立信息源生成的基本概率分配函数，焦点元素分别用 B 和 C 表示。D-S 证据的组合规则定义为[2]

$$M(A) = M_1(B) \oplus M_2(C) = \begin{cases} \dfrac{\sum\limits_{B \cap C = A} M_1(B)M_2(C)}{1-K}, & A \neq \varnothing \\ 0, & A = \varnothing \end{cases} \quad (6\text{-}3a)$$

其中，$\oplus$ 为 D-S 证据融合过程的组合算子，K 是反映 M_1 和 M_2 之间的冲突程度，其定义为

$$K = \sum_{B \cap C = \varnothing} M_1(B)M_2(C) \quad (6\text{-}3b)$$

6.2　融合证据信息的邻域决策分类算法

6.2.1　证据信息的融合算法

在一个决策信息系统 $S = (U, C \cup D, V, f)$ 中，根据等价类概念，决策属性可以将整体样本集划分成若干个互不相交的样本子集，可称为决策等价类 $X = U/\mathrm{IND}(D) = \{X_1, X_2, \cdots, X_d\}$ 且 $X_i \cap X_j = \varnothing$，$d$ 为决策类的个数。相对于 D-S 证据理论而言，决策等价类 $U/\mathrm{IND}(D)$ 可以看成是问题的辨识框架。在分类问题中，决策属性值可以看成是样本的类别标签，可表示为 $L = \{l_1, l_2, \cdots, l_d\}$。对于一

个未分类样本 $x_t \in U$，在条件属性子集 $B \subseteq C$ 下的邻域可表示为 $\delta_B(x_t)$。对于任意样本 $x_i \in \delta_B(x_t)$，其决策类和类别标签分别为 X_q 和 l_q，那么样本对 (x_i, X_q) 提供的证据支持信息可看成是 $x_t \in X_q$ 的信任证据。其证据的基本分配概率函数的定义如下[3]

$$M^{t,i}(\{X_q\}) = \beta = \beta_0 \cdot \exp\{-\gamma_q \cdot \mathrm{dis}(x_t, x_i)^2\} \tag{6-4a}$$

$$M^{t,i}(X) = 1 - \beta \tag{6-4b}$$

其中，$0 < \beta_0 < 1$，$\gamma_q > 0$。

未分类样本 x_t 的邻域空间中相同类别标签的邻域样本往往不止一个，相同类别标签的邻域样本对 x_t 的证据信息可利用 D-S 证据信息的融合算法得到不同类别标签下的局部证据信息。D-S 证据信息的融合规则可表示为 $M_q^t = \oplus_{x_i \in \delta_C^q(x_t)} M^{t,i}$。未分类样本 x_t 邻域空间中类别标签为 l_q 的样本集合可表示为 $\delta_B^q(x_t)$。

在决策信息系统 $S = (U, C \bigcup D, V, f)$ 中，U 相对于 D 的决策类划分可表示为 $X = \{X_1, X_2, \cdots, X_d\}$，对于 $\forall x_t \in U$，样本 x_i 相对于 B 的邻域可表示为 $\delta_B(x_i)$。根据 D-S 证据信息融合方式，$\delta_B^q(x_t)$ 为未分类样本 x_t 可提供的证据支持信息定义如下

$$M_q^t(\{X_q\}) = 1 - \prod_{x_i \in \delta_B^q(x_t)} (1 - \beta_0 \cdot \exp\{-\gamma_q \cdot (\mathrm{dis}(x_t, x_i))^2\}) \tag{6-5a}$$

$$M_q^t(\{X\}) = \prod_{x_i \in \delta_B^q(x_t)} (1 - \beta_0 \cdot \exp\{-\gamma_q \cdot (\mathrm{dis}(x_t, x_i))^2\}) \tag{6-5b}$$

由此，融合不同类别标签下的局部证据信息 M_q^t 可得整个邻域空间中所有邻域样本所提供的全局证据信息 $M^t = \oplus_{q=1}^d M_q^t$，其具体定义如下

$$M^t(\{X_q\}) = \frac{M_q^t(\{X_q\}) \prod_{r \neq q} M_r^t(X)}{K}, \quad q = 1, 2, \cdots, d \tag{6-6a}$$

$$M^t(X) = \frac{\prod_{q=1}^d M_q^t(X)}{K} \tag{6-6b}$$

其中，K 为归一化因子，其定义为

$$K = \sum_{q=1}^d M_q^t(\{X_q\}) \cdot \prod_{r \neq q} M_r^t(X) + \prod_{q=1}^d M_q^t(X) \tag{6-6c}$$

在决策信息系统 $S = (U, C \bigcup D, V, f)$ 中，U 相对于 D 的决策类划分可表示为 $X = \{X_1, X_2, \cdots, X_d\}$，有 $B \subseteq C$，未分类样本 x_t 属于决策类 X_q 的信任函数和似然函数定义如下

$$\text{Bel}^t(\{X_q\}) = M^t(\{X_q\}) \tag{6-7a}$$

$$\text{Pl}^t(\{X_q\}) = M^t(\{X_q\}) + M^t(X) \tag{6-7b}$$

根据上述定义，首先计算单个邻域样本所提供的证据信息，该证据信息主要取决于邻域样本到邻域中心的空间距离 dis 和相同类别标签下训练样本之间空间距离均值的倒数 γ_q；然后根据 D-S 证据组合规则，依次融合相同类别的样本所提供的证据信息为局部证据信息；融合不同类别的局部证据信息为全局证据信息。最后根据邻域样本所提供的全局证据信息计算邻域中心在不同类别下的信任值并根据最大信息值的类别进行分类。因此，对于一个未分类样本而言，证据信息融合计算过程的时间复杂度为 $O((1+|D|)\cdot|U|)+O(|D|\cdot|\delta|)+O(2|D|)$，而传统的邻域决策过程的时间复杂度为 $O(|U|)+O(|D|\cdot|\delta|)$，其中，$|U|$ 是训练样本的数量，$|D|$ 是样本类别标签的数量，$|\delta|$ 是未分类样本的邻域样本的数量。这表明邻域证据决策算法在证据信息融合过程中产生的时间成本高于传统的邻域决策算法。

6.2.2　基于邻域证据决策错误率的属性约简算法

在决策信息系统 $S=(U,C\cup D,V,f)$ 中，有 $x_t\in U$，样本 x_i 相对于 B 的邻域可表示为 $\delta_B(x_i)$，根据 D-S 证据的邻域决策算法可知，样本 x_t 在类别标签 l_q 下的类别概率定义为

$$P(l_q|\delta_C(x_t))=\text{Bel}^t(\{X_q\}), \quad q=1,2,\cdots,m \tag{6-8}$$

在邻域空间 $\delta_C(x_t)$ 中，如果样本 x_t 在类别标签 l_q 下的类别概率为 $P(l_q|\delta_C(x_t))=\text{Bel}^t(\{X_q\})$，那么最大类别概率为 $\max_j P(l_j|\delta_C(x_t))$，其所对应的类别标签 l_k 即为预测类别标签，可记为 $\text{ND}(x_t)=l_k$。$\text{ND}(x_t)$ 表示样本 x_t 在邻域空间 $\delta_C(x_t)$ 中最大类别概率的类别标签。

另外，样本 x_t 的真实类别标签可表示为 $l(x_t)$。$l(x_t)=\text{ND}(x_t)$ 表示样本的预测类别标签与真实类别标签一致，$l(x_t)\neq\text{ND}(x_t)$ 表示样本的预测类别标签与真实类别标签不一致。基于此，引入 0-1 损失函数用于计算误分类样本情况[4]，其具体定义为

$$\lambda(l(x_t)|\text{ND}(x_t))=\begin{cases}0, & l(x_t)=\text{ND}(x_t)\\1, & l(x_t)\neq\text{ND}(x_t)\end{cases} \tag{6-9}$$

在决策信息系统 $S=(U,C\cup D,V,f)$ 中，有 $x_t\in U$，样本 x_i 相对于 B 的邻域可表示为 $\delta_B(x_i)$，那么根据误分类样本的 0-1 损失函数 λ 可得，样本 x_t 在邻域空间 $\delta_C(x_t)$ 下的邻域证据决策错误率的定义为

$$\text{NEDER}_\delta(C,D) = \frac{1}{M}\sum_{t=1}^{M}\lambda(l(x_t)\,|\,\text{ND}(x_t)) \tag{6-10}$$

其中，M 表示样本数。

在决策信息系统 $S=(U,C\cup D,V,f)$ 中，有 $R\subseteq C$，若 R 为 S 基于邻域证据决策错误率的属性约简子集，则 R 需要满足

（1）$\text{NEDER}_\delta(R,D) \leqslant \text{NEDER}_\delta(C,D)$；

（2）对于 $\forall R'\subseteq R$，都有 $\text{NEDER}_\delta(R',D) \geqslant \text{NEDER}_\delta(R,D)$。

在上述属性约简过程中，邻域证据决策过程可以得到更加准确的边界域样本误分类情况，解决了多数投票机制没有考虑到邻域样本的空间差异性和标签不确定性的不足之处。基于邻域证据决策错误率度量准则计算候选属性重要度定义如下：

在决策信息系统 $S=(U,C\cup D,V,f)$ 中，若 $\forall R\subseteq C$，$a\in C-R$，则候选属性 a 相对于属性子集 R 的属性重要度为

$$\text{SIG}_{\text{NEDER}}^{\delta}(a,R,D) = \text{NEDER}_\delta(R,D) - \text{NEDER}_\delta(R\cup\{a\},D) \tag{6-11}$$

根据以上定义，我们提出基于邻域证据决策错误率的属性约简算法（Attribute Reduction based on Neighborhood Evidence Decision Error Rate, NEDER-AR），获得更为准确的边界域样本误分类情况来评估属性的重要性。属性的重要性越大，对于误分类情况的影响则越大，而属性的重要越低，对于误分类情况的影响则越小。由此，NEDER-AR 算法的计算步骤如算法 6-1 所示。

在算法 6-1 的属性约简过程中，首先需要计算每个条件属性上样本间的空间距离，然后融合每个样本的邻域样本所提供的证据信息并进行分类，最后通过误分类样本的情况来评估每个条件属性的重要程度。因此，其时间复杂度为 $O(|A|^2|U|^2|\delta|^2)$，其中，$|U|$ 为论域中样本的数量，$|A|$ 为条件属性的数量，$|\delta|$ 为邻域样本的数量。

算法 6-1：邻域证据决策错误率属性约简算法

输入：邻域决策系统 $S=(U,C\cup D,V,f)$，邻域半径 δ

输出：约简属性集 R

步骤 1：$\varnothing \rightarrow R$

步骤 2：do

步骤 3：$\forall a\in C-R$，计算重要度 $\text{SIG}_{\text{NEDER}}^{\delta}(a,R,D)$

步骤 4：选取 a_k，$\text{SIG}_{\text{NEDER}}^{\delta}(a_k,R,D) = \max\{\forall a\in C-R\,|\,\text{SIG}_{\text{NEDER}}^{\delta}(a,R,D)\}$

步骤 5：如果 $\text{SIG}_{\text{NEDER}}^{\delta}(a_k,R,D) > 0$，那么

步骤 6：　$R = R \cup \{a_k\}$

步骤 7：　结束判断

步骤 8：　计算 $\mathrm{NEDER}_\delta(R, D)$

步骤 9：　直到 $\mathrm{NEDER}_\delta(R, D) \leqslant \mathrm{NEDER}_\delta(C, D)$

步骤 10：输出属性约简集合 R

6.2.3　证据邻域分类算法

邻域证据决策考虑到邻域样本之间的空间差异性，越远的邻域样本所提供的证据信息越小。此外，邻域证据决策还考虑到不同类别标签所提供的证据信息不仅仅与空间距离相关，还引入了该类别下的所有训练样本之间距离均值的倒数作为一个全局参数，用于减少标签的不确定性。

基于邻域证据的决策过程如图 6-2 所示，该过程大致可以分为三个阶段：首先计算所有邻域样本所提供的证据信息；然后根据类别标签划分将样本所提供的证据信息融合为局部证据信息；最后融合不同类别的局部证据信息得到最终的全局证据信息。对于未分类样本 x_t 而言，首先计算其邻域样本在不同类别下所提供的样本独立证据信息 $M_1^{1,t}(X_1), \cdots, M_d^{1,t}(X_d), \cdots, M_1^{n,t}(X_1), \cdots, M_d^{n,t}(X_d)$，然后根据类别标签划分将样本独立证据信息融合为局部证据信息 $M_1^t(X_1), \cdots, M_d^t(X_d)$，最后融合不同类别的局部证据信息得到最终的全局证据信息 M^t。根据未分类样本 x_t 的全局证据信息，可以得到在不同类别标签下的可信度 Bel^t，可信度最大的类别标签为未分类样本 x_t 的预测类别标签。证据邻域分类算法（Evidence Neighborhood Classifier, ENEC）如算法 6-2 所示。

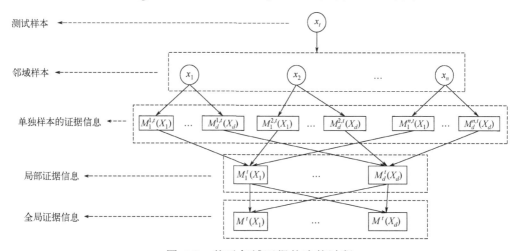

图 6-2　基于邻域证据的决策过程

在未分类样本 x_t 的邻域 $\delta_R(x_t)$ 中，x_j 为该邻域中的任意样本，其类别标签可记为 l_j，由 D-S 证据理论，未分类样本 x_t 的预测类别标签可表示为

$$l_t = \arg\max_{l_j}(\mathrm{Bel}^t(\{X_j\})) \tag{6-12}$$

在算法 6-2 的分类决策过程中，需要计算未分类样本与训练样本之间的空间距离，然后融合邻域内每个样本所提供的证据信息并进行分类。其时间复杂度为 $O(|R\|U\|\delta|)$，其中，$|U|$ 为论域中样本的数量，$|R|$ 为条件属性的数量，$|\delta|$ 为邻域样本的数量。

算法 6-2：证据邻域分类算法

输入：邻域决策系统 $S=(U,C\cup D,V,f)$，邻域半径 δ，未分类样本 x_t

输出：未分类样本 x_t 的类别标签

步骤 1：计算论域在决策属性上的划分 $X=\{X_1,X_2,\cdots,X_d\}$

步骤 2：根据算法 6-1 进行属性约简，得到属性子集 R

步骤 3：对任意的 $x_i\in U$，计算其与待测样本之间的距离 $\mathrm{dis}(x_t,x_i)$

步骤 4：根据距离得到 x_t 的邻域 $\delta_R(x_t)$

步骤 5：对任意的 $X_q\in\pi$，分别计算 $M_q^t(\{X_q\})$ 和 $M_q^t(X)$

步骤 6：计算 $M^t(\{X_q\})$ 和 $M^t(X)$ 并得到 $\mathrm{Bel}^t(\{X_q\})$

步骤 7：根据式 (6-12) 判别样本 x_t 的类别标记

步骤 8：输出 x_t 的类别标记

6.3　基于粗糙证据组合的粒球模型及其邻域分类算法

6.3.1　基于粗糙证据组合的粒球计算模型

6.2.1 小节介绍了证据信息的融合算法，该算法容易受到邻域内异常样本的影响。当邻域内存在异常样本距离未分类样本较近时，其所在类别标签提供的局部证据信息会变高，这会导致计算全局证据信息时不同类别的局部证据信息之间的冲突程度增大，从而导致做出错误的决策。

本章在全局证据信息计算过程中引入粗糙隶属度提出粗糙证据组合规则，该规则可以增强邻域内多数类样本所提供的证据信息，为组合生成全局证据信息提供更有力的局部证据信息。粗糙隶属度函数可以反映邻域空间内每个类别标签的样本占比，可以有效地描绘出邻域空间内样本的类别标签分布。由此，

D-S 证据理论在计算全局证据信息之前，会将不同类别标签的粗糙隶属度值分配给对应类别的局部证据信息作为权重系数。在证据信息的组合规则中引入粗糙隶属度可以有效地减少组合不同类别标签的局部证据信息时的冲突，增强邻域内多数类样本所提供的证据信息，从而做出更正确的决策。基于邻域粗糙证据组合规则的决策过程如图 6-3 所示。粗糙证据组合规则的定义如下：

在决策信息系统 $S=(U,C\cup D,V,f)$ 中，U 相对于 D 的决策类划分可表示为 $X=\{X_1,X_2,\cdots,X_d\}$，对于 $\forall x_t\in U$，样本 x_i 相对于 B 的邻域可表示为 $\delta_B(x_i)$，那么 $\delta_B(x_t)$ 相对于 X_q 的粗糙隶属定义为[2]

$$\mu_{X_q}^{\delta_B}(x_t)=\frac{\left|\delta_B(x_t)\bigcap X_q\right|}{\left|\delta_B(x_t)\right|} \tag{6-13}$$

类别标签 X_q 的粗糙隶属为 $\mu_{X_q}^{\delta_B}(x_t)$。那么 $\delta_C^q(x_t)$ 为未分类样本 x_t 可提供的局部粗糙证据信息定义如下

$$\mathrm{RM}_q^t(\{X_q\})=\mu_{X_q}^{\delta_B}(x_t)\cdot M_q^t(\{X_q\}) \tag{6-14a}$$

$$\mathrm{RM}_q^t(\{X\})=1-\mu_{X_q}^{\delta_B}(x_t)\cdot M_q^t(\{X_q\}) \tag{6-14b}$$

不同类别标签下的局部粗糙证据信息 M_q^t 的组合方式为 $M^t=\oplus_{q=1}^d M_q^t$，那么 $\delta_B(x_t)$ 为未分类样本 x_t 可提供的全局粗糙证据信息定义如下

$$\mathrm{RM}^t(\{X_q\})=\frac{\mathrm{RM}_q^t(\{X_q\})\prod_{r\neq q}\mathrm{RM}_r^t(X)}{K},\quad q=1,2,\cdots,d \tag{6-15a}$$

$$\mathrm{RM}^t(X)=\frac{\prod_{q=1}^d\mathrm{RM}_q^t(X)}{K} \tag{6-15b}$$

其中，K 为归一化因子，其定义为

$$K=\sum_{q=1}^d\mathrm{RM}_q^t(\{X_q\})\cdot\prod_{r\neq q}\mathrm{RM}_r^t(X)+\prod_{q=1}^d\mathrm{RM}_q^t(X) \tag{6-15c}$$

在决策信息系统 $S=(U,C\cup D,V,f)$ 中，U 相对于 D 的决策类划分可表示为 $X=\{X_1,X_2,\cdots,X_d\}$，有 $B\subseteq C$，未分类样本 x_t 属于决策类 X_q 的信任函数和似然函数定义如下

$$\mathrm{RBel}^t(\{X_q\})=\mathrm{RM}^t(\{X_q\}) \tag{6-16a}$$

$$\mathrm{RPl}^t(\{X_q\})=\mathrm{RM}^t(\{X_q\})+\mathrm{RM}^t(X) \tag{6-16b}$$

在决策信息系统 $S = (U, C \cup D, V, f)$ 中，U 相对于 D 的决策类划分可表示为 $X = \{X_1, X_2, \cdots, X_d\}$，有 $B \subseteq C$，未分类样本 x_t 的邻域为 $\delta_B(x_t)$，x_j 为该邻域中的任意样本，其类别标签可记为 l_j，由 D-S 证据理论，未分类样本 x_t 的预测类别标签可表示为

$$l_t = \arg\max_{l_j}(\mathrm{RBel}^t(\{X_j\})) \tag{6-17}$$

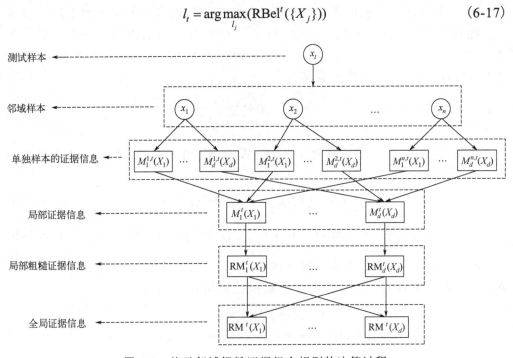

图 6-3　基于邻域粗糙证据组合规则的决策过程

本章粒球计算模型用纯度来约束粒球内的样本数量和度量粒球标签分布。纯度主要反映粒球内的样本标签分布，且取决于粒球内所有样本的最大类别标签比例。但是，在粒球的纯度和类别标签计算过程中采用的是多数投票机制，仅仅考虑了粒球内样本的标签分布，没有考虑到粒球内不同远近样本所提供的决策信息和结构信息是不同的。根据以上讨论，本章将粗糙证据组合规则引入粒球模型的纯度和类别标签的计算过程中，并提出粗糙证据粒球计算模型，该模型不仅考虑了粒球内样本的标签分布，还考虑了样本的空间结构分布。粗糙证据粒球采用可信度作为粒球再划分的约束条件，在自适应生成粒球和决策粒球类别标签的过程中既考虑了样本的标签分布，也考虑到样本之间的空间差异性。

在一个粒球 GB 中，GB 中所有的样本集合为 D_{GB}，D_{GB} 关于类别标签的决策等价类划分为 $X = \{X_1, X_2, \cdots, X_d\}$，对于 $\forall x_t \in D_{\mathrm{GB}}$，其余样本 $D_{\mathrm{GB}} - \{x_t\}$ 在不同

类别下对于样本 x_t 的粗糙证据信息可信度为 $\{\mathrm{RBel}^t(\{X_1\}),\cdots,\mathrm{RBel}^t(\{X_d\})\}$ 。根据邻域粗糙证据决策算法，样本 x_t 的预测类别标签为 l_q^t 。由此可知，基于粗糙证据组合规则的粗糙证据粒球 REGB 的类别标签和可信度定义如下

$$\mathrm{label(REGB)} = \arg\max_k(\{l_q^t\}) \tag{6-18a}$$

$$\mathrm{RBel(REGB)} = \prod_{x_t \in GB}\left(\left(\arg\max_k \mathrm{RBel}^t(X_q)\right)\cdot y_{tk}\right) \tag{6-18b}$$

其中， l_q^t 为粒球中样本 x_t 的预测类别标签为 $X_q \in X$ ， $y_{tk} = \begin{cases} 1, & k = l(x_t) \\ 0, & \text{其他} \end{cases}$ 。

粗糙证据粒球的划分生成过程将可信度作为粗糙证据粒球的度量准则，用来约束粗糙证据粒球的自适应生成。当粗糙证据粒球的可信度值为 1 时，粗糙证据粒球中所有的样本对象之间互相提供的可信度值均为 1，这表明粒球内样本之间提供的证据信息一致，具有相同的性质。

6.3.2　基于粗糙证据粒球的属性约简算法

基于粗糙证据粒球计算模型的相关定义和生成过程，粗糙证据粒球粗糙集的相关定义如下：

在决策信息系统 $S = (U, C \cup D, V, f)$ 中， $\forall B \subseteq C$ ，论域 U 相对于决策属性 D 的决策等价类划分为 $X = \{X_1, X_2, \cdots, X_d\}$ ，在条件属性子集 B 下生成的粗糙证据粒球集合为 $\{\mathrm{REGB}_1, \mathrm{REGB}_2, \cdots, \mathrm{REGB}_m\}$ 。由此，在粗糙证据粒球下 X_q 相对于属性子集 B 的下、上近似集定义如下

$$\underline{\mathrm{REGB}}_B^U(X_q) = \{x_t \in U, x_t \in \mathrm{REGB}_s \mid \mathrm{REGB}_s \subseteq X_q\} \tag{6-19a}$$

$$\overline{\mathrm{REGB}}_B^U(X_q) = \{x_t \in U, x_t \in \mathrm{REGB}_s \mid \mathrm{REGB}_s \bigcap X_q \neq \varnothing\} \tag{6-19b}$$

其中， $\mathrm{REGB}_s \in \{\mathrm{REGB}_1, \mathrm{REGB}_2, \cdots, \mathrm{REGB}_m\}$ 。

根据粗糙证据粒球的划分过程可知， X_q 的下近似集由可信度值为 1 的粗糙证据粒球中的样本对象组成。基于此，在粗糙证据粒球下 X_q 相对于属性子集 B 的正、负和边界域的定义分别如下

$$\mathrm{POS}_{\mathrm{REGB}}^B(X_q) = \underline{\mathrm{REGB}}_B^U(X_q) \tag{6-20a}$$

$$\mathrm{NEG}_{\mathrm{REGB}}^B(X_q) = U - \overline{\mathrm{REGB}}_B^U(X_q) \tag{6-20b}$$

$$\mathrm{BND}_{\mathrm{REGB}}^B(X_q) = \overline{\mathrm{REGB}}_B^U(X_q) - \underline{\mathrm{REGB}}_B^U(X_q) \tag{6-20c}$$

　　由以上定义,基于粗糙证据粒球的正域集合由可信度值为 1 的粗糙证据粒球中的样本对象所组成,并且粗糙证据粒球内所有样本的类别标签均一致。基于粗糙证据粒球的正域属性约简与传统的正域属性约简过程一致,具体定义如下:

　　在决策信息系统 $S = (U, C \cup D, V, f)$ 中, $\forall B \subseteq C$, 若 B 是 C 的一个属性约简子集,那么 B 则需满足

$$\mathrm{POS}^B_{\mathrm{REGB}}(D) = \mathrm{POS}^C_{\mathrm{REGB}}(D) \tag{6-21a}$$

$$\mathrm{POS}^B_{\mathrm{REGB}}(D) \neq \mathrm{POS}^{B'}_{\mathrm{REGB}}(D), B' \subseteq B \tag{6-21b}$$

　　基于粗糙证据粒球的属性约简算法(Attribute Reduction based on Rough Evidence Granular Ball, REGB-AR)的具体计算过程主要可以分为两个阶段。第一阶段,在条件属性集 C 上通过聚类算法生成多个粗糙证据粒球的集合且可信度值均为 1, 正域集合 $\mathrm{POS}^C_{\mathrm{REGB}}$ 由所有粗糙证据粒球内的样本组成。

　　第二阶段,去除属性 $a \in C$ 后,重新生成多个粗糙证据粒球的集合,并重新计算正域 $\mathrm{POS}^{C-\{a\}}_{\mathrm{REGB}}$ 内的样本集合。如果 $\mathrm{POS}^C_{\mathrm{REGB}} = \mathrm{POS}^{C-\{a\}}_{\mathrm{REGB}}$, 说明属性 a 对生成的粗糙证据粒球和正域内的样本没有影响, 可以删除该属性。如果 $\mathrm{POS}^C_{\mathrm{REGB}} \neq \mathrm{POS}^{C-\{a\}}_{\mathrm{REGB}}$, 说明属性 a 对生成的粗糙证据粒球和正域内的样本产生影响, 则需要保留该属性。重复计算移除每个属性后的正域,并判断该属性是否可以删去,直至所有属性都计算完成。算法的具体步骤见算法 6-3。

算法 6-3:基于粗糙证据粒球的属性约简算法

输入:邻域决策系统 $S = (U, C \cup D, V, f)$

输出:约简属性集 R

步骤 1: 初始化, 令 $R = C$

步骤 2: 在 R 上聚类生成多个可信度值为 1 的粒球集合

步骤 3: 计算基于粗糙证据粒球的正域 $\mathrm{POS}^R_{\mathrm{REGB}}$

步骤 4: for $a \in R$ do

步骤 5: 移除属性 a, 生成新的属性子集 $R' = R - a$

步骤 6: 在 R' 上聚类生成多个可信度值为 1 的粒球集合

步骤 7: 计算基于粗糙证据粒球的正域 $\mathrm{POS}^{R'}_{\mathrm{REGB}}$

步骤 8: 如果 $\mathrm{POS}^R_{\mathrm{REGB}} = \mathrm{POS}^{R'}_{\mathrm{REGB}}$, 那么

步骤 9: $R = R - a$

步骤 10: 否则

步骤 11: 保留属性 a

步骤 12：结束判断

步骤 13：结束

步骤 14：输出属性约简集合 R

　　由上述过程，基于粗糙证据粒球的属性约简算法的时间复杂度主要取决于粗糙证据粒球的自适应划分过程。粗糙证据粒球的自适应划分过程的时间复杂度等于所有粗糙证据粒球中最大的粗糙证据粒球的时间复杂度。本章与传统粒球计算模型[5]均采用 2-means 聚类算法进行粒球划分，Xia 等[6]认为最大粒球生成的时间复杂度接近 $O(|U|)$。由此，算法 6-3 中步骤 2 的时间复杂度为 $O(|U|)$，步骤 4～步骤 13 的时间复杂度为 $O(|U|\cdot|C|)$。因此，算法 6-3 的时间复杂度为 $O(|U|\cdot(|C|+1))$。

6.3.3　粗糙证据粒球邻域分类算法

　　传统的粒球计算分类器比大多数现有分类器具备更好的可扩展性和更高的鲁棒性。但是，传统的粒球计算分类器还存在两个主要的局限性。第一，在粒球的生成过程中，采用纯度度量准则自适应生成粒球，这仅仅考虑了粒球内样本的标签分布，没有考虑到样本的空间差异性。第二，在分类过程中，将未分类样本最近的粒球的类别标签分配给该样本，这没有考虑到未分类样本同时在多个粒球内的情况。

　　为解决上述问题，首先，本章使用粗糙证据粒球代替传统粒球划分生成粒球计算分类器中的粒球集合。粗糙证据粒球采用可信度作为粒球划分的度量准则，在自适应生成粒球和决策粒球类别标签的过程中不仅仅考虑了样本的标签分布，也考虑到样本之间的空间差异性。然后，在分类过程中重新定义了样本点到粒球的空间距离计算公式，并根据粒球的平均半径和最大半径将粒球内的样本划分成两个区域：稳定区域和边界区域。当未分类样本位于稳定区域时，说明该样本位于粒球内，此时计算该样本到粒球球心的距离，将最近的粒球球心的类别标签分配给该样本。当未分类样本位于边界区域时，这说明该样本不在粒球内，此时则通过粗糙证据邻域分类器进行预测。

　　基于以上讨论，本章提出粗糙证据粒球邻域分类器（Rough Evidence Granular Ball Neighborhood Classifier, REGB-NEC），减少了由于粒球生成过程中没有考虑样本之间的空间结构分布而做出错误决策的可能性，提高了分类过程中未分类样本的分类准确性。

　　粒球中稳定区域和边界区域的定义如下：在决策信息系统 $S=(U,C\cup D,V,f)$

中，存在一个粒球 GB，其中心为 c，平均半径为 r_{avg}，最大半径为 r_{max}，那么粒球的稳定区域和边界区域定义分别如下

$$Stable(GB) = \{x_i \mid \forall x_i \in GB, dist(x_i, c) \leqslant r_{avg}\} \tag{6-22a}$$

$$Boundary(GB) = \{x_i \mid \forall x_i \in GB, r_{avg} \leqslant dist(x_i, c) \leqslant r_{max}\} \tag{6-22b}$$

其中，平均半径为 $r_{avg} = \sum_{i=1}^{M} dist(x_i, c) \Big/ M$，最大半径为 $r_{max} = max(dist(x_i, c))$，$M$ 为粒球 GB 中的样本数。

将粒球划分成两个区域：稳定区域和边界区域。稳定区域中的样本到粒球中心的空间距离小于粒球内所有样本到粒球中心的空间距离均值。粒球中除稳定区域以外的区域定义为边界区域。

基于粒球稳定区域和边界区域的定义，当样本点在粒球的稳定区域时，样本点到粒球的空间距离为样本点到粒球中心的空间距离。当样本点在粒球稳定区域以外的区域时，样本点到粒球的空间距离为样本点到粒球中心的空间距离减去粒球的平均半径，具体定义如下：

在决策信息系统 $S=(U, C \cup D, V, f)$ 中，存在一个粒球 GB，其中心为 c，平均半径为 r_{avg}，最大半径为 r_{max}，那么样本点 x_t 到粒球 GB 的空间距离定义为

$$dist(x_t, GB) = \begin{cases} dist(x_t, c), & dist(x_t, c) - r_{avg} < 0 \\ dist(x_t, c) - r_{avg}, & \text{其他} \end{cases} \tag{6-23}$$

在图 6-4 中，存在三个粒球分别为 GB_1、GB_2 和 GB_3，灰色圆圈表示粒球的平均半径，黑色圆圈表示粒球的最大半径。对于未分类样本而言，y_1 位于粒球 GB_1 的稳定区域，y_1 到 GB_1 的空间距离为 $dist(y_1, c_1)$，那么将粒球的类别标签分配给 y_1。如果未分类样本位于多个粒球的稳定区域，那么计算该样本到粒球的空间距离，然后将最近粒球的类别标签分配给该样本。对于未分类样本 y_2 和 y_3 而言，y_2 位于三个粒球的边界区域，y_3 位于粒球 GB_3 的稳定区域，此时则通过粗糙证据邻域分类器对 y_2 和 y_3 进行预测。此外，当未分类样本位于粒球之外的区域时，此时也通过粗糙证据邻域分类器对未分类样本进行预测。本章所提出的粗糙证据粒球分类器的具体步骤见算法 6-4。

算法 6-4：粗糙证据粒球邻域分类算法

输入：邻域决策系统 $S = (U, C \cup D, V, f)$，未分类样本 x_t

输出：未分类样本 x_t 的类别标签

步骤 1：在 S 上通过粒球计算理论聚类生成多个粗糙证据粒球的集合 $\{REGB_1, REGB_2, \cdots, REGB_n\}$，且每个粗糙证据粒球的可信度均为 1

步骤 2：for　REGB$_s$ ∈ {REGB$_1$, REGB$_2$, ···, REGB$_n$}　do

步骤 3：计算未分类样本 x_t 到每个粒球 REGB$_s$ 的空间距离 dist$(x_t,$ REGB$_s)$

步骤 4：如果 x_t ∈ Stable(REGB$_s$)，那么

步骤 5：将最近粒球的类别标签赋予未分类样本 x_t

步骤 6：否则

步骤 7：通过粗糙证据邻域分类器对未分类样本进行分类

步骤 8：结束判断

步骤 9：结束

步骤 10：输出 x_t 的类别标签

　　由算法 6-4 的主要步骤可知，其时间复杂度主要取决于粗糙证据粒球自适应生成的时间复杂度。由此，步骤 1 的时间复杂度为 $O(|U|)$，且自适应生成粗糙证据粒球的数量为 N。在分类阶段中，计算未分类样本到所有粗糙证据粒球的空间距离，其时间复杂度为 $O(N)$。因此，时间复杂度为 $O(|U|+N)$。当 $N \ll |U|$ 时，$O(N)$ 可以忽略不计，时间复杂度近似为 $O(|U|)$。

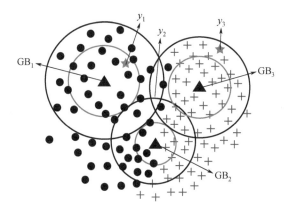

图 6-4　稳定区域和边界区域划分示意图

6.4　基于 Spark 的大数据并行邻域分类算法及实现

6.4.1　大数据框架介绍

1. Hadoop MapReduce 框架

MapReduce 框架的主要思想为：将大规模数据切分成多个数据子集，将不

同的数据子集发送到对应的从处理器，再通过 Map 任务和 Reduce 任务进行映射和聚合操作。MapReduce 框架中主要有两种可编程算子：Map 和 Reduce，其中，Map 算子主要接受输入的数据，将数据准换成键值对 $\langle key, value \rangle$ 数据，再将键值对数据输出到 Shuffle 阶段；Reduce 算子接收混洗后的键值对数据，将相同 key 值的键值对数据汇总生成新的数据列表 $\langle key, list(value_1, vlaue_2, \cdots) \rangle$。图 6-5 为 MapReduce 框架处理数据的流程图。

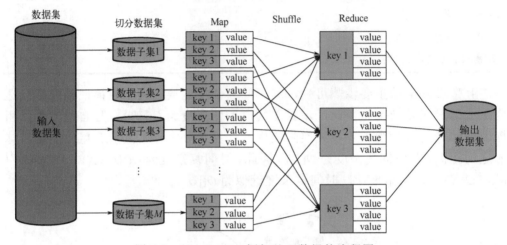

图 6-5　MapReduce 框架处理数据的流程图

受 Google 公司提出的并行计算框架 MapReduce 和分布式文件系统 GFS 启发，Apache 基金会开发出分布式系统基础架构 Hadoop MapReduce[7]——应用最广的云计算平台。Hadoop 云计算平台主要由 HDFS 分布式文件管理系统、MapReduce 并行计算框架、YARN 资源管理器及 HBase 开源数据库等部分组成。Hadoop 生态系统如图 6-6 所示。

2. Spark 框架

尽管 MapReduce Hadoop 应用广泛，但是无法有效地处理实时数据流和进行迭代计算。同时，在数据处理过程中需要从本地磁盘重复读取数据，这大大增加了时间损耗、降低了计算效率。Apache Spark 是基于内存计算的大数据并行计算框架，具有计算速度快、易用性好和通用性高等特点[8-11]。Spark 会将中间计算结果数据存储到内存中，并且内存存储数据溢出时还可以将数据存储到本地磁盘。Spark 框架在传统 Map 和 Reduce 算子的基础上，进一步提出转换和行动两个系列的 RDD 编译算子，并提供四种编程语言的 API。同时，众多研究人员基于 Spark 开发了一系列组件，形成了一个大规模数据处理云计算平台，如图 6-7 所示。

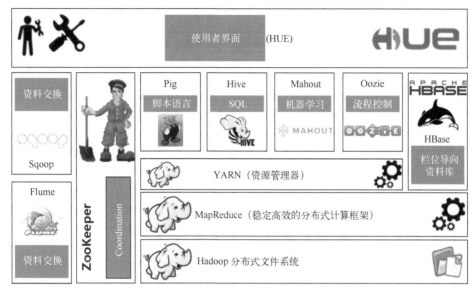

图 6-6　Hadoop 云计算平台的生态系统

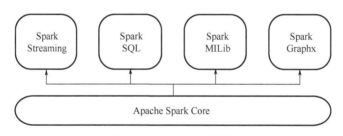

图 6-7　Spark 基本架构

RDD[12]是 Spark 中最基本的数据抽象,是一种容错的并行数据结构,也是 Spark 中核心的计算模型。RDD 有两类并行操作[12]:转换(transformation,返回指向新 RDD 的指针)和动作(action,在运行计算后向驱动程序返回值)。其中,RDD 的转换算子是惰性的,在执行过程中不会触发计算,只有当动作算子触发计算过程才会将计算结果返回给驱动程序。表 6-1 中展示了一些常用的 RDD 算子。

表 6-1　一些常用的 RDD 算子

	map(func)	通过 func 函数对 RDD 数据进行映射操作,生成新的 RDD
转换算子 (transformation)	filter(func)	筛选满足条件的数据,生成新的 RDD
	union(other)	将两个 RDD 数据进行合并,生成新的 RDD
	distinct()	对 RDD 数据进行去重,生成新的 RDD
	intersection(other)	取两个 RDD 数据的交集,生成新的 RDD

	reduce（func）	通过 func 函数聚合 RDD 数据，返回聚合结果
	collect（）	将 RDD 中的数据打印出来
行动算子 （action）	count（）	统计 RDD 中数据的数量
	take（N）	取出 RDD 数据中前 N 个数据
	foreach（func）	对 RDD 中每个数据进行相同的 func 操作
	saveAsTextFile（path）	将 RDD 数据保存到指定的路径

6.4.2　属性约简算法的并行化分析

在邻域粗糙集属性约简算法中最重要的两个过程是计算邻域等价类和启发式评估属性重要度。下面给出大数据划分成多个子集的定义[13]：

在决策信息系统 $S=(U,C\cup D,V,f)$ 中，有 $S=\bigcup\limits_{i=1}^{m}S_i, S_i=(U_i,C\cup D,V,f)$，且满足

$$U=\bigcup_{i=1}^{m}U_i \tag{6-24a}$$

$$U_i\bigcap U_j=\varnothing, \quad \forall i,j\in\{1,2,\cdots,m\} \tag{6-24b}$$

根据上面的公式可以将大规模数据集划分成多个数据子集并将其发送至不同的节点上进行处理。在不同的节点上，计算数据子集的邻域等价类 δ_C^i。如果不同节点上的样本相对于条件属性集 C 的属性值相同，那么可以将这些样本的邻域等价类合并。如图 6-8 所示，原始数据集 S 可以划分为两个数据子集 S_1 和 S_2，δ_{11} 表示数据子集 S_1 下样本 x_1 的邻域等价类，δ_{21} 表示数据子集 S_2 下样本 x_1 的邻域等价类。如果数据子集 S_1 下样本 x_1 的属性值与数据子集 S_2 下样本 x_1 的属性值相等，那么可以合并这两个邻域等价类。此外，决策等价类并行化计算过程相同，在不同节点上根据决策值计算数据子集的决策等价类，然后根据相同的决策值合并不同数据子集的决策等价类。决策类等价类和邻域等价类的并行化计算步骤分别如算法 6-5 和算法 6-6 所示。

算法 6-5：并行计算决策等价类

输入：决策信息表 $S=(U,C\cup D,V,f)$，分区数 p

输出：决策等价类 Decision_Class

步骤 1：循环遍历　$x_j\in U_i$　do

步骤 2：　Decision_Class ←S .select（'Class'）.rdd\

.zip(S.select('Index').rdd) \

.partitionBy(p) \

.reduceByKey(lambda x, y : $x+y$) \

.collect()

步骤 3：结束

步骤 4：输出 Decision_Class

算法 6-6：并行计算邻域等价类

输入：距离矩阵 Distance_Matrix ，邻域半径 δ ，分区数 p

输出：邻域等价类 Neighbor_Class

步骤 1：　Neighbor_Class ← {}

步骤 2：　循环遍历 $x_j \in U_i$　do

步骤 3：　rdd ← sc.parallelize(Distance_Matrix[:,[0, j]] , p)

步骤 4：　Neighborhood ← rdd.filter(lambda x ： $x[1] < \delta$).collect()

步骤 5：　Neighbor_Class[x_j] ← Neighborhood

步骤 6：　结束

步骤 7：　输出 Neighbor_Class

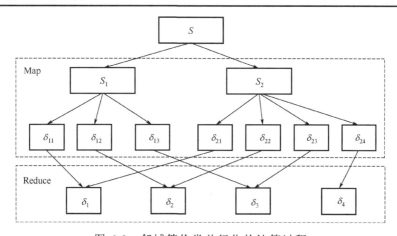

图 6-8　邻域等价类并行化的计算过程

　　上述主要分析了传统邻域粗糙集中决策等价类和邻域等价类并行化的可行性。然而，基于粗糙证据粒球的属性约简算法中是通过生成符合约束条件的多个粗糙证据粒球来求解正域内样本。因此，接下来将讨论关于粗糙证据粒球并行化生成过程，该过程的具体计算步骤如算法 6-7 所示。

算法 6-7：粗糙证据粒球的并行化生成

输入：粗糙证据粒球 REGB

输出：划分生成的粗糙证据粒球 REGB 或 {REGB$_1$,REGB$_2$}

步骤 1：计算当前粗糙证据粒球的可信度 RBel

步骤 2：如果　RBel == 1　那么

步骤 3：输出当前粗糙证据粒球 REGB

步骤 4：否则

步骤 5：将粗糙证据粒球中样本划分成 M 个子集 $\{U_1,U_2,\cdots,U_M\}$

步骤 6：循环遍历　$x_j \in U_i, i \in \{1,2,\cdots,M\}$　do

步骤 7：计算样本 x_j 到聚类中心的空间距离，并将该样本划分到最近的聚类中心

步骤 8：结束

步骤 9：聚合所有数据子集的隶属度矩阵，得到两个新的粗糙证据粒球 {REGB$_1$,REGB$_2$}

步骤 10：结束判断

步骤 11：输出划分生成的粗糙证据粒球 {REGB$_1$,REGB$_2$}

在粗糙证据粒球的自适应过程中，采用 2-mean 聚类算法对粗糙证据粒球进行再划分。根据并行计算机制可得，并行化生成粗糙证据粒球的主要过程如下：

首先，在主节点上判断当前粗糙证据粒球的可信度是否满足条件，若满足条件则说明当前粗糙证据粒球无须继续划分，否则需要将当前粗糙证据粒球划分成两个新的粗糙证据粒球。

然后，在重新划分粗糙证据粒球的过程采用并行化计算，将当前粒球中的样本划分成多个数据子集并将其发送到不同的子节点上计算数据子集到聚类中心的空间距离，得到数据子集的隶属度矩阵。

最后，在主节点上聚合不同子节点的隶属度矩阵。

另外，属性约简过程中更为重要的过程是启发式评估条件属性的重要度。传统的属性约简算法需要遍历计算每个条件属性子集的重要度，每个条件属性子集的重要度计算是独立的。本章基于模型并行化算法设计出属性重要度的并行化计算算法，根据条件属性集 C 生成多个条件属性子集 $\{B_1,B_2,\cdots,B_k\}$，并行计算不同条件属性子集的重要度，具体过程如图 6-9 所示。

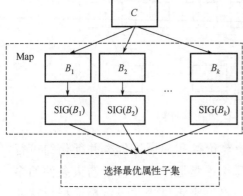

图 6-9　属性重要度的并行化计算过程

6.4.3　邻域分类算法的并行化分析

邻域分类算法的并行化主要可以分为两个阶段：训练阶段和分类阶段。训练阶段主要计算未分类样本到训练样本的空间距离以及根据邻域半径选择邻域样本。首先将训练样本划分成多个训练样本子集并发送到相应的子节点；然后在子节点上计算未分类样本到训练样本子集的空间距离矩阵并根据邻域半径选择邻域样本；最后在主节点上聚合相同未分类样本的邻域样本得到最终的邻域空间。邻域分类算法训练阶段的并行化过程如图 6-10 所示。

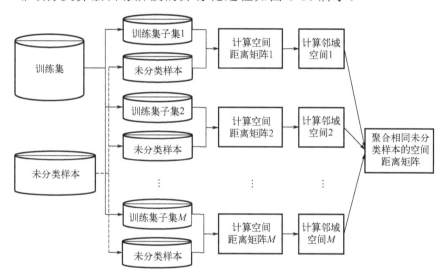

图 6-10　邻域分类算法训练阶段的并行化过程

分类阶段主要根据未分类样本的邻域空间进行标签预测。在分类阶段可以采用数据并行化算法，将未分类样本划分成多个样本子集进行并行分类计算。邻域分类算法分类阶段的并行化过程如图 6-11 所示。

6.4.4　基于粗糙证据粒球的 Spark 并行属性约简算法

在粗糙证据粒球属性约简算法的并行化过程中，首先需要考虑粗糙证据粒球自适应生成的并行化，该过程在上述小节中已经进行讨论，具体计算步骤如算法 6-8 所示；然后解决如何根据粗糙证据粒球的生成来并行计算属性重要度；最后聚合不同的属性约简结果。基于以上讨论，本小节提出基于粗糙证据粒球的 Spark 并行属性约简算法(Spark Parallel Attribute Reduction based on Rough Evidence Granular Ball, REGB-SPAR)，该算法主要包括粗糙证据粒球并行化自

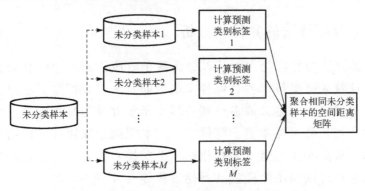

图 6-11　邻域分类算法分类阶段的并行化过程

适应生成和并行计算属性重要度等步骤，具体计算步骤如算法 6-8 所示。在算法 6-8 中，首先分别创建了 spark 和 sc 对象（步骤 1～步骤 2），根据文件路径读取数据，将原始数据集 S 划分成 M 个子集 $\{S_1, S_2, \cdots, S_M\}$ 并将其发送至不同的子节点上（步骤 3～步骤 4）；接着在不同的数据子集上并行化自适应生成可信度为 1 的粗糙证据粒球集合，并计算正域 $\mathrm{POS}_{\mathrm{REGB}^k}^R$（步骤 7～步骤 8）；然后将条件属性集划分成 N 个属性子集 $\{R_1, R_2, \cdots, R_N\}$ 并将其发送到不同的子节点上评估属性重要度，得到不同属性子集的约简子集（步骤 9～步骤 19）；最后聚合所有属性子集的约简子集得到最终的属性约简子集（步骤 21）。

算法 6-8：基于粗糙证据粒球的 Spark 并行属性约简算法

输入：文件路径 FilePath

输出：属性约简子集 R

步骤 1：spark = SparkSession.builder.master("local[*]").getOrCreate()

步骤 2：sc = spark.sparkContext.getOrCreate()

步骤 3：$S \leftarrow$ spark.read.format('csv').option('header', 'true').load(FilePath)

步骤 4：将原始数据集 S 划分成 M 个子集 $\{S_1, S_2, \cdots, S_M\}$

步骤 5：循环遍历　$S_i, i \in \{1, 2, \cdots, N\}$　do

步骤 6：初始化，令 $R = C$

步骤 7：在 R 上根据算法 6-7 并行化自适应生成可信度为 1 的粗糙证据粒球集合

步骤 8：计算基于粗糙证据粒球的正域 $\mathrm{POS}_{\mathrm{REGB}}^R$

步骤 9：将属性约简子集 R 划分成 N 个子集 $\{R_1, R_2, \cdots, R_N\}$

步骤 10：循环遍历　$a \in R_j, j \in \{1, 2, \cdots, N\}$　do

步骤 11：移除属性 a，生成新的属性子集 $R'_j = R_j - a$

步骤 12：在 R'_j 上根据算法 6-3 并行化自适应生成可信度为 1 的粗糙证据粒球集合

步骤 13：计算基于粗糙证据粒球的正域 $\mathrm{POS}_{\mathrm{REGB}}^R$

步骤 14：如果　$\mathrm{POS}_{\mathrm{REGB}}^{R} = \mathrm{POS}_{\mathrm{REGB}}^{R'}$ 那么

步骤 15：$R_j' = R_j - a$

步骤 16：否则

步骤 17：保留属性 a

步骤 18：结束判断

步骤 19：结束

步骤 20：结束

步骤 21：聚合所有属性约简子集，生成新的约简子集 R

步骤 22：输出约简子集 R

6.4.5　Spark 并行化的粗糙证据粒球邻域分类算法

　　粗糙证据粒球邻域分类器主要可以分成三个部分：一是粗糙证据粒球自适应生成过程；二是训练阶段计算待分类样本与粗糙证据粒球中心点之间的空间距离及其邻域空间；三是分类阶段根据待分类样本的邻域证据决策信息进行分类。因此，粗糙证据粒球邻域分类器的并行化计算可以分为三个部分：并行化生成粗糙证据粒球、训练阶段并行化计算以及分类阶段并行化分类。粗糙证据粒球的并行化生成的具体步骤如算法 6-7 所示，接下来主要介绍训练阶段并行化计算和分类阶段并行化分类的具体步骤。训练阶段的并行化计算过程如下：

　　首先，将粗糙证据粒球集合划分成 M 个子集并发送至不同的从节点，并将待分类样本和邻域半径 δ 等关键信息广播至所有从节点。

　　然后，在不同的从节点上计算待分类样本到粗糙证据粒球子集的空间距离，并根据邻域半径筛选出在待分类样本邻域空间内的粗糙证据粒球及其空间距离。

　　最后，将所有从节点上的待分类样本邻域空间信息发送至主节点，在主节点上聚合相同待分类样本的待分类样本邻域空间得到最终结果。具体流程如图 6-12 所示。

　　分类阶段的并行计算过程如下：

　　首先，将待分类样本邻域空间信息划分成 M 个子集并发送至不同的从节点，假设待分类样本数为 N，那每个子集有 N/M 个待分类样本。然后，在不同的从节点上计算待分类样本的邻域样本所提供的证据信息，得到待分类样本在不同类标签下的可信度，再根据可信度得到待分类样本的预测类别标签。最后，将所有从节点上的待分类样本的预测类别标签发送至主节点，在主节点上聚合所有待分类样本的预测类别标签。具体流程如图 6-13 所示。基于以上讨论，Spark 并行化的粗糙证据粒球邻域分类算法（Spark-based Rough Evidence Granular Ball Neighborhood Classifier, SP-REGB-NEC）的具体步骤如算法 6-9 所示。

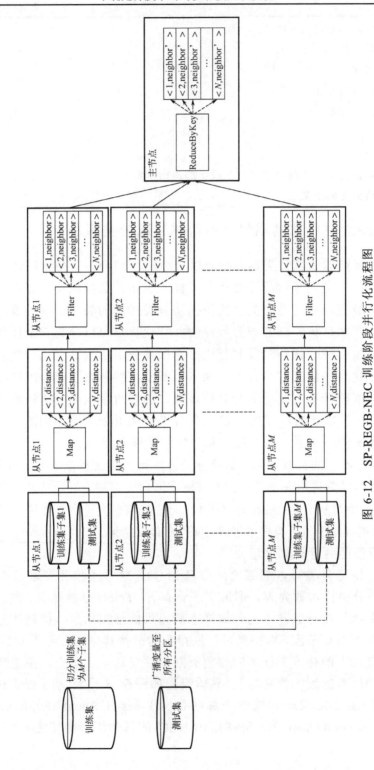

图 6-12 SP-REGB-NEC 训练阶段并行化流程图

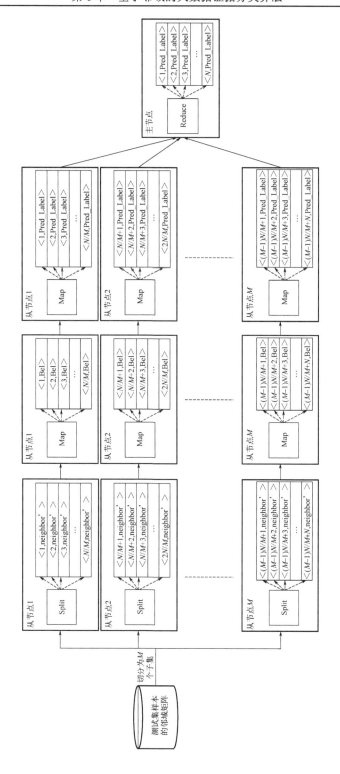

图 6-13　SP-REGB-NEC 分类阶段并行化流程图

算法 6-9：Spark 并行化的粗糙证据粒球邻域分类算法

输入：训练样本 Train，待分类样本 Unclassified，邻域半径 δ

输出：待分类样本的预测类别标签 Pred_Label

步骤 1：sc = spark.sparkContext.getOrCreate()

步骤 2：Train_rdd ← sc.parallelize(Train, M)

步骤 3：Unclassified ← sc.broadcast(Unclassified)

步骤 4：根据算法 6-3 将训练样本 Train 并行化自适应生成可信度为 1 的粗糙证据粒球集合 $\{REGB_1, REGB_2, \cdots, REGB_m\}$

　　　　// SP-REGB-NEC 训练阶段

步骤 5：将粗糙证据粒球集合 $\{REGB_1, REGB_2, \cdots, REGB_m\}$ 划分成 M 个子集

步骤 6：循环遍历 1 到 M do　　//M 个分区

步骤 7：Neighbor ← Train_rdd .map(cal_dist_matrix)\　　//计算空间距离矩阵

　　　　　　　　.filter(lambda x：x<δ)\　　//筛选邻域样本

　　　　　　　　.collect()

步骤 8：结束

　　　　// SP-REGB-NEC 分类阶段

步骤 9：Neighbor_rdd ← sc.parallelize(Neighbor, M)

步骤 10：循环遍历 1 到 M do　　　　　　//M 个分区

步骤 11：Pred_Label ← Neighbor_rdd.map(cal_Bel)\　　//计算邻域证据信息

　　　　　　　.map(argmax)\　　//计算预测标签

　　　　　　　.collect()

步骤 12：结束

步骤 13：输出 Pred_Label

6.5　算法验证与分析

为了检验 NEDER-AR 属性约简算法的有效性，本节通过 6 组 UCI 数据集验证该算法所得属性约简子集的性能表现。表 6-2 中展示了 6 组 UCI 数据集的相关描述信息。

在分类性能评估过程中，本章的实验在混淆矩阵的基础上采用准确度、召回率、精准度和 F1 指标评估分类算法性能。在二分类问题中，真实类别标签为正例和负例，那么二分类问题的混淆矩阵如表 6-3 所示。

表 6-2 UCI 数据集描述

序号	数据集	样本数	属性数
1	WPBC	194	34
2	ZAS	303	22
3	WDBC	569	31
4	ILP	579	11
5	PIMA	768	9
6	DRD	1,151	20

表 6-3 二分类问题的混淆矩阵

真实标签　　　　　　　　　　预测标签	正例	负例
正例	TP	FN
负例	FP	TP

在表 6-3 中，TP 是真正例，表示样本的真实类别标签和预测类别标签均为正例；TN 是真反例，表示样本的真实类别标签和预测类别标签均为反例；FP 是假正例，表示样本的真实类别标签为负例，但是预测类别标签为正例；FN 是假反例，表示样本的真实类别标签为正例，但是预测类别标签为负例。由此可以得出分类性能的评估指标计算公式。

准确率的计算公式定义为

$$\mathrm{Acc} = \frac{\mathrm{TP+TN}}{\mathrm{TP+FP+TN+FN}} \tag{6-25a}$$

召回率的计算公式定义为

$$\mathrm{Rec} = \frac{\mathrm{TP}}{\mathrm{TP+FN}} \tag{6-25b}$$

精准率的计算公式定义为

$$\mathrm{Pre} = \frac{\mathrm{TP}}{\mathrm{TP+FP}} \tag{6-25c}$$

F1 的计算公式定义为

$$\mathrm{F1} = 2 \times \frac{\mathrm{Pre \times Rec}}{\mathrm{Pre+Rec}} \tag{6-25d}$$

6.5.1 基于邻域证据算法实验结果与分析

下面对基于邻域证据决策错误率的属性约简算法实验结果进行分析。在计算邻域粗糙集属性约简的过程中，为避免出现邻域为空的情况，利用公式 $\delta = \min(\mathrm{dis}(y,x)) + \omega \cdot (\max(\mathrm{dis}(y,x)) - \min(\mathrm{dis}(y,x)))$ 计算邻域半径来选择邻域样本，其中，权重 $\omega = 0.15$。

NEDER-AR 属性约简算法在实验过程中使用 5 折分层交叉验证方法，在 5 次的实验中采用不同的训练样本和测试样本，保证了 NEDER-AR 算法实验的有效性。本小节的属性约简算法实验选取邻域依赖度[14](Neighborhood Dependence, NDD)、邻域决策错误率[4](Neighborhood Decision Error Rate, NDER)作为本章所提出的邻域证据决策错误率(Neighborhood Evidence Decision Error Rate, NEDER)的对比实验。在上述 6 组数据集上首先比较三种约简子集的属性数量和近似质量，并比较三种约简子集在 KNN(K-Nearest Neighbor)、LR(Logistic Regression)、RF(Random Forest)和 MLP(Multilayer Perceptron)四种分类算法下的分类性能。

1. 三种度量准则下约简子集的属性数量比较

三种属性约简算法所得的约简子集属性数量如表 6-4 所示。由表 6-4 可知，约简子集中属性数量的均值表现最佳的是 NDER 度量准则，在大部分数据集上约简子集的属性数量最小。但是，NDER 度量准则在这些数据集上得到的约简子集属性数量方差最大，这说明在 5 次交叉验证实验中得到的约简子集长度波动性较大。例如，在 WPBC 和 WDBC 数据集上，NDER 度量准则得到的约简子集属性数量的均值最小，方差最大。对于 NDD 度量准则而言，在部分数据集上约简子集的属性数量较小，但是方差大于 NEDER。例如，在 ZAS 和 PIMA 数据集上，NDD 度量准则得到的约简子集属性数量均值最小且分别为 17.2 和 5.8，但是方差分别为 57.76 和 5.36 远大于 NEDER 的 0.16 和 2.56。综合考虑约简子集属性数量的均值和方差表现，NEDER 度量准则在 5 次交叉验证实验中得到约简子集更为稳定。此外，NEDER 度量准则得到的约简子集属性数量高于其余两种属性约简算法，这表明其更为严格，得到约简子集的属性数量更多。

2. 三种度量准则下属性约简的近似质量比较

图 6-14 表明三种度量准则下的近似质量比较。由图 6-14，在大部分数据集下 NEDER 具有更优的近似质量，这表明在大部分数据集的情况下 NEDER 比其余两种算法可以更清楚地将论域中的样本划分到正域，减少了边界域中错误分类的样本数量。对于 ZAS 数据集，NEDER 和 NDER 具有相同的近似质量，这说明该数据集通过两个度量准则评估的属性重要度相近，将论域中样本划分到正域的能力基本一致。对于 ILP 数据集，NDER 比 NEDER 具有更高的近似

质量，这可能是因为 NEDER 在融合不同类别标签的局部证据信息时存在的冲突所导致。

表 6-4　5 次交叉验证下三种度量准则约简子集的属性数量

序号	度量准则	5 次交叉验证下约简子集的属性数量					均值	方差
1	NDD	33	32	30	33	33	32.2	1.36
	NDER	32	32	32	1	32	**25.8**	153.76
	NEDER	33	33	32	33	33	32.8	**0.16**
2	NDD	21	21	2	21	21	**17.2**	57.76
	NDER	20	20	20	20	20	20	**0**
	NEDER	21	21	21	21	20	20.8	0.16
3	NDD	30	30	30	30	30	30	**0**
	NDER	29	29	29	29	3	**23.8**	108.16
	NEDER	27	29	28	28	30	28.4	1.04
4	NDD	10	10	10	10	9	9.8	0.16
	NDER	9	9	9	9	9	**9**	**0**
	NEDER	10	9	10	10	7	9.2	1.36
5	NDD	3	8	7	3	8	**5.8**	5.36
	NDER	7	7	7	7	7	7	**0**
	NEDER	8	8	8	8	4	7.2	2.56
6	NDD	19	19	15	19	19	18.2	2.56
	NDER	17	18	18	18	3	**14.8**	34.96
	NEDER	19	19	19	18	19	18.8	**0.16**

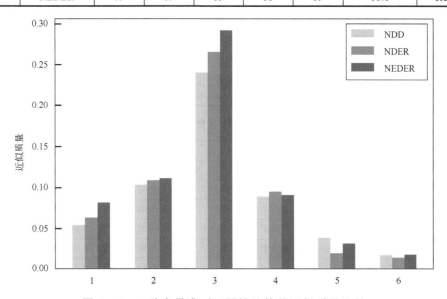

图 6-14　三种度量准则下属性约简的近似质量比较

3. 不同属性约简子集的分类性能比较

另外，为了更好地评估三种属性约简子集的性能，接下来比较不同的属性约简子集在 KNN、LR、RF 和 MLP 四种分类器上的分类性能，并使用四种指标来评估约简子集的分类性能，实验结果如表 6-5～表 6-8 所示。

表 6-5　三种度量准则下分类准确率比较

序号	KNN			LR			RF			MLP		
	NDD	NDER	NEDER	NDD	NDER	NEDER	NDD	NDER	NEDER	NDD	NDER	NEDER
1	**0.7679**	0.7371	0.7576	0.7880	0.7888	**0.7938**	0.7888	0.7743	**0.8050**	0.7837	0.7630	**0.7887**
2	0.7163	0.7327	**0.7561**	0.7435	**0.7560**	0.7360	0.7231	0.7460	**0.7526**	0.7429	0.7526	**0.7594**
3	0.9667	**0.9684**	0.9667	**0.9684**	0.9649	**0.9684**	0.9613	**0.9631**	0.9631	**0.9701**	0.9684	0.9684
4	0.6529	0.6409	**0.6634**	0.7185	**0.7202**	0.7185	0.7185	0.7254	**0.7410**	0.7202	0.7185	**0.7233**
5	0.7395	**0.7435**	0.7421	0.7721	0.7578	**0.7760**	0.7617	**0.7722**	0.7656	0.7682	0.7695	**0.7760**
6	0.6351	0.6473	**0.6491**	0.6646	0.6551	**0.6664**	0.6838	0.6838	**0.6853**	0.6985	0.7046	**0.7085**
均值	0.7464	0.7450	**0.7558**	0.7759	0.7738	**0.7765**	0.773	0.7775	**0.7854**	0.7806	0.7794	**0.7874**

表 6-6　三种度量准则下分类召回率的比较

序号	KNN			LR			RF			MLP		
	NDD	NDER	NEDER	NDD	NDER	NEDER	NDD	NDER	NEDER	NDD	NDER	NEDER
1	**0.9321**	0.9103	0.9257	0.9742	**0.9873**	0.9806	0.9935	0.9085	**0.9938**	0.9490	0.9490	**0.9619**
2	0.8612	0.8695	**0.8835**	0.9672	0.9581	0.9537	0.8977	**0.9394**	0.9302	0.8957	0.8918	**0.8923**
3	**0.9820**	0.9794	**0.9820**	0.9946	0.9895	**0.9946**	0.9716	0.9691	**0.9798**	0.9922	0.9870	0.9863
4	0.8065	0.7892	**0.8037**	0.9905	**0.9928**	**0.9928**	0.8667	0.8744	**0.8817**	0.9447	0.9318	**0.9516**
5	0.8409	0.8247	**0.8415**	0.9015	0.9012	**0.9122**	0.8627	0.8575	**0.8649**	0.9004	0.8852	**0.9106**
6	0.6199	0.6338	**0.6386**	0.6536	0.6536	0.6536	0.6798	0.6711	**0.6852**	0.6873	0.6730	**0.7002**
均值	0.8404	0.8345	**0.8458**	0.9136	0.9138	**0.9146**	0.8787	0.87	**0.8892**	0.8949	0.8863	**0.9005**

表 6-7　三种度量准则下分类查准率的比较

序号	KNN			LR			RF			MLP		
	NDD	NDER	NEDER	NDD	NDER	NEDER	NDD	NDER	NEDER	NDD	NDER	NEDER
1	**0.7969**	0.7793	0.7911	0.7967	0.7916	**0.7977**	0.7863	0.7743	**0.8050**	**0.8071**	0.7906	0.8045
2	0.7696	0.7812	**0.7985**	0.7533	**0.7617**	0.7465	0.7551	0.7598	**0.7704**	0.7779	0.7861	**0.7935**
3	0.9653	**0.9710**	0.9653	**0.9581**	0.9579	**0.9581**	0.9674	0.9724	**0.9731**	0.9636	0.9663	**0.9664**
4	0.7339	0.7296	**0.7455**	0.7208	**0.7212**	0.7200	0.7688	0.7721	**0.7842**	0.7377	**0.7406**	0.7329
5	0.7754	**0.7880**	0.7880	0.7808	0.7663	0.7801	0.7906	**0.8034**	0.7919	0.7781	0.7859	**0.7963**
6	0.6734	0.6847	**0.6985**	0.6993	0.6867	**0.7017**	0.7140	**0.7184**	0.7012	0.7352	**0.7537**	0.7292
均值	0.7856	0.7890	**0.7978**	**0.7848**	0.7809	0.7840	0.7970	0.8001	**0.8043**	0.7999	**0.8039**	0.8038

表 6-8　三种度量准则下分类 F1 的比较

序号	KNN			LR			RF			MLP		
	NDD	NDER	NEDER	NDD	NDER	NEDER	NDD	NDER	NEDER	NDD	NDER	NEDER
1	**0.8584**	0.8389	0.8523	0.8743	0.8764	**0.8781**	0.8767	0.8340	**0.8876**	0.8693	0.8589	**0.8736**
2	0.8119	0.8218	**0.8376**	0.8458	**0.8478**	0.8369	0.8187	0.8400	**0.8422**	0.8296	0.8349	**0.8386**
3	0.9734	0.9749	**0.9767**	**0.9760**	0.9734	**0.9760**	0.9694	0.9707	**0.9712**	0.9775	0.9763	**0.9788**
4	0.7684	0.7582	**0.7732**	0.8341	**0.8352**	0.8344	0.8146	0.8199	**0.8296**	**0.8282**	0.8261	0.8241
5	0.8067	0.8057	**0.8086**	0.8365	0.8277	**0.8406**	0.8244	**0.8291**	0.8264	0.8341	0.8321	**0.8356**
6	0.6449	**0.6570**	0.6364	0.6756	0.6694	**0.6767**	**0.6953**	0.6934	0.6890	0.7079	0.7076	**0.7115**
均值	0.8106	0.8094	**0.8141**	0.8404	0.8383	**0.8405**	0.8332	0.8312	**0.8410**	0.8411	0.8393	**0.8437**

表 6-5 反映出属性约简子集的准确率性能。在表 6-5 中，NEDER 在 RF 和 MLP 分类器下的准确率性能优于其余两个度量准则，可以给未分类样本分配更为准确的类别标签。在 LR 分类器下，NEDER 在大部分数据集上的准确率性能优于其余两个度量准则。在 KNN 分类器下，NEDER 的准确率性能欠佳，仅在 ZAS、ILP 和 DRD 三个数据集上优于其余两种度量准则。另外，计算三种度量准则在四个分类器下分类性能的平均值，由表 6-5 可知 NEDER 的准确率性能均值优于其余两种度量准则。

为更好地评估属性约简子集的分类性能，接下来分析属性约简子集在召回率和查准率两个分类评估指标下的性能，实验结果如表 6-6 和表 6-7 所示。其中，召回率可以反映出属性约简子集在分类器下对正样本的区分能力，查准率可以反映出属性约简子集在分类器下对负样本的区分能力。由表 6-6 可知，NEDER 在 KNN、RF 和 MLP 三个分类器上的召回率性能优于其余两个度量准则，仅存在一个数据集上的召回率性能较差。这表明 NEDER 在分类器下对正样本的区分能力优于其余两个度量准则。例如，在 RF 分类器上，NEDER 的平均召回率比其余两个度量准则的平均召回率高出 2%左右。根据表 6-7，在 KNN 和 RF 分类器下，NEDER 在大部分数据集上查准率性能优于其余两种度量准则。尽管 NEDER 在部分数据集上没有取得最佳的查准率性能，但是它的性能也很接近于最佳值。在 LR 和 MLP 分类器下，NEDER 在部分数据集上查准率性能优于其余两个度量准则。这表明 NEDER 在分类器下对负样本的区分能力有所提升，但是还没有达到最优。

另外，在召回率和查准率的基础上，我们采用 F1 分类评估指标衡量属性约简子集在分类器下对正负样本的综合分类性能，实验结果如表 6-8 所示。在四个分类器下，NEDER 在大部分数据集上 F1 性能优于其余两种度量准则。例如，在 KNN 分类器下，NEDER 在 ZAS 数据集上 F1 性能比 NDD 高出 2%左右。由此可知，NEDER 在分类器下对正负样本的综合分类性能优于其余两种度量准则。综上所述，NEDER 度量准则在四种评估指标下的分类性能优于其余两种度量准则。

下面对证据邻域分类算法实验结果进行分析。ENEC 算法与 NEDER-AR 算法采用相同的实验方法，通过 5 折交叉验证方法划分训练集和测试集，分别进行 5 次实验。同时，为验证 ENEC 算法的可行性和有效性，本小节选取 KNN、LR、RF、MLP 和 NEC 五种常用的分类算法作为对比实验并进行对比分析。

1. ENEC 算法在不同半径权重下的分类性能比较

图 6-15～图 6-18 表示 ENEC 算法的六组数据在不同的邻域半径权重下四种分类性能比较。随着半径权重的增大，ENEC 算法的分类性能先增大后减少或者趋于某个稳定值。这是因为当邻域半径不断增加时，邻域空间选择的不同类别标签的邻域样本越多，所提供的决策信息越复杂，从而做出错误的决策，导致分类精度降低。在四种分类性能指标下，ENEC 算法对 WDBC 数据集的分类性能最优，对 DRD 数据集的分类性能最差。

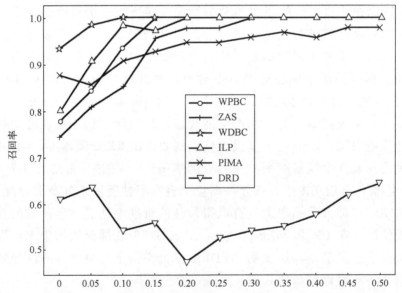

图 6-15　ENEC 算法的六组数据在不同半径权重下的分类召回率性能比较

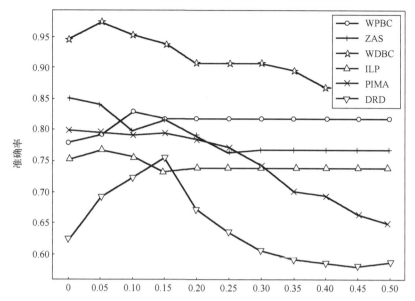

图 6-16　ENEC 算法的六组数据在不同半径权重下的分类准确率性能比较

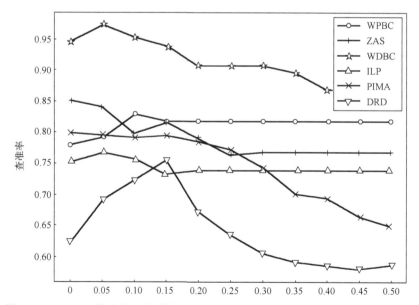

图 6-17　ENEC 算法的六组数据在不同半径权重下的分类查准率性能比较

2.　ENEC 算法的分类性能比较

为验证 ENEC 算法的有效性，本节比较 ENEC 算法与对比算法之间的分类性能，实验结果如表 6-9 所示。ENEC 算法的大部分数据集上的四种分类性能

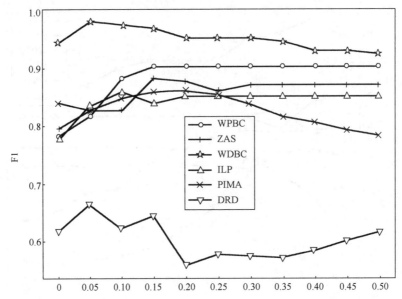

图 6-18　ENEC 算法的六组数据在不同半径权重下的分类 F1 性能比

优于其余五个分类算法。尽管在部分数据集上 ENEC 算法没有达到最优，但是它的分类表现仍优于其余四个分类算法。例如，在精准度指标下，ENEC 算法的查准率性能优于其余五个算法，仅在 ILP 数据集上没有达到最优，仅次于 RF 分类算法。从表 6-9 中可以看出，ENEC 算法在准确率、查准率和 F1 分类指标下的分类性能优于其余五个算法，这表明 ENEC 算法正确分类样本的能力最高，对正样本的区分能力最优，对正负样本的综合分类性能最佳。但是，ENEC 算法的召回率分类指标仅在部分数据集上优于其余四个算法，这说明 ENEC 算法还需要提高对负样本的区分能力。综上所述，融合证据信息的邻域决策分类算法可以有效融合邻域中邻域样本提供的证据信息，充分地考虑到邻域样本的空间差异性和类别标签的不确定性，提高了算法的邻域决策能力和分类精度。

表 6-9　ENEC 算法的分类性能比较

		1	2	3	4	5	6	均值
准确率	KNN	0.7576	0.7561	0.9667	0.6634	0.7421	0.6491	0.7558
	LR	0.7938	0.7360	0.9684	0.7185	0.7760	0.6664	0.7765
	RF	0.8050	0.7526	0.9631	0.7410	0.7656	0.6853	0.7854
	MLP	0.7887	0.7594	0.9684	0.7233	0.7760	**0.7085**	0.7874
	NEC	0.7949	0.7541	0.9211	0.7500	0.7662	0.6407	0.7712
	ENEC	**0.8205**	**0.8033**	**0.9737**	**0.7586**	**0.8052**	0.6826	**0.8073**

续表

		1	2	3	4	5	6	均值
召回率	KNN	0.9257	0.8835	0.9820	0.8037	0.8415	0.6386	0.8458
	LR	0.9806	<u>0.9537</u>	**0.9946**	**0.9928**	<u>0.9122</u>	0.6536	**0.9145**
	RF	<u>0.9938</u>	0.9302	0.9798	0.8817	0.8649	<u>0.6852</u>	0.8892
	MLP	0.9619	0.8923	0.9863	0.9516	0.9106	**0.7002**	0.9005
	NEC	**1.0000**	0.8636	0.9375	0.9767	0.8812	0.6032	0.8770
	ENEC	**1.0000**	**0.9574**	<u>0.9875</u>	<u>0.9884</u>	**0.9286**	0.5593	<u>0.9035</u>
精准率	KNN	0.7911	0.7985	0.9653	0.7455	0.7880	0.6985	0.7978
	LR	0.7977	0.7465	0.9581	0.7200	0.7801	0.7017	0.7840
	RF	<u>0.8050</u>	0.7704	<u>0.9731</u>	**0.7842**	0.7919	0.7012	<u>0.8043</u>
	MLP	0.8045	0.7935	0.9664	0.7329	<u>0.7963</u>	<u>0.7292</u>	0.8038
	NEC	0.7949	<u>0.8085</u>	0.9494	0.7568	0.7876	0.6972	0.7991
	ENEC	**0.8205**	**0.8182**	**0.9753**	<u>0.7589</u>	**0.7982**	**0.7586**	**0.8216**
F1	KNN	0.8523	0.8376	0.9767	0.7732	0.8086	0.6364	0.8141
	LR	0.8781	0.8369	0.9760	0.8344	<u>0.8406</u>	0.6767	0.8405
	RF	<u>0.8876</u>	<u>0.8422</u>	0.9712	0.8296	0.8264	<u>0.6890</u>	0.8410
	MLP	0.8736	0.8386	<u>0.9788</u>	0.8241	0.8356	**0.7115**	<u>0.8437</u>
	NEC	0.8857	0.8352	0.9434	<u>0.8528</u>	0.8318	0.6468	0.8326
	ENEC	**0.9014**	**0.8824**	**0.9814**	**0.8586**	**0.8585**	0.6439	**0.8544**

6.5.2　基于粗糙证据粒球算法实验结果与分析

在本节中将对 REGB-AR 属性约简算法得到的属性约简子集性能进行实验分析。本节的实验相关设置与 6.5.1 小节相同。

REGB-AR 属性约简算法在实验过程中使用 5 折分层交叉验证方法，在 5 次的实验中采用不同的训练样本和测试样本，保证了 REGB-AR 算法实验的有效性。REGB-AR 算法实验选取基于粒球的属性约简算法(记为 GB-AR)和基于证据粒球的属性约简算法(记为 EGB-AR)作为本章所提出的 REGB-AR 算法的对比实验。在表 6-2 中描述的 6 组数据集上，首先验证 GB-AR 的运行时间优于传统邻域粗糙集属性约简算法(记为 NRS-AR)。然后比较三种约简子集的属性数量和近似质量。最后比较三种约简子集在 KNN、LR、RF 和 MLP 四种分类算法下的分类性能。

1. GB-AR 算法与 NRS-AR 算法的运行时间比较

表 6-10 为 GB-AR 算法与 NRS-AR 算法的运行时间结果。GB-AR 算法的运

行时间远小于 NRS-AR 算法。这表明 GB-AR 算法可以有效地降低属性约简算法的运行时间。

表 6-10　GB-AR 算法与 NRS-AR 算法的运行时间比较　（单位：s）

序号	NRS-AR	GB-AR
1	11.9420	**7.9989**
2	10.4980	**6.4100**
3	72.5770	**5.7373**
4	8.9126	**3.2869**
5	8.2694	**1.5144**
6	113.0400	**15.0650**

2. 三种粒球属性约简下约简子集的属性数量比较

基于粒球模型的三种属性约简算法在 5 次交叉验证实验下约简子集的属性数量如表 6-11 所示。根据表 6-11，GB-AR 算法更容易得到属性数量更少的约简子集，但是 GB-AR 算法在 5 次交叉验证实验中得到约简子集的属性数量方差较大，这说明在不同批次的训练样本下得到的约简子集波动性较大。例如，在 DRD 数据集上，GB-AR 算法得到的约简子集属性数量均值最小为 12.2，但是其方差最大为 2.96。EGB-AR 算法在部分数据集上可以有效地降低 GB-AR 算法的方差，提高 GB-AR 算法的稳定性，但是 EGB-AR 算法得到的约简子集属性数量均值也会随之增大。例如，在 DRD 数据集上，EGB-AR 算法得到的约简子集属性数量方差为 2，从 2.96 降低至 2。在全部数据集上，REGB-AR 算法得到的约简子集属性数量方差最小，但是均值较大。例如，在 ZAS 和 DRD 数据集上，REGB-AR 算法取得最小的方差，但其对应的均值最大。REGB-AR 算法得到的约简子集属性数量均值较大，这表明该算法在属性约简中评估属性重要度的准则更为严格。REGB-AR 算法得到的约简子集属性数量方差最小，这表明 REGB-AR 算法在粗糙证据粒球生成过程中可以得到稳定性更好的类簇。

表 6-11　5 次交叉验证下三种粒球属性约简子集的属性数量

序号	属性约简算法	5 次交叉验证下约简子集的属性数量					均值	方差
1	GB-AR	7	3	7	5	3	**5**	3.2
	EGB-AR	11	9	14	11	7	10.4	5.44
	REGB-AR	8	9	11	8	9	9	**1.2**
2	GB-AR	7	7	10	8	10	**8.4**	1.84
	EGB-AR	12	18	13	12	11	13.2	6.16
	REGB-AR	10	12	10	11	11	10.8	**0.56**

续表

序号	属性约简算法	5 次交叉验证下约简子集的属性数量					均值	方差
3	GB-AR	6	7	8	5	8	6.8	1.36
	EGB-AR	7	6	6	6	4	**5.8**	0.96
	REGB-AR	7	6	7	8	7	7	**0.4**
4	GB-AR	7	8	7	7	7	**7.2**	**0.16**
	EGB-AR	7	9	6	8	6	**7.2**	1.36
	REGB-AR	8	8	8	7	8	7.8	**0.16**
5	GB-AR	6	8	8	8	8	**7.6**	0.64
	EGB-AR	8	8	8	8	8	8	**0**
	REGB-AR	8	8	8	8	8	8	**0**
6	GB-AR	10	13	11	15	12	**12.2**	2.96
	EGB-AR	13	16	14	12	15	14	2
	REGB-AR	13	16	15	15	14	14.6	**1.04**

3. 三种粒球属性约简下的近似质量比较

图 6-19 中展示了基于粒球模型的三种属性约简算法下的近似质量比较。可以看出，在部分数据集下 REGB-AR 算法具有更优的近似质量。尽管在其余数据集下 REGB-AR 算法的近似质量性能与 EGB-AR 算法相近，但是优于 GB-AR 算法。例如，在 WPBC 和 ZAS 数据集上，REGB-AR 算法的近似质量优于其余两种算法，这表明 REGB-AR 算法生成的粒球模型结构性更好，可以更清楚地将样本划分到正域。此外，在这两个数据集上，REGB-AR 算法的近似质量优

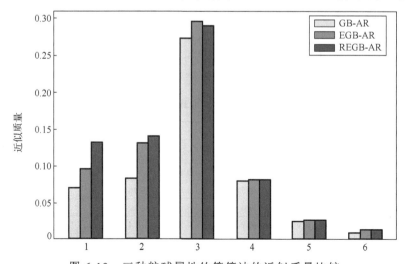

图 6-19　三种粒球属性约简算法的近似质量比较

于 EGB-AR 算法，这表明粗糙证据组合规则可以有效地减少全局证据信息计算过程中不同类别局部证据信息之间的冲突，降低异常样本对邻域决策规则的影响。

4. 不同属性约简子集的分类性能比较

另外，为了更好地评估基于粒球模型的三种属性约简算法的性能，接下来比较不同的属性约简子集在 KNN、LR、RF 和 MLP 四种分类器上的分类性能，并使用四种指标来评估约简子集的分类性能，实验结果如表 6-12～表 6-15 所示。

表 6-12　三种粒球属性约简算法下分类准确率比较

序号	KNN			LR			RF			MLP		
	GB-AR	EGB-AR	REGB-AR	GB-AR	EGB-AR	REGB-AR	GB-AR	EGB-AR	REGB-AR	GB-AR	EGB-AR	REGB-AR
1	0.7217	**0.7634**	0.7069	0.7629	0.7679	**0.7834**	0.7111	0.7629	**0.7682**	0.7731	0.7628	**0.7784**
2	0.6534	**0.7032**	**0.7032**	0.7161	0.7325	**0.7326**	0.6997	0.7457	**0.7557**	0.7227	0.7328	**0.7361**
3	0.9507	0.9526	**0.9578**	0.9420	0.9367	**0.9455**	0.9420	0.9511	**0.9576**	**0.9560**	0.9473	0.9473
4	0.6390	**0.6460**	0.6442	**0.7185**	**0.7185**	**0.7185**	0.7047	0.7030	**0.7099**	**0.7064**	0.7047	**0.7064**
5	0.7136	**0.7240**	**0.7240**	0.7604	**0.7643**	**0.7643**	0.7474	**0.8587**	**0.8587**	0.7552	**0.7630**	0.7500
6	0.5969	**0.6290**	0.6220	0.6264	0.6516	**0.6542**	0.6716	0.6742	**0.6924**	0.6803	0.7011	**0.7098**
均值	0.7126	**0.7364**	0.7264	0.7544	0.7619	**0.7664**	0.7461	0.7826	**0.7904**	0.7656	0.7686	**0.7713**

表 6-12 中展示了三种粒球属性约简子集的准确率性能。REGB-AR 算法在 LR 和 RF 分类器下的准确率性能优于其余两种粒球属性约简算法，这表明 REGB-AR 算法得到的属性约简子集具备更优的分类准确率性能。在 MLP 分类器下，REGB-AR 算法在大部分数据集上的分类准确率性能优于其余两种粒球属性约简算法，在其余数据集上也更接近最佳性能。在 KNN 分类器下，REGB-AR 算法在大部分数据集上的分类准确性能低于 EGB-AR 算法，但是优于 GB-AR 算法。通过计算不同分类器下的分类准确率均值可知，REGB-AR 算法在 LR、RF 和 MLP 上的分类准确率性能优于其余两种粒球属性约简算法。

表 6-13　三种粒球属性约简算法下分类召回率比较

序号	KNN			LR			RF			MLP		
	GB-AR	EGB-AR	REGB-AR	GB-AR	EGB-AR	REGB-AR	GB-AR	EGB-AR	REGB-AR	GB-AR	EGB-AR	REGB-AR
1	0.8979	**0.9203**	0.8519	1	0.9867	1	0.8822	**0.9465**	0.9403	1	0.9595	0.9681
2	0.8199	**0.8733**	0.8638	**0.9872**	0.9653	0.9827	0.8891	**0.9365**	0.9361	**0.9700**	0.9072	0.9501
3	0.9719	0.9719	**0.9723**	0.9745	0.9804	**0.9805**	0.9745	0.9804	**0.9805**	0.9662	0.9661	**0.9663**
4	0.7740	**0.7788**	0.7788	0.9929	0.9929	0.9929	0.8651	0.8742	**0.8762**	0.9520	**0.9593**	0.9521
5	0.8192	**0.8361**	0.8361	0.9004	**0.9023**	0.9023	**0.8601**	0.8587	0.8573	**0.8845**	0.8702	0.8628
6	0.5685	0.6063	**0.5971**	0.5854	**0.6366**	0.6205	0.6720	**0.6837**	0.6827	0..6525	**0.6969**	0.6969
均值	0.8086	**0.8311**	0.8167	0.9067	0.9107	**0.9132**	0.8572	**0.8800**	0.8789	**0.9545**	0.8932	0.8994

表 6-14　三种粒球属性约简算法下分类查准率比较

序号	KNN			LR			RF			MLP		
	GB-AR	EGB-AR	REGB-AR	GB-AR	EGB-AR	REGB-AR	GB-AR	EGB-AR	REGB-AR	GB-AR	EGB-AR	REGB-AR
1	0.7721	**0.8045**	0.7835	0.7629	0.7746	**0.7806**	0.7741	0.7878	**0.7966**	0.7706	0.7820	**0.7931**
2	0.7372	0.7567	**0.7634**	0.7214	**0.7437**	0.7377	0.7495	0.7618	**0.7705**	0.7367	**0.7682**	0.7546
3	0.9508	0.9540	**0.9619**	0.9356	0.9239	**0.9361**	0.9356	0.9239	**0.9361**	0.9638	0.9510	0.9512
4	0.7378	**0.7436**	0.7407	**0.7199**	**0.7199**	**0.7199**	**0.7585**	0.7520	0.7565	0.7244	0.7208	**0.7247**
5	0.7613	**0.7632**	**0.7632**	0.7699	**0.7732**	**0.7732**	0.7774	0.7881	**0.7906**	0.7724	**0.7887**	0.7792
6	0.6524	**0.6584**	**0.6584**	0.6825	0.6984	**0.7094**	0.7148	0.7118	**0.7395**	0.7365	0.7446	**0.7572**
均值	0.7686	**0.7801**	0.7785	0.7654	0.7723	**0.7762**	0.7850	0.7876	**0.7983**	0.7841	0.7926	**0.7933**

表 6-15　三种粒球属性约简算法下分类 F1 比较

序号	KNN			LR			RF			MLP		
	GB-AR	EGB-AR	REGB-AR	GB-AR	EGB-AR	REGB-AR	GB-AR	EGB-AR	REGB-AR	GB-AR	EGB-AR	REGB-AR
1	0.8293	**0.8552**	0.8149	0.8649	0.8662	**0.8754**	0.8219	0.8588	**0.8607**	0.8699	0.8599	**0.8792**
2	0.7691	**0.8046**	0.8033	0.8289	0.8345	**0.8368**	0.8061	0.8367	**0.8419**	0.8303	0.8259	**0.8339**
3	0.9610	0.9626	**0.9668**	0.9543	0.9511	**0.9576**	0.9543	0.9511	**0.9576**	0.9647	0.9581	0.9581
4	0.7535	**0.7580**	0.7571	**0.8343**	**0.8343**	**0.8343**	0.8069	0.8077	**0.8113**	0.8222	**0.8225**	**0.8225**
5	0.7869	**0.7965**	**0.7965**	0.8289	**0.8315**	**0.8315**	0.8149	0.8205	**0.8214**	0.8233	**0.8262**	0.8164
6	0.6060	**0.6290**	0.6220	0.6280	**0.6654**	**0.6654**	0.6910	0.6960	**0.7077**	0.6905	0.7175	**0.7236**
均值	0.7843	**0.8010**	0.7934	0.8232	0.8305	**0.8335**	0.8159	0.8285	**0.8334**	0.8335	0.8350	**0.8390**

　　为更进一步地衡量属性约简子集的分类性能，接下来进行属性约简子集在召回率和查准率下的分类性能分析，实验结果如表 6-13 和表 6-14 所示。从表 6-13 可知，REGB-AR 算法的分类召回率性能较差。例如，在 RF 和 MLP 分类器下，REGB-AR 算法仅在部分数据集上的分类召回率性能优于其余两种粒球属性约简算法。在 KNN 和 LR 分类器下，REGB-AR 算法在大部分数据集上的分类性能优于其余两种粒球属性约简算法。REGB-AR 算法在 LR 上的分类召回率均值优于其余算法，并且在其余三种分类器上的分类召回率均值仅次于最优算法。这表明 REGB-AR 算法对正样本的区分能力有所提升，但是还未达到最优。由表 6-14，REGB-AR 算法的分类查准率性能优于其余两种粒球属性约简算法。例如，在 LR 和 RF 分类器下，REGB-AR 算法的分类查准率性能优于其余算法。在 ZAS 数据集上，REGB-AR 算法在 RF 分类器上的分类查准率性能比 GB-AR 算法高出 3%左右。对于分类器下的分类查准率均值而言，REGB-AR 算法在 LR、RF 和 MLP 分类器上性能最优。在 KNN 分类器下，REGB-AR 算

法的分类查准率性能与 EGB-AR 算法相近，但是其分类查准率均值低于 EGB-AR 算法。通过以上分析表明 REGB-AR 算法对负样本的区分能力最优。

通过 F1 分类评估指标综合考虑 REGB-AR 算法在不同分类器上对正负样本的区分能力，实验结果如表 6-15 所示。在 LR、RF 和 MLP 分类器下，REGB-AR 算法在大部分数据集上的分类 F1 性能优于其余两种粒球属性约简算法。例如，在 RF 分类器下，REGB-AR 算法的分类 F1 均值比 GB-AR 算法高出 2%左右。尽管 REGB-AR 算法在 KNN 分类器下的分类 F1 性能低于 EGB-AR 算法，但是，在 DRD 数据集上 REGB-AR 算法比 GB-AR 算法高出 3%左右。

综上所述，REGB-AR 算法在四种评估指标下的分类性能优于其余两种粒球属性约简算法。

下面对 REGB-NEC 算法的分类性能进行实验分析。为验证 REGB-NEC 算法的有效性，本节选取 GB-NEC 算法和 EGB-NEC 算法作为对比实验进行分类性能的对比和分析。首先，验证 GB-NEC 算法的运行时间优于 NEC 算法。然后，比较和分析 REGB-NEC 算法和其对比算法的分类性能。本节的实验相关设置与 6.5.1 小节相同，同样选择表 6-2 中给出的六组 UCI 数据集进行实验分析。

1. NEC 算法与 GB-NEC 算法的运行时间比较

表 6-16 中展示 NEC 算法与 GB-NEC 算法的运行时间结果。GB-NEC 算法在大部分数据集上的运行时间远小于 NEC 算法，这表明 GB-NEC 算法可以有效地降低 NEC 算法的运行时间。然而，在 WPBC 和 ZAS 数据集上，GB-NEC 算法的运行时间大于或接近 NEC 算法，这表明当样本量较小时，计算效率不具备较大的优势，但是在处理较大规模的数据集时有明显的提升。

表 6-16　NEC 算法与 GB-NEC 算法的运行时间比较　　（单位：s）

序号	NEC	GB-NEC
1	**7.0244**	10.6076
2	**8.2284**	8.5158
3	52.4530	**7.2958**
4	5.7877	**4.0212**
5	7.1128	**1.7646**
6	88.9093	**21.3159**

2. REGB-NEC 算法的分类性能比较

实验得出，在分类阶段中不同的邻域半径对未分类样本选择邻域样本产生的影响较小,可以不做考虑。因此,本章在 REGB-NEC 算法的分析和比较时只考虑同一邻域半径下的分类性能。图 6-20～图 6-23 中展示了 REGB-NEC 算法在六组数据集下的四种分类性能比较。可以得出,REGB-NEC 算法的分类性能在六个数据集上优于其余两种分类算法。相较于 GB-NEC 算法而言,EGB-NEC 算法在四种评估指标下的分类性能有较高的提升。这表明粒球生成过程中通过证据信息融合算法做出邻域决策可以获得更为准确的粒球标签信息,同时通过证据信息的可信度来约束粒球的自适应生成,可以获得更稳定的粒球结构。相

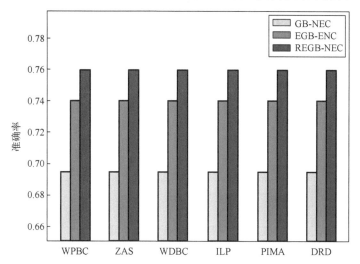

图 6-20 REGB-NEC 算法在六组数据下分类准确率性能比较

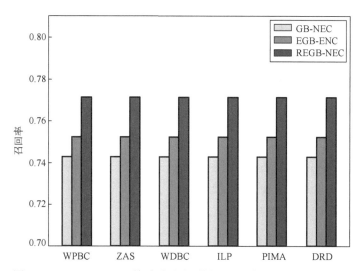

图 6-21 REGB-NEC 算法在六组数据下分类召回率性能比较

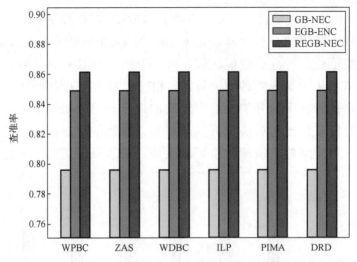

图 6-22　REGB-NEC 算法在六组数据下分类查准率性能比较

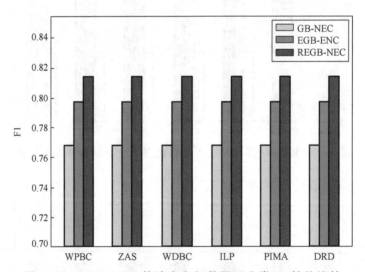

图 6-23　REGB-NEC 算法在六组数据下分类 F1 性能比较

对于 EGB-NEC 算法来说，REGB-NEC 算法通过粗糙证据组合规则可以有效地减少计算全局证据信息过程中不同类别局部证据信息之间的冲突。这表明粗糙证据组合规则可以提高证据信息融合算法所做出的决策准确性以及能够生成更为准确的可信度来约束粒球的自适应生成。

6.5.3　并行化算法实验结果与分析

为了验证 REGB-SPAR 算法和 SP-REGB-NEC 算法并行化计算的优势，增加三个大规模数据集进一步验证并行化计算的可行性和有效性，新增大规模数据集的相关统计信息如表 6-17 所示。在实验分析过程中，主要从运行时间、加速比和扩展比三个评估指标来分析 REGB-SPAR 算法和 SP-REGB-NEC 算法的可行性和有效性。在 6.5.2 小节的实验环境基础上，本小节在 Windows10 系统上搭建版本分别为 2.7.1 的 MapReduce Hadoop 和 2.4.6 的 Spark 模拟环境平台，集群运行模式采用本地模式"local"。在实验过程中，本章通过 Spark 框架中的 Python API 进行编写，并将本地模式中的参数设置为"local[*]"，可使用 CPU 核心数为 12，逻辑处理器数为 24。

表 6-17　新增大规模数据集的相关统计信息

序号	数据集	样本数	属性数
1	SUSY	5000000	19
2	HEPMASS	10500000	28
3	HIGGS	11000000	28

运行时间可以直观地反映出一个算法的计算效率，相同规模下算法的运行时间越少则说明算法的计算效率越高，反之则说明算法的计算效率越低。为此，本节将表 6-2 中数据集扩增 5 倍，并比较 REGB-AR 算法和 REGB-SPAR 并行属性约简算法以及 REGB-NEC 分类算法和 SP-REGB-NEC 并行分类算法之间的运行时间。

从表 6-18 中得出，REGB-SPAR 算法和 SP-REGB-NEC 算法的运行时间分别远小于 REGB-AR 算法和 REGB-NEC 算法，这表明基于 Spark 的算法并行化可以有效地降低算法的运行时间，减少算法消耗高昂的时间成本以及提高算法的计算效率。对于 REGB-SPAR 算法而言，在 ILP 和 PIMA 数据集上的运行时间分别减少 30.4%和 21.9%，而在 WPBC 和 WDBC 数据集上分别减少 68.6%和 63.2%，这表明 REGB-SPAR 算法可以有效地降低属性约简算法中迭代计算所消耗的时间成本，而且随着数据集属性数量和数据规模的增加，REGB-SPAR 算法的计算效率也变高。对于 SP-REGB-NEC 算法而言，当数据集的条件属性相近时，在 ILP 和 PIMA 数据集上的运行时间分别减少 54.9%和 64.3%，PIMA 数据集的样本数量比 ILP 增加了 32.6%，而该算法在 PIMA 数据集上提升的计算效率比 ILP 高出 9.4%。这表明在一定范围内，随着样本数量的不断增加，SP-REGB-NEC 算法提升的计算效率也变大。

表 6-18　5 倍扩增数据集的运行时间结果　　　（单位：s）

序号	数据集名称	REGB-AR	REGB-SPAR	REGB-NEC	SP-REGB-NEC
1	WPBC	551.813	**173.126**	752.408	**174.877**
2	ZAS	354.846	**210.239**	600.500	**214.968**
3	WDBC	1626.010	**598.595**	2373.96	**615.578**
4	ILP	378.052	**263.266**	654.937	**295.444**
5	PIMA	166.259	**129.922**	373.473	**133.344**
6	DRD	1715.750	**906.788**	2842.36	**975.625**

6.5.4　大规模数据集相关指标比较

为计算算法并行化的加速比，保持数据集规模不变的情况下增加系统中的分区数。加速比的具体定义如下

$$\text{Speedup}(p) = \frac{T_2}{T_p} \tag{6-26}$$

其中，T_2 表示在两个分区数上算法运行所消耗的时间，T_p 表示在 p 个分区数上算法运行所消耗的时间。

将分区数分别设置为 2、4、6、8、10，在这些分区数上计算算法运行所消耗的时间，比较算法的加速比性能。

表 6-19 和图 6-24 分别为 REGB-SPAR 算法在不同分区数下的运行时间和加速比变化曲线。在图 6-24 中，随着分区数的增加，每个大规模数据集的加速比也随之增加。表 6-20 和图 6-25 分别为 SP-REGB-NEC 算法在不同分区数下的运行时间和加速比变化曲线。从图 6-25 中得出与 REGB-SPAR 算法相同的结论。因此，该实验结果表明随着设置的分区数不断增加，算法的加速比也相应增大。

表 6-19　REGB-SPAR 算法在不同分区数下的运行时间　　　（单位：s）

序号	数据集名称	分区数				
		2	4	6	8	10
1	SUSY	277454	167391	108794	101429	93748
2	HEPMASS	586556	346771	297471	275053	240780
3	HIGGS	1409356	685849	403553	376643	290172

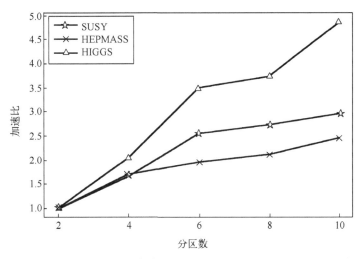

图 6-24　REGB-SPAR 算法在不同分区数下的加速比变化曲线

表 6-20　SP-REGB-NEC 算法在不同分区数下的运行时间　　　（单位：s）

序号	数据集名称	分区数				
		2	4	6	8	10
1	SUSY	520942	196501	125197	96837	83926
2	HEPMASS	566696	484481	296509	273378	223150
3	HIGGS	1396429	680963	514135	346829	266630

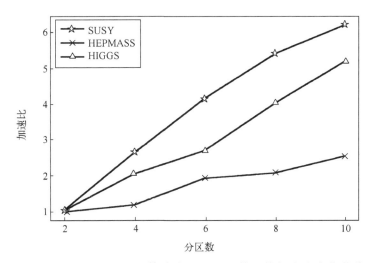

图 6-25　SP-REGB-NEC 算法在不同分区数下的加速比变化曲线

为计算并行化算法的规模增长性，本章在分区数不变的情况下增加算法实验的数据规模。规模增长比的具体定义如下

$$\text{Sizeup}(D, p) = \frac{T_{S_p}}{T_{S_1}} \tag{6-27}$$

其中，D 是数据集，T_{S_1} 表示算法处理 D 所消耗的时间，T_{S_p} 表示算法处理 $p \times D$ 所消耗的时间。

为验证算法运行的规模增长性，分别将 SUSY、HEPMASS 和 HIGGS 数据集划分成 10 等份，用 D 表示一份数据子集，并将分区数设置为 5 以及数据规模增长设置为 D、$2D$、$4D$、$6D$、$8D$、$10D$。REGB-SPAR 算法的规模增长比的实验结果如表 6-21 和图 6-26 所示。SP-REGB-NEC 算法的规模增长比的实验结果如表 6-22 和图 6-27 所示。在相同的分区数下随着数据规模的增长，算法的规模增长比相应增大。

表 6-21 REGB-SPAR 算法处理不同规模数据集的运行时间　　（单位：s）

序号	数据集名称	数据倍数					
		D	$2D$	$4D$	$6D$	$8D$	$10D$
1	SUSY	39673	83786	177835	241602	373464	549810
2	HEPMASS	124033	217792	403988	499715	637582	775409
3	HIGGS	139050	300762	621558	990952	1307842	1728509

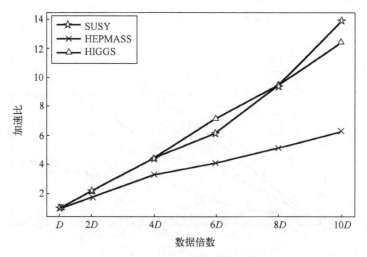

图 6-26　REGB-SPAR 算法的规模增长性曲线

表 6-22　SP-REGB-NEC 算法处理不同规模数据集的运行时间　　（单位：s）

序号	数据集名称	数据倍数					
		D	$2D$	$4D$	$6D$	$8D$	$10D$
1	SUSY	99656	168030	475461	599257	754222	977108
2	HEPMASS	187161	317722	495143	652624	812723	1169893
3	HIGGS	253246	523072	827963	1157221	1528169	1886307

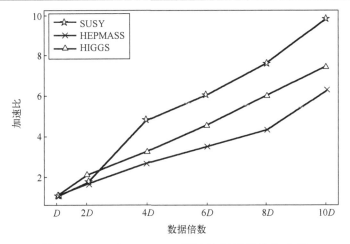

图 6-27　SP-REGB-NEC 算法的规模增长性曲线

参 考 文 献

[1]　Denoeux T. Decision-making with belief functions: a review. International Journal of Approximate Reasoning, 2019, 109: 87-110.

[2]　Ju H, Ding W, Yang X, et al. Robust supervised rough granular description model with the principle of justifiable granularity. Applied Soft Computing, 2021, 110: 107612.

[3]　Denoeux T. A k-nearest neighbor classification rule based on Dempster-Shafer theory. IEEE Transactions on Systems, Man, and Cybernetics, 1995, 25(5): 804-813.

[4]　Hu Q, Pedrycz W, Yu D, et al. Selecting discrete and continuous features based on neighborhood decision error minimization. IEEE Transactions on Systems, Man, and Cybernetics, 2009, 40(1): 137-150.

[5]　Xia S, Zhang Z, Li W, et al. GBNRS: a novel rough set algorithm for fast adaptive attribute reduction in classification. IEEE Transactions on Knowledge and Data

Engineering, 2020, 34(3): 1231-1242.

[6]　Xia S, Liu Y, Ding X, et al. Granular ball computing classifiers for efficient, scalable and robust learning. Information Sciences, 2019, 483: 136-152.

[7]　Glushkova D, Jovanovic P, Abelló A. Mapreduce performance model for Hadoop 2.x. Information Systems, 2019, 79: 32-43.

[8]　吴信东, 嵇圣砲. MapReduce 与 Spark 用于大数据分析之比较. 软件学报, 2018, 29(6): 1770-1791.

[9]　Chen M, Yuan J, Li L, et al. A fast heuristic attribute reduction algorithm using spark//2017 IEEE 37th International Conference on Distributed Computing Systems, Atlanta, 2017: 2393-2398.

[10]　Luo C, Wang S, Li T, et al. Spark rough hypercuboid approach for scalable feature selection. IEEE Transactions on Knowledge and Data Engineering, 2023, 35(3): 3130-3144.

[11]　Yin L, Qin L, Jiang Z, et al. A fast parallel attribute reduction algorithm using Apache Spark. Knowledge-Based Systems, 2021, 212: 106582.

[12]　英昌甜, 于炯, 卞琛, 等. 基于 RDD 关键度的 Spark 检查点管理策略. 计算机研究与发展, 2017, 54(12): 2858-2872.

[13]　董杰. 邻域粗糙集的并行属性约简方法研究. 镇江: 江苏科技大学, 2020: 26-30.

[14]　Hu Q, Yu D, Liu J, et al. Neighborhood rough set based heterogeneous feature subset selection. Information Sciences, 2008, 178(18): 3577-3594.

第7章　基于模糊融合的 Transformer-CNN 不确定性医学图像分割模型

　　医学图像可以直接反映人体的解剖结构和组织功能，为医生诊断疾病提供重要信息。医学影像是医生在诊断疾病、制定手术方案和术后评估时观察患者身体状况的有效工具。胸部 X 射线 (Chest X-ray，CXRs)[1]是放射科医生用来识别胸部物理损伤或诊断疾病的最常见医学成像技术之一，相对较低的成本和辐射水平使其成为世界上使用最广泛的技术。CXRs 是临床上常用的重要工具，用于检测心胸区域的异常，如气胸[2]、胸膜和心包积液[3]、心脏肥大和过度充气[4]。鉴于肺在形状、大小和体积上呈现高度可变性，肺部图像分割这项任务非常具有挑战性。此外，肺实质中异常如实变和空洞的存在，使得分割更加困难，产生不准确的描绘。针对 CXRs 对于临床的重要性和其具有的复杂结构，许多研究人员设计图像处理系统来支持放射科医生进行有效的诊断。

　　受深度学习在解决计算机视觉问题方面的影响，卷积神经网络已经成为了当今医学图像分割中的标准，被成功地应用于医学成像的分割、分类和疾病检测中[5]。Long 等[6]将编码器、解码器结构引入图像分割领域，提出了全卷积网络，通过传递预先训练的分类器权值，使用跳跃连接来融合不同层次的表示，以及在整幅图像上进行端到端的学习，得到较为精细的分割图。Ronneberger 等[7]提出 U-Net 网络，包括一个用于捕获上下文的收缩路径和一个用于精确定位的对称扩展路径，融合图像的底层和高层信息，可以在很少的图像上进行端到端的训练。Zhou 等[8]提出 U-Net++，通过重新设计跳跃路径和深度监督减少编码器子网络和解码器子网络特征映射之间的语义鸿沟，并且深度监督实现了更准确地分割。Xiao 等[9]提出一种具有加权注意力机制的 U-Net 和跳跃连接方案，称为加权 ResUNet，用于解决具有挑战性的视网膜血管分割问题。

　　虽然卷积神经网络已经成为当今医学图像分割中的标准，然而，由于卷积中归纳偏置的局部性和权重共享，这些网络使用的卷积操作不可避免地在建模远程依赖方面存在局限性。虽然 CNN 具有一些难以解决的问题，但是这些问题却能被 Transformer 处理。Transformer 最初用于自然语言处理 (Natural Language Processing，NLP)中序列到序列预测任务的建模[10]，最近引起了计算机视觉研究人员的极大兴趣。Dosovitskiy 等[11]提出了第一个用于图像识别的纯自注意力视觉 Transformer(Vision Transformer,ViT),经过在大型外部数据集上进行预训练,模型在 ImageNet[12]上获得具有竞争力的结果。Zheng 等[13]提出的分割 Transformer(Segmentation Transformer,SETR)在传统的、基于编码器解码器的网络中用 Transformer 替换编码器,从而成功地在自然图像分割任务上获得最先进的结果。

虽然 Transformer 擅长对全局上下文进行建模,但它在捕获细粒度细节方面还是具有一定的局限性,尤其针对医学图像的分割。因此,为了提高 Transformer 的效率,大多数策略是将 CNN 与 Transformer 相结合。例如,Chen 等[14]提出了 TransUnet,利用 CNN 提取低级特征,然后通过 Transformer 对全局交互进行建模,并且结合跳跃连接,在 CT 多器官分割任务中创造了新的纪录。Zhang 等[15]使用 Transformer 金字塔将 CNN 提取的细节特征与不同分辨率的分辨图相结合来捕获多范围关系,通过自适应方案来访问不同的接受域以获取最佳的分割结果。然而,现有工作主要集中于用 Transformer 层代替卷积或将两者按顺序堆叠,并未考虑两者通道和位置之间的相关性。

同时,多模态特征融合仍存在不少问题。多模态融合一般包括两个或两个以上模态信息,通过不同模态信息之间的数据关联实现不同信息间转换,在某些模态缺失的情况下也可以有效保证信息传递的准确性。根据融合层的输入状态,所使用的融合策略分为早期、中间和晚期融合[16]。在早期融合中,来自不同模态的数据被直接连接起来成为一个新的向量。早期融合的优势在于其简单性,无须对模态特征进行设计选择。然而由于边缘表示没有被明确地学习,可能无法识别模态之间的关系。在中间融合中,学习和融合特征以向量形式的信息表示,而不是原始多模态数据,能够更好处理多模态数据的异质性。中间融合策略的优势在于可以灵活地找到融合信息表示的正确深度和映射,更密切地反映模式之间的真实关系。因此,多个深度学习模型特别适用于中间融合。在后期融合中,不是组合原始数据或学习特征,而是将各个模型的决策组合成最终决策。但是,最终模型无法学习多模态对数据或特征级别造成的影响。

根据以上所述融合多模态特征时所存在的问题,在医学图像分割任务中,与其余部分相比,图像的许多边界没有明显的梯度变化。因此,使用预测结果与金标签的相似度来衡量分割效果的指标,例如,Dice 相似系数(Dice Similarity Coefficient,DSC)、平均交并比(Mean Intersection over Union,MIoU)和准确率,在医学图像分割任务中能够提升的空间较小。在这种情况下,基于边缘的算法和基于梯度的算法变得混淆,并被这些虚假边缘所误导,融合不同模型的特征图无法取得良好的分割效果。并且,图像内成分,如肺部、骨头、胃肠等的像素具有与待分割像素接近的空间位置，因此，空间信息不能为区分像素提供有用的线索。如何发现图像分割中的内在规律并综合利用这些信息是一个具有挑战性的问题。

为解决上述问题，提出一种基于模糊融合的网络模型 FTransCNN(Fuzzy Transformer CNN)，该架构将 CNN 和 Transformer 有机地融合。首先是并行运行基于 CNN 的编码器和基于 Transformer 的特征提取网络；接着是提出模糊融合模块，其中先将来自两个分支的特征分别使用通道注意力和空间注意力融合在一起，用 Choquet 模糊积分消除融合特征中的异质性以及特征的不确定性；然后用提出的 FAFM 模块分级上采样，有效地捕获低级空间特征和高级语义上下文；最后反卷积得到最终的分割结果，提升分割精度。

7.1　基 础 知 识

本节简要介绍本章中使用的相关基础知识。首先，7.1.1 节介绍 CNN 与 Transformer 模块；接着，7.1.2 节介绍特征融合部分；最后，7.1.3 节介绍模糊测度和模糊积分。

7.1.1　CNN 与 Transformer

卷积神经网络是一种深度前馈人工神经网络，常用于图像分类等计算机视觉问题[17]。CNN 与多层感知机网络的区别在于它使用卷积层、池化和非线性。Transformer 首先应用于自然语言处理领域[18]，它是一种基于自我注意机制的深度神经网络，用于提取内在特征。Transformer 是一种序列到序列的预测框架，由于其强大的远程建模能力,在机器翻译和自然语言处理方面具有良好的记录。Transformer 中的自我注意机制可以根据输入内容动态调整感受野，因此在模拟远程相关性方面优于卷积运算。由于其强大的表示功能，在许多计算机视觉任务上取得了竞争优势，如图像识别、语义分割、对象检测等。一个典型的例子是视觉 Transformer,它在识别任务上优于基于 CNN 架构的 ResNet。Transformer 主要由四个重要部分组成。

(1)自注意力：自注意力机制是注意力机制的一种改进，其减少对外部信息的依赖，增强特征的内部相关性，将输入的向量转化为三个不同的矩阵，分别为查询矩阵 Q、键矩阵 K、值矩阵 V。将查询矩阵 Q 与键矩阵 K 的转置相乘，得出两者之间的相似度矩阵 QK^{T}，值越大表明越相关，通过 Softmax 函数对相似度矩阵进行归一化得到权重矩阵，最后将权重矩阵与值矩阵相乘得到输入矩

阵的注意力，最终结果为

$$\text{Attention}(Q,K,V) = \text{Softmax}\left(\frac{QK^{\text{T}}}{\sqrt{d_k}}\right) \times V \tag{7-1}$$

其中，d_k 表示查询矩阵或者键值矩阵的维度。

（2）多头自注意力：多头自注意力机制是 Transformer 的核心组件，它是由 n 个自注意力模块组合而成。其中，W_i^Q、W_i^K、W_i^V 分别表示第 i 个自注意力的线性变换矩阵，它们分别与输入向量 X_i 相乘以获取在不同空间上的投影即得到对应的 Q、K、V，增强模型的表征能力。然后把所有的输出矩阵拼接起来，再与线性变换矩阵 W^0 相乘，以得到最终的自注意力输出矩阵如下

$$\text{head}_i = \text{Attention}(X_i W_i^Q, X_i W_i^K, X_i W_i^V) \tag{7-2}$$

$$\text{MSA}(Q,K,V) = \text{Concat}(\text{head}_1, \cdots, \text{head}_i)W^0 \tag{7-3}$$

其中，head 表示输出矩阵，Concat 表示拼接操作。

（3）多层感知机：多层感知机主要由两个全连接层和一个线性激活层 ReLU 组合而成，W_1、b_1 和 W_2、b_2 分别表示两个全连接层的权重和偏置，计算方式为

$$\text{MLP}(X) = \text{Max}(0, XW_1 + b_1)W_2 + b_2 \tag{7-4}$$

其中，Max 表示求最大值。

（4）位置编码：不同于自然语言处理，图像只是一个单一的个体，在获取其自注意力时，首先需要通过卷积神经网络将整幅图片分割成固定大小的小块，然后拼接一个可学习的位置编码矩阵来学习得到图片的位置编码信息。最终，每一层 Transformer 可以表达为

$$z_l' = \text{MSA}(\text{LN}(z_{l-1})) + z_l \tag{7-5}$$

$$z_l = \text{MLP}(\text{LN}(z_l')) + z_l' \tag{7-6}$$

其中，z_{l-1} 表示上一个 Transformer 的输出，通过 Transformer 变换后得到的 z_l 作为下一个 Transformer 的输入，以此类推。

7.1.2　特征融合

融合生成更具判别性的多尺度特征是提高图像目标分割性能的关键。Lin 等[19]将特征金字塔 FPN 作为简单有效的特征融合网络，把从上到下的结果和侧向得到的结果通过相加的方法融合到一起，得到不同分辨率的特征图，包含了原来最深层特征图的语义信息，极大地提升了目标检测的性能。Liu 等[20]提出

路径聚合网络 (PANet) 以促进信息流，通过自下向上的路径增强，在下层提供准确的定位信号，缩短下层与最上层特征之间的信息路径，从而增强整个特征层次结构。Pang 等[21]在 Libra R-CNN 中用平衡化 IOU 采样、平衡化特征金字塔和平衡化 L1 损失，将这三个部分分别用于缓解采样层面、特征层面和目标层面的不平衡，实现多尺度特征的再平衡。Tan 等[22]提出一种加权双向特征金字塔网络 (BiFPN)，允许简单快速的多尺度特征融合。Liu 等[23]设计了自适应多尺度特征融合网络，自动学习或抑制不同尺度特征在融合时空间上可能存在的冲突信息 (即不一致性)，为每个尺度位置上的特征学习一个融合系数，提高了特征的尺度变性，实现特征的自适应融合。有效的融合策略大多采用中间融合算法，能够联合多模态特征所富含的信息，但是融合后的特征中还会存在大量冗余的、不确定的信息，设计了加入模糊策略的中间融合算法，能够更好地减弱融合特征的异质性和不确定性。

7.1.3　模糊测度和模糊积分

模糊测度 (Fuzzy Measure) 是用比较弱的单调性来代替可加性的聚集函数[24]，假设 X 为输入，模糊测度 FM 表示为 $g:2^X \to \mathbf{R}^+$，且模糊测度函数 g 具有以下两个性质：①边界条件，$g(\varnothing)=0$；②单调性，如果 $A,B \subseteq X$ 并且 $A \subseteq B$，则 $g(A) \leqslant g(B)^3$。

Choquet 模糊积分[25]是各输入的最终结果基于输入重要程度的非线性合成，是由模糊测度参数化的非线性聚集函数，即在模糊测度上的积分就是模糊积分，定义如下

$$C(g) = \int_X h(x)g = \sum_{i=1}^{N} g(x_i)[h(x_i)-h(x_{i+1})]$$
$$= \sum_{i=1}^{N} h(x_i)[g(x_i)-g(x_{i+1})]$$

(7-7)

其中，N 表示提取的特征数，$g(x_i)$ 和 $g(x_{i+1})$ 分别表示不同分支特征的模糊测度，$h(x_i)$ 表示提取的特征判决为某个类的置信度。利用 Choquet 模糊积分进行特征融合，能够结合不同分支的特征按照重要性进行融合。

7.2　FTransCNN 模型

为了提高模型分割的准确性，图像中的语义和空间上下文信息是必不可少的。CNN 受限于卷积核的固定大小，无法对全局语义信息进行建模。Transformer

可以通过自注意力计算获得全局语义信息，但自注意力计算需要将 Patch 拉伸为一维向量，并且会丢失 Patch 内部的空间信息。为了解决这些问题，将残差网络作为 CNN 主干与 Transformer 模型相结合，通过融合从 Transformer 分支和残差网络分支提取的特征，提高了模型的特征表示能力，创建了一个可以在医学图像分割上表现良好的双分支网络模型。

如图 7-1 所示，模型由两个并行的分支组成，分别处理不同的信息：①CNN 分支，逐渐增加感受野并将特征从局部编码到全局；②Transformer 分支，从全局自注意力开始，最后恢复局部细节。从两个分支中提取的具有相同分辨率的特征被输入到提出的 Fusion 模块中进行融合，其中应用通道注意力和空间注意力来选择性地融合信息，并且对最低尺度的特征图使用 Choquet 模糊积分来消除特征中的异质性和不确定性。然后，结合多级融合特征图，使用模糊注意力融合模块（Fuzzy Attention Fusion Module，FAFM）逐步上采样与融合，生成图像分割结果。

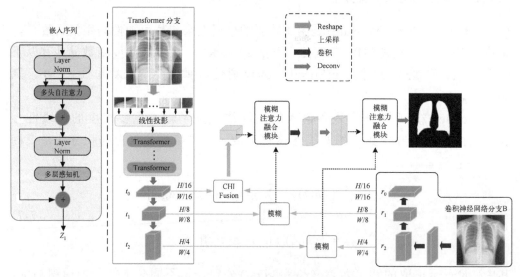

图 7-1   FTransCNN 模型结构

7.2.1   Transformer 分支

Transformer 分支的设计遵循编码解码器结构，如图 7-1 所示，大小为 $x \in \mathbb{R}^{H \times W \times C}$ 的图像被输入到 Transformer 分支中，其中 H、W、C 分别表示输入图像的高度、宽度和通道数。首先图像会被划分为多个 Patch 块，其中 Patch 通常设置为 16。划分好 Patch 块之后，将这些 Patch 块展平并传递到输出维度为 D_0

的线性嵌入层，得到原始嵌入序列 $e \in \mathbb{R}^{N \times D_0}$。为了利用空间先验信息，将相同维度的可学习位置嵌入添加到 e，生成带有位置嵌入的 $z^0 \in \mathbb{R}^{N \times D_0}$，将 z^0 输入到包含 L 层多头自注意力 (Multi-headed Self-attention，MSA) 和多层感知机的 Transformer 编码器。使用式 (7-5) 和式 (7-6) 来对输入图像进行特征提取。层归一化应用于最后一个 Transformer 层的输出以获得编码序列 $z^L \in \mathbb{R}^{N \times D_0}$。

对于解码器部分，使用渐进上采样算法 SETR[13]。具体来说，首先将 z^L 重塑为 $t_0 \in \mathbb{R}^{\frac{H}{16} \times \frac{W}{16} \times D_0}$，这可以被视为具有 D_0 通道的二维特征图。然后使用两个连续的标准上采样卷积层来恢复空间分辨率，分别获得 $t_1 \in \mathbb{R}^{\frac{H}{8} \times \frac{W}{8} \times D_1}$ 和 $t_2 \in \mathbb{R}^{\frac{H}{4} \times \frac{W}{4} \times D_2}$ 两个特征图。这三个不同尺度 t_0、t_1 和 t_2 的特征图将会被保存下来，以便与 CNN 分支的相应大小的特征图进行后续融合。

7.2.2　CNN 分支

CNN 特征提取模块：在一般的深度 CNN 网络中，图像特征会被逐步下采样到 $H/32 \times W/32$ 并且会使用数百层网络来获得特征的全局上下文，这样非常深的网络模型会十分消耗资源。考虑到 Transformer 带来的好处，将大小为 $x \in \mathbb{R}^{H \times W \times C}$ 的图像输入到由残差网络组成的 CNN 特征提取网络中，实现图像数据从高分辨率图像到低分辨率图像的转化，并利用 Transformer 分支来获取全局上下文信息。这不仅提供了更浅的模型，而且还保留了更丰富的本地信息。例如，基于 ResNet 的模型通常有五个块，每个块将特征图下采样两倍，将第 4 个块输出 $r_0 \in \mathbb{R}^{\frac{H}{16} \times \frac{W}{16} \times C_0}$、第 3 个块输出 $r_1 \in \mathbb{R}^{\frac{H}{8} \times \frac{W}{8} \times C_1}$ 和第 2 个块输出 $r_2 \in \mathbb{R}^{\frac{H}{4} \times \frac{W}{4} \times C_2}$ 的特征图与来自 Transformer 分支的结果融合 (图 7-1)。

7.2.3　模糊融合模块

为了有效地结合来自 CNN 和 Transformer 的编码特征，提出了一个模糊融合模块，它结合了注意力机制和模糊测度与模糊积分。具体来说，通过以下操作获得融合特征表示 $f_i (i = 0,1,2)$

$$t_i' = \text{ChannelAttention}(t_i) \tag{7-8}$$

$$r_i' = \text{SpatialAttention}(r_i) \tag{7-9}$$

$$h_i = \text{Conv}(W_1^i r_i \odot W_2^i t_i) \tag{7-10}$$

$$f_i = C(g(\text{Residual}([t_i', r_i', h_i]))) \tag{7-11}$$

其中，ChannelAttention 和 SpatialAttention 分别表示通道注意力和空间注意力计算，W_1 和 W_2 表示 1×1 的卷积层，Conv 是 3×3 的卷积层，g 表示模糊测度，C 表示 Choquet 模糊积分。

对 Transformer 分支特征使用通道注意力，找到全局关键信息在特征图哪个通道上有重要信息，减少关注缺乏重要信息的通道，从而提高特征表示能力。通道注意力被实现为 Hu 等[26]提出的 SE-Block，以促进来自 Transformer 分支的全局信息。这包含两部分：压缩（squeeze）和扩张（excitation）。压缩操作在得到多个特征图后，利用全局平均池化操作对每个特征图进行压缩，使得多个特征图最终成为一维实数序列。具体计算过程如下

$$z = \text{squeeze}(t_i) = \frac{1}{H \times W} \sum_{x=1}^{H} \sum_{y=1}^{W} t_i(x, y) \qquad (7\text{-}12)$$

为了利用压缩操作中聚合的信息，需要进行第二个操作：扩张，该操作旨在完全捕获通道依赖性。为实现这一点，使用一个简单的带有 Sigmoid 激活的门控机制。

$$t_i' = \sigma(W_2 \cdot \text{ReLU}(W_1 \cdot z)) \qquad (7\text{-}13)$$

其中，σ 表示 Sigmoid 激活函数，$W_1 \in \mathbb{R}^{\frac{C}{r} \times C}$，$W_2 \in \mathbb{R}^{C \times \frac{C}{r}}$。

针对底层 CNN 特征存在噪声的问题，采用 Woo 等[27]提出的 CBAM 块的空间注意力作为空间滤波器，增强局部细节，抑制无关区域。第一步，同时使用平均池化和最大池化来生成通道注意力图。

$$m = \sigma(\text{MLP}(\text{AvgPool}(r_i) + \text{MaxPool}(r_i))) \qquad (7\text{-}14)$$

第二步，利用特征之间的空间关系生成空间注意力图，沿通道轴应用平均池化和最大池化操作，并将它们连接起来生成有效的特征描述符。然后使用标准卷积层进行连接和卷积操作以获得二维空间注意力图。

$$r_i' = \sigma(f^{7\times7}([\text{AvgPool}(m); \text{MaxPool}(m)])) \qquad (7\text{-}15)$$

其中，σ 表示 Sigmoid 激活函数，$f^{7\times7}$ 表示卷积核为 7×7 的卷积层。

然后，使用 Hadamard 乘积对来自两个分支的特征之间的细粒度交互进行建模。接着，使用残差块计算连接起来的交互特征 h_i 和注意力特征 t_i'、r_i'。最后对得到的最低尺度特征计算模糊测度并使用 Choquet 模糊积分消除特征中的异质性和不确定性，融合结构如图 7-2 所示。所得到的特征有效地捕获当前空间分辨率的全局和局部上下文。

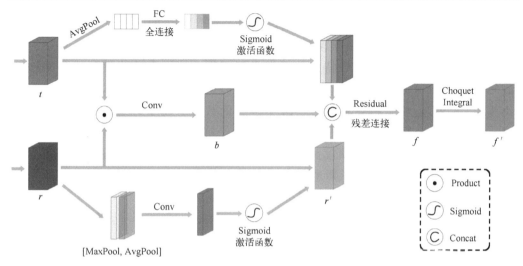

图 7-2　模糊融合结构

在对最低尺度特征计算模糊测度和 Choquet 模糊积分时,设融合特征为 X,根据颜色特征和纹理特征,使用函数 $g:2^X \to \mathbf{R}^+$ 来计算 X 中每个像素点属于特定分割区域的置信度,即该像素点特征的模糊测度。然后根据式(7-7)将得到的模糊测度计算 Choquet 模糊积分,得到融合特征中的像素点在不同分支上的重要性系数,提高该像素点最终的分类准确率。

7.2.4　模糊注意力融合模块

为了生成最终分割图像,对融合的特征图逐步进行上采样来放大图像到输入大小,并设计了模糊注意力融合模块,该模块进一步处理分割边界的不确定性。FAFM 中采用了模糊学习,并将模糊学习模块集成到神经网络中。每个模糊学习模块遵循特定尺度下的特征映射,旨在建立特征与分割结果之间的联系。通过综合考虑各个层次模糊注意力学习模块的输出,可以获得鲁棒的图像分割结果。整个上采样过程如下:

(1)把图 7-1 中所示的融合两个不同分支但是尺度大小相同的特征图进行上采样,与上一级的特征图一起作为 FAFM 的输入。

(2)在 FAFM 中,进行注意力特征融合,采用 Dai 等[28]提出的 AFF。如图 7-3 左侧所示,假设输入的两个特征图分别用 $X \in \mathbb{R}^{H \times W \times C_1}$、$Y \in \mathbb{R}^{H \times W \times C_2}$ 表示,并且 Y 是具有较大感受野的特征图,即上一级特征图。首先将特征图 X 和 Y 分别进行卷积和批规范化,使得其尺寸都为 $\mathbb{R}^{H \times W \times C}$,接着进行按元素求和,然后再次进行卷积和 Sigmoid 激活对通道进行缩减,最后把缩减通道后的特征图与具有较

大感受野的特征图 Y 进行按元素乘法，将特征图尺寸恢复为 $\mathbb{R}^{H \times W \times C}$ 。

（3）使用模糊学习模块学习特征图和相应分割结果之间内在的、复杂的规则，对每个特征图采用一个特定的模糊学习模块，以避免由虚假边缘、平移、旋转等变化引起的混乱，其结构如图 7-3 右侧所示。设 Z 为输入特征图，其大小为 $H \times W \times C$ ，对于特定通道 C ， M 个隶属函数被应用于该通道中的每个特征点，隶属函数个数 M 在特征图的每个通道上保持相同，并且可以在不同的输入特征图之间变化。每个隶属度函数为特征点分配一个模糊类标签，所有隶属度函数均为 (7-12) 中给出的高斯函数形式。

$$F_{x,y,k,c} = \mathrm{e}^{-\left(\frac{Z_{x,y,c}-\mu_{k,c}}{\sigma_{k,c}}\right)^2}, \quad x=1,\cdots,W, \ y=1,\cdots,H, \ k=1,\cdots,M \tag{7-16}$$

其中， (x,y) 是特征图通道 C 中的特征点， $\mu_{k,c}$ 和 $\sigma_{k,c}$ 是第 k 次高斯隶属函数的均值和标准差， $F_{x,y,k,c}$ 表示通道 C 中特征点 (x,y) 输出的第 k 次模糊类标签。将"与（AND）"模糊逻辑应用于特征点的所有隶属函数，通过以下算法获得输入特征图最终的模糊度 $F_{x,y,c}$

$$F_{x,y,c} = \prod_{k=1}^{M} F_{x,y,k,c} \tag{7-17}$$

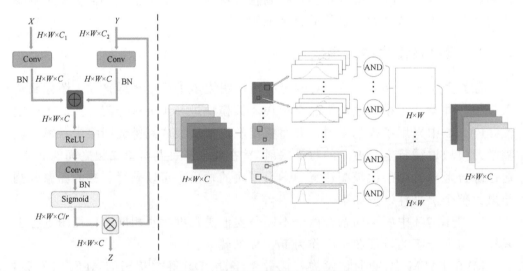

图 7-3　模糊注意力融合模块结构

7.2.5　损失函数

由于医学图像分割的本质是对图像像素的分类，因此 FTransCNN 的损失函数由使用了 Sigmoid 的二分类交叉熵损失函数构成。

假设 y 为真实值即真实标签图像，$\hat{y}$ 为 FTransCNN 模型的预测值即预测图片，先使用 Sigmoid 函数激活预测值 $\hat{y}$

$$\hat{y} = \frac{1}{1 + e^{-\hat{y}}} \tag{7-18}$$

最后交叉熵损失定义如下

$$\text{Loss} = -[y \log \hat{y} + (1-y) \log(1-\hat{y})] \tag{7-19}$$

FTransCNN 的完整过程如算法 7-1 所示。

算法 7-1：基于模糊融合策略的 Transformer-CNN 模型

输入：待分割图像 Img，训练批次大小 batch_size，学习率 learning_rate，动量参数 momentum，最大迭代次数 max_epoch

输出：训练好的网络模型

步骤 1：for epoch in max_epoch do

步骤 2：r_i=Conv(Img) //CNN 分支提取图像特征 r_i

步骤 3：t_i=Transformer(Img) //Transformer 分支提取图像特征 t_i

步骤 4：if ChI is True do//用 ChI 判断特征尺度，若在最深层则用 Choquet 模糊积分

步骤 5：t_i'=ChannelAttention(t_i)

步骤 6：r_i'=SpatialAttention(r_i)

步骤 7：h_i=Conv($W_1 r_i \odot W_2 t_i$)

步骤 8：f_i=C(g(Residual([t_i', r_i', h_i])))

步骤 9：end

步骤 10：Img'=FAFM(f_{i-1}, f_i) //使用 FAFM 模块逐步上采样到原始图像大小

步骤 11：DSC, MIoU, Acc=loss(Img, Img') //计算评价指标进行反向传播训练网络

步骤 12：end

7.3　实验结果与分析

在医学图像分割任务中，结合多个模型进行分割的算法在特征融合时会存在以下问题：

(1)在肺部轮廓分割中，原图中肺部图像的灰度比较平均，并且与周围组织的对比度不高，因此在不同模型所对应相同尺度的特征图中，特征所侧重的语义信息不尽相同。

(2)在胃肠息肉图像分割任务中，在息肉和周围组织可见的情况下，这两个区域的像素具有与息肉像素非常相似的颜色，这种颜色相似性给基于像素的息肉分割带来了难以解决的问题。

(3)在眼底血管图像分割任务中，血管末梢毛细血管难以分辨，即使是医学专家也难以手动分割出末梢轮廓。

因此在肺部图像分割数据集、胃肠息肉分割数据集和眼底血管分割数据集上进行图像分割实验，来验证所提出的模糊融合策略的有效性。

7.3.1　实验设置

实验基于 PyTorch 深度学习框架，在开始阶段对所有的数据样本进行了随机旋转和翻转，来增强数据的多样性。在训练过程中采用小批量随机梯度下降算法来优化模型，每次试验进行 100 轮迭代，训练批次大小为 4，学习率为 $7e^{-5}$，动量参数为 0.9。本章采用的实验平台为 PC（Intel（R）Core（TM）i9-10940X@3.30GHz），显卡为 NVIDIA GeForce RTX3090，内存容量 64G，Windows10 专业版操作系统，开发工具为 JetBrains PyCharm 2021.2.3 专业版，使用 Python 语言实现实验中相关算法。

7.3.2　实验评估指标

本章提出一种医学图像分割算法，故使用图像分割中的部分标准来评价模型精度。采用 Dice 相似系数、平均交并比和准确率来评估模型的分割性能。假设用 A 和 B 分别表示图像分割的 Ground Truth 和预测的结果。

Dice 相似系数是衡量两个集合相似度的指标，用于计算两个样本的相似度，取值范围是[0,1]。Dice 相似系数的值越大说明分割结果与 Ground Truth 越接近，分割效果越好。DSC 计算公式如下

$$\mathrm{DSC}(A,B)=\frac{2|A\bigcap B|}{|A|+|B|} \tag{7-20}$$

其中，$|A|$ 和 $|B|$ 分别表示模型的预测图片和真实标签图像中的像素数目，$|A\bigcap B|$ 表示两幅图像中位置相同且标签相同的像素数目。

平均交并比计算的是"预测的边框"和"真实的边框"的交集和并集的比值，最理想情况是完全重叠，即比值为 1。MIoU 计算公式如下

$$\mathrm{MIoU}=\frac{1}{N}\sum_{i=1}^{N}\frac{p_{ii}}{\sum_{j=1}^{N}p_{ij}+\sum_{j=1}^{N}p_{ji}-p_{ii}} \tag{7-21}$$

其中，N 表示类别总数，p_{ii} 表示真实类别 i 且预测类别也为 i 的像素总数，p_{ij} 表示真实类别为 i 但被预测为第 j 类的像素总数。

准确率是计算被正确分类的像素个数和总像素数之间的比例，准确率越高，分类性能越好。Acc 计算公式如下

$$Acc = \frac{TP+TN}{TP+TN+FP+FN} \tag{7-22}$$

其中，TP、TN、FP 和 FN 分别代表了特征中属于真阳性、真阴性、假阳性和假阴性的图片像素点数目。

7.3.3　针对不同数据集的实验结果与分析

1. 肺部分割数据集

肺部分割数据集采用美国蒙哥马利县肺结核病筛查项目收集的肺部 X 光数据[29]，该数据集包含 58 例肺结核患者和 80 例正常患者的肺部 X 光片，数据集中存放着由放射科医师监督下手动生成的胸部 X 光的"黄金标准"分割图。数据集一共有 704 幅图片，图像格式为 PNG。为了进行实验，将数据集以 8：2 的比例划分为训练集和测试集。为了更加全面地验证本模型的有效性，将本章提出的 FTransCNN 医学图像分割算法与 U-Net 等算法进行比较，分别是 U-Net、U-Net++、ResUNet、TransUnet。表 7-1 展示了 FTransCNN 在肺部分割数据集上与其他模型和算法的对比结果。

表 7-1　肺部分割数据集上各指标数据检　　　　　　（单位：%）

模型	Dice 相似系数	平均交并比	准确率
U-Net	94.27	91.65	96.67
U-Net++	94.33	91.68	96.69
ResUNet	91.02	91.13	96.55
TransUnet	95.25	92.33	97.58
FTransCNN	**95.80**	**93.03**	**97.78**

从实验结果中可以得出，和以往的模型相比，FTransCNN 在 Dice 相似系数、平均交并比和准确率指标上效果较好。在各指标上分别达到 95.80%、93.03% 和 97.78%，比 U-Net 分别高出 1.53%、1.38% 和 1.11%，比 U-Net++ 分别高出 1.47%、1.35% 和 1.09%，比 ResUNet 分别高出 4.78%、1.9% 和 1.23%，比 TransUnet 分别高出 0.55%、0.7% 和 0.2%。图 7-4 给出了部分肺部图像分割结果的可视化对比，可以看出在一些比较细微的地方，FTransCNN 分割的效果更好。

2. 胃肠息肉分割数据集

胃肠息肉数据集(Kvasir-SEG)是胃肠息肉图像和相应分割掩码的开放数据集[30]，由经验丰富的胃肠病学家手动注释和验证。Kvasir-SEG 包含来自 Kvasir Dataset v2 的 1000 幅息肉图像及其对应的分割掩码，图像文件采用 JPEG 压缩编码。Kvasir-SEG 中包含的图像的分辨率从 332×487 到 1920×1072 不等，所以首先要将图像大小统一，本章实验中将图像设置为 512×512。同样地，选用 U-Net、U-Net++、ResUNet、TransUnet 四个模型与 FTransCNN 进行对比实验，得到分割任务在胃肠息肉数据集上各指标如表 7-2 所示。

表 7-2 胃肠息肉分割数据集上各指标数据   (单位：%)

模型	Dice 相似系数	平均交并比	准确率
U-Net	80.70	70.33	94.84
U-Net++	80.78	70.14	94.78
ResUNet	81.36	73.43	95.53
TransUnet	86.27	78.07	96.16
FTransCNN	**88.69**	**81.79**	**96.76**

从表 7-2 的指标数据可以看出，FTransCNN 在三项评价指标中均获得最好的效果，分别为 88.69%、81.79%和 96.76%。同时，结合实际在平常的结肠镜检查中，由于息肉的类型、颜色和大小，息肉经常被忽视，漏诊率为 14%～30%。从图 7-4 的原图中可看出息肉的颜色与周围组织非常接近，并且在图像中息肉不仅仅是生长悬挂起来，也有可能是紧粘在组织表面。从不同模型的分割图可以发现，普通的模型在处理分割边界与周围存在模糊不确定性时，分割结果不够准确，而加入了模糊算法处理的 FTransCNN 模型的分割效果有明显提升。

3. 眼底血管分割数据集

DRIVE 数据集[31]发布于 2004 年，包含 40 幅格式为 tif，尺寸为 565×584 的彩色眼底图像，每幅图像包含两位专家手工标注的金标准图，并且自带视网膜血管的掩膜图。由于该数据集的数据量太小，实验首先将图像以中心点随机旋转生成新的图片，来达到数据扩充的目的，同时将图像大小统一设置为 512×512。与前两个实验一样，将扩充后的数据集以 8：2 的比例划分为训练集和测试集，并且将本章提出的 FTransCNN 医学图像分割算法与 U-Net 等算法进行比较，分别是 U-Net、U-Net++、ResUNet、TransUnet。表 7-3 中展示了 FTransCNN 在眼底血管分割数据集上与其他模型和算法的对比结果。

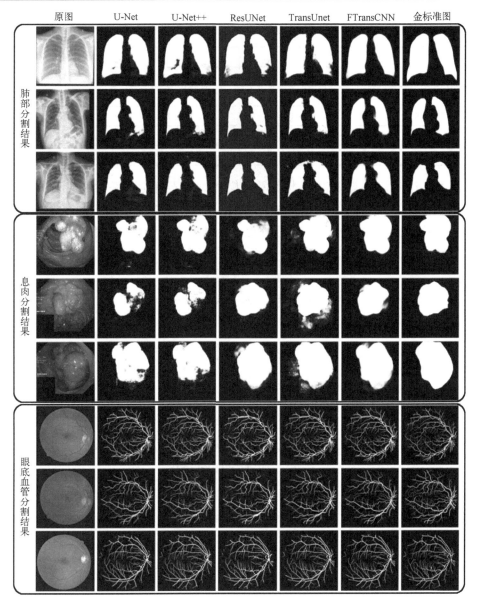

图 7-4　三个数据集分割结果可视化

　　从实验结果可以得出，当每次实验都只迭代 100 轮时，FTransCNN 在 Dice 相似系数、平均交并比和准确率指标上效果最好，在各指标上分别达到 77.21%、70.68% 和 88.56%。同时在图 7-4 中给出了部分眼底血管图像分割结果的可视化对比，可以看出在血管末端，FTransCNN 分割的效果更好。

表 7-3　　眼底血管分割数据集上各指标数据　　　　（单位：%）

模型	Dice 相似系数	平均交并比	准确率
U-Net	74.69	67.50	87.48
U-Net++	75.73	68.91	87.52
ResUNet	66.41	61.38	87.22
TransUnet	75.10	68.13	87.51
FTransCNN	**77.21**	**70.68**	**88.56**

　　为了更进一步直观地说明本章所提模型对于不确定性医学图像分割具有较好的分割效果，采用折线图进行模型的评价，如图 7-5 所示，其横坐标表示不同的分割模型，纵坐标表示指标百分比。根据不同实验指标在折线图中的高低，可以看出 FTransCNN 模型的分割效果达到了最优。

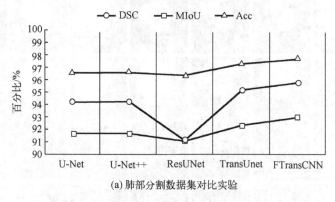

(a) 肺部分割数据集对比实验

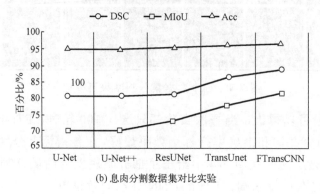

(b) 息肉分割数据集对比实验

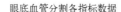

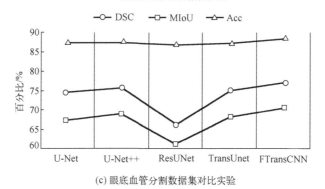

(c) 眼底血管分割数据集对比实验

图 7-5　不同模型在不同数据集上的折线图对比

7.3.4　消融实验

为了探讨不同因素对模型性能的影响，通过控制变量的方式在分割数据集下进行了一系列的消融实验，包括对模型中的 Choquet 模糊积分和 FAFM 模糊学习模块进行消融实验。同时为了验证本章中融合算法的有效性，使用 Concat 和 Add 融合算法来替换本模型中的融合部分。通过表 7-4 中的实验数据可以得出，当仅使用 Choquet 模糊积分或 FAFM 模糊学习模块时，模型的效果要比基模型好，并且同时使用含有 Choquet 模糊积分和 FAFM 模糊学习模块的模型性能达到最优，这再次说明了在存在模糊不确定性边缘处使用模糊学习模块对于提升医学图像分割准确度的重要性。并且在与不同融合算法的对比中，本章中采用的模糊融合策略达到了最好的分割效果。

表 7-4　两个数据集上的消融实验　　　　　（单位：%）

模型	Dice 相似系数		平均交并比		准确率	
	肺部	息肉	肺部	息肉	肺部	息肉
TransCNN-Choquet	94.66	86.68	91.87	80.18	96.71	95.23
TransCNN-FAFM	94.73	87.56	92.00	80.60	96.76	95.56
TransCNN	93.76	86.17	90.91	80.09	95.74	94.95
FTransCNN-Concat	95.68	85.90	92.91	78.77	97.74	96.23
FTransCNN-Add	95.48	86.99	92.84	79.85	97.48	96.35
FTransCNN	**95.80**	**88.69**	**93.03**	**81.79**	**97.78**	**96.76**

同样采用折线图来形象地展示实验结果，如图 7-6 所示，其横坐标表示更换不同模块的模型，纵坐标表示指标百分比。根据不同实验指标在折线图中的高低，可以看出 FTransCNN 模型的分割效果达到了最优。

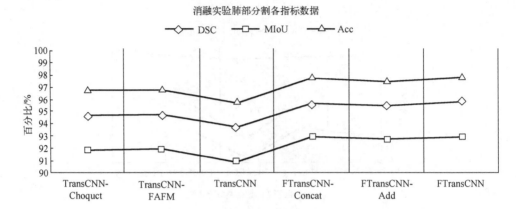

(a) 肺部分割数据集消融实验

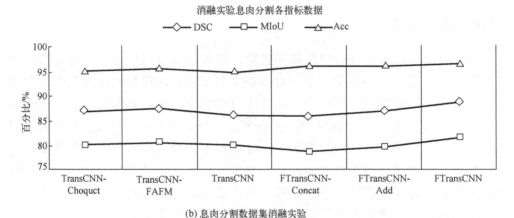

(b) 息肉分割数据集消融实验

图 7-6　FTransCNN 消融实验在不同数据集上的折线图对比

参 考 文 献

[1] Ismael A M, Şengür A. Deep learning approaches for COVID-19 detection based on chest X-ray images. Expert Systems with Applications, 2021, 164: 114054.

[2] Wang X, Duan J, Han X, et al. High incidence and mortality of pneumothorax in critically ill patients with COVID-19. Heart and Lung, 2021, 50(1): 37-43.

[3] Johny D, Subramanyam K, Baikunje N, et al. Cardiac tamponade and massive pleural effusion in a young COVID-19-positive adult. BMJ Case Reports CP, 2021, 14(9): e244518.

[4] Maity A, Nair T R, Mehta S, et al. Automatic lung parenchyma segmentation using a deep

convolutional neural network from chest X-rays. Biomedical Signal Processing and Control, 2022, 73: 103398.

[5] 宋杰, 肖亮, 练智超, 等. 基于深度学习的数字病理图像分割综述与展望. 软件学报, 2021, 32(5): 1427-1460.

[6] Long J, Shelhamer E, Darrell T. Fully convolutional networks for semantic segmentation//Proceedings of the IEEE Conference on Computer Vision and Pattern Recognition, Boston, 2015: 3431-3440.

[7] Ronneberger O, Fischer P, Brox T. U-net: convolutional networks for biomedical image segmentation//International Conference on Medical Image Computing and Computer-assisted Intervention, 2015: 234-241.

[8] Zhou Z, Rahman S M M, Tajbakhsh N, et al. Unet++: a nested u-net architecture for medical image segmentation//Deep Learning in Medical Image Analysis and Multimodal Learning for Clinical Decision Support, Granada, 2018: 3-11.

[9] Xiao X, Lian S, Luo Z, et al. Weighted res-unet for high-quality retina vessel segmentation//The 9th International Conference on Information Technology in Medicine and Education, Hangzhou, 2018: 327-331.

[10] Vaswani A, Shazeer N, Parmar N, et al. Attention is all you need//Advances in Neural Information Processing Systems, Long Beach, 2017: 5998-6008.

[11] Dosovitskiy A, Beyer L, Kolesnikov A, et al. An image is worth 16×16 words: transformers for image recognition at scale. arXiv Preprint arXiv: 2010.11929, 2020.

[12] Russakovsky O, Deng J, Su H, et al. Imagenet large scale visual recognition challenge. International Journal of Computer Vision, 2015, 115(3): 211-252.

[13] Zheng S, Lu J, Zhao H, et al. Rethinking semantic segmentation from a sequence-to-sequence perspective with transformers//2021 IEEE/CVF Conference on Computer Vision and Pattern Recognition, Nashville, 2021: 6877-6886.

[14] Chen J, Lu Y, Yu Q, et al. Transunet: transformers make strong encoders for medical image segmentation. arXiv Preprint arXiv: 2102.04306, 2021.

[15] Zhang Z, Sun B, Zhang W. Pyramid medical transformer for medical image segmentation. arXiv Preprint arXiv: 2104.14702, 2021.

[16] 陈师哲, 王帅, 金琴. 多文化场景下的多模态情感识别. 软件学报, 2018, 29(4): 1060-1070.

[17] Gu J, Wang Z, Kuen J, et al. Recent advances in convolutional neural networks. Pattern Recognition, 2018, 77: 354-377.

[18] Liu P, Yuan W, Fu J, et al. Pre-train, prompt, and predict: a systematic survey of prompting methods in natural language processing. ACM Computing Surveys, 2023, 55(9): 1-35.

[19] Lin T Y, Dollár P, Girshick R, et al. Feature pyramid networks for object detection// Proceedings of the IEEE Conference on Computer Vision and Pattern Recognition, Honolulu, 2017: 2117-2125.

[20] Liu S, Qi L, Qin H, et al. Path aggregation network for instance segmentation// Proceedings of the IEEE Conference on Computer Vision and Pattern Recognition, Salt Lake City, 2018: 8759-8768.

[21] Pang J, Chen K, Shi J, et al. Libra R-CNN: Towards balanced learning for object detection//Proceedings of the IEEE/CVF Conference on Computer Vision and Pattern Recognition, Long Beach, 2019: 821-830.

[22] Tan M, Pang R, Le Q V. EfficientDet: Scalable and efficient object detection//2020 IEEE/CVF Conference on Computer Vision and Pattern Recognition, Seattle, 2020: 10778-10787.

[23] Liu S, Huang D, Wang Y. Learning spatial fusion for single-shot object detection. arXiv Preprint arXiv: 1911.09516, 2019.

[24] Zhang X, Wang J, Zhan J, et al. Fuzzy measures and choquet integrals based on fuzzy covering rough sets. IEEE Transactions on Fuzzy Systems, 2021, 30(7): 2360-2374.

[25] Islam M A, Anderson D T, Pinar A J, et al. Enabling explainable fusion in deep learning with fuzzy integral neural networks. IEEE Transactions on Fuzzy Systems, 2019, 28(7): 1291-1300.

[26] Hu J, Shen L, Sun G. Squeeze-and-excitation networks//Proceedings of the IEEE Conference on Computer Vision and Pattern Recognition, Salt Lake City, 2018: 7132-7141.

[27] Woo S, Park J, Lee J Y, et al. CBAM: convolutional block attention module//European Conference on Computer Vision, Munich, 2018: 3-19.

[28] Dai Y, Gieseke F, Oehmcke S, et al. Attentional feature fusion//2021 IEEE Winter Conference on Applications of Computer Vision, Waikoloa, 2021: 3559-3568.

[29] Jaeger S, Karargyris A, Candemir S, et al. Automatic tuberculosis screening using chest radiographs. IEEE Transactions on Medical Imaging, 2013, 33(2): 233-245.

[30] Jha D, Smedsrud P H, Riegler M A, et al. Kvasir-seg: a segmented polyp dataset// International Conference on Multimedia Modeling, Daejeon, 2020: 451-462.

[31] 梁礼明, 刘博文, 杨海龙, 等. 基于多特征融合的有监督视网膜血管提取. 计算机学报, 2018, 41(11): 2566-2580.

第 8 章　MGRW-Transformer：多粒度随机游走可解释性 Transformer 模型

8.1　基 础 知 识

面向机器学习中分类模型的可解释性算法主要分为事先可解释性算法和事后可解释性算法，事先可解释性算法主要体现模型本身具备一定的可解释性，例如决策树等机器学习算法；而事后可解释性算法是指模型本身不具备可解释性，额外增加可解释性算法后使得模型具备一定的可解释性，深度学习网络往往采用后者，故本章将主要介绍事后可解释性算法中的梯度反向传播法、显著性映射法、扰动遮挡法以及注意力法等的研究进展及其不足之处。

8.1.1　梯度反向传播法

梯度反向传播可解释性算法主要通过深度学习网络中输入信息的变化对于输出的影响，来计算输入特征对于输出决策的重要性，最终输出分类显著性图作为可视化可解释性结果。

Binder 等[1]提出的相关性分数逐层传播（Layer-wise Relevance Propagation，LRP）算法将一阶或更高阶泰勒展开到非线性神经网络中，得到了层与层之间相关性计算准则，然后再逐层计算前一层的相关性，最终得到输入与输出之间的相关性来解释图像中哪些像素对于分类决策起到重要的作用；Voita 等[2]提出的局部相关性分数逐层传播（Partial Layer-wise Relevance Propagation，Partial LRP）算法将可解释性网络结构拓展到 Transformer 模型中，通过逐层关联传播验证多头注意力机制中各部分的相对贡献不同，为确定少部分对模型分类重要的可解释性头，Partial LRP 引入新的算法来修剪注意力头使得可解释性结果更加准确；Chefer 等[3]通过对 Transformer 自注意力层深度泰勒分解，将 LRP 算法运用到视觉 Transformer 模型中，使用非正激活函数、频繁跳跃连接以及在自注意力模块中使用矩阵乘法运算等方法解决了视觉 Transformer 模型中自注意力可解释性结果分散、难以信服等问题，最终用热力图的形式解释了自然图像数据分类结果；Lee 等[4]提出了相关性加权类激活映射（Relevance-weighted Class

Activation Mapping，Relevance-CAM）算法，针对传统的类激活映射法梯度溢出、置信度低等问题，结合了梯度反向传播法以及类激活映射法，将 LRP 的相关性分数作为类激活映射权重成分，同样通过类激活映射图解释模型的分类结果。

基于梯度反向传播的可解释性算法由于输入梯度反映了损失函数变化最快的方向，故该类型算法的优点在于简单高效。然而，可解释性结果噪声多的问题对于可解释性问题产生了极大的干扰，甚至当输入图像存在多个类别的对象时，该算法会可视化标注出所有的对象。

8.1.2　显著性映射法

显著性映射可解释性算法往往将特征图作为初始信息输入，计算特征之间的权重信息后得到类别热力图，最后再与原始特征图像叠加后得到可视化解释结果图像。

Zhou 等[5]最先提出类激活映射（Class Activation Mapping，CAM）模型，通过将全连接层替换为全局平均池化层，输出最后一层卷积层中特征图的均值，最后再加权求和得到类别热力图，用于解释分类的结果。然而 CAM 模型修改了深度学习网络结构，存在重新训练深度学习网络成本高、可移植性较差等问题，因此 Selvaraju 等[6]提出了基于梯度的类激活映射（Gradient-weighted Class Activation Mapping，GradCAM）模型，该模型将卷积神经网络输出的分类结果的梯度输入到最后一层卷积层，与 CAM 不同，GradCAM 模型对特征图的梯度求均值作为权重，得到最终与 CAM 模型等效的类别热力图用于解释分类结果。GradCAM 模型无须更改网络结构，可移植性好且适用于众多卷积神经网络框架。针对 GradCAM 模型多目标定位不够准确等问题，Chattopadhyay 等[7]提出了 GradCAM++模型，考虑在梯度图中每个像素贡献度不同，该模型增加额外的输出梯度对部分像素进行加权，在保证计算量不变的情况下，得到了更为精准的定位和可解释性结果；Wang 等[8]提出了基于类激活映射的卷积神经网络的分数加权视觉解释（Score-Weighted Visual Explanations for Convolutional Neural Networks based on Class Activation Mapping，Score-CAM）算法，针对传统类激活映射法包含的大量噪声是梯度溢出导致的，Score-CAM 算法摆脱了对梯度的依赖，主要通过特征图的全局置信分数来衡量线性权重解释分类结果。

显著性映射法优点在于计算速度较快，但也存在容易标记大量背景信息，对于细微细节难以突出等问题，例如，在位置多变且大小不定的医学图像任务中解释性算法缺乏可靠性。

8.1.3　扰动遮挡法

扰动遮挡法通过随机生成的掩膜（Mask）来扰动遮挡原始图像的特征，测量比较模型扰动前与扰动后的差异，进而判断特征的重要程度，并作为图像分类的特征证据。

Zeiler 等[9]提出可视化反卷积网络（Deconvolution Network，DeConvNet），在模型深浅层分别提取到图像不同粗细粒度信息，通过扰动遮挡输入图像的不同像素，提取出对模型分类结果影响较大的特征；Petsiuk 等[10]提出的随机输入采样解释性模型（Randomized Input Sampling for Explanation，RISE）使用蒙特卡罗采样将多个掩码与输入图像逐元相乘，得到遮挡图像的预测重要度，再将重要度得分与掩膜图进行加权取均值后最终得到可解释性图像。

扰动遮挡法相较于其他可解释性算法定位更准，部分模型中可解释性结果更细致，然而该可解释性算法也存在解释性结果不直观、计算复杂度较高、模型整体效率不高等问题。

8.1.4　注意力法

由于注意力层可以计算层的表征权重，基于注意力的可解释性算法通过模型训练得到的注意力系数绘制注意力热图将重要的特征表现出来。

Dosovitskiy 等最初提出了视觉 Transformer 模型，通过视觉 Transformer 模型中多头自注意力模块生成的注意力热图解释分类结果即传统注意力算法（记为 Raw-attention）；张宇倩等[11]提出了一种通道注意机制实现前后端融合网络（Frontend-backend Fusion network through Channel-Attention Mechanism，FF-CAM）模型基于通道注意力机制计算并可视化图像中人群数量；Bamba 等[12]采用将解码器中的注意力门突出重要特征进行脑图像分割。

Serrano 等[13]提出基于梯度的注意力权重等级能更好地预测其影响，但在许多方面这并不成立。注意力法绝不是安全的算法，所以注意力法与显著性映射法类似，不需要进行大量的计算各个特征的重要度，但对于数据量小，输入图像位置不定、大小不一的医学图像难以获得较好的效果。

8.2　多粒度随机游走可解释性 Transformer 模型

针对上述梯度反向传播法噪声多、扰动遮挡法计算成本高、显著性映射法和注意力法指引不准确等问题，本章提出了 MGRW-Transformer 模型如图 8-1

所示。该模型的基本思路如下：

　　首先将输入图片中心裁剪并修改图像尺寸为 224×224，其次在粗粒度下，将整幅图片切割成多个 32×32 的图像块，共计 49 幅图像块（粗信息粒）即 $G_{\text{img}} = \{G_1, G_2, \cdots, G_{49}\}$。然后将 49 幅图像块输入到预训练好的视觉 Transformer（32×32）模型中，与此同时，每一幅图像块也将作为多粒度随机游走模块中的游走节点 $V_{\text{img}} = \{v_1, v_2, \cdots, v_{49}\}$，相邻的节点存在边信息 $E = \{e_1, e_2, \cdots, e_n\}$，$n$ 为图中无向边个数，构建无向连通图 Graph $= (V_{\text{img}}, E)$。在视觉 Transformer 模块中，将每个图像块向量 Patch_embedding 与位置编码 Position_embedding 相加后得到最终的输入编码 Input 输入到 Encoder 编码器中。接着通过多个 Encoder 编码器后经过最后一个全连接层 MLP Head 输出最终的分类结果，与此同时多头注意力层能够可视化注意力热图并将注意力矩阵 MultiHead(Q, K, V) 输入到多粒度随机游走模块，注意力指引节点 $V_{\text{attention}}$ 将作为粗粒度下随机游走的初始节点。接着根据本章提出的多粒度随机游走的三种游走停止条件得到游走路径 $V_{\text{randomwalk}} = \{V_{\text{attention}}, \cdots, V_{\text{final}}\}$，根据本章提出的粗信息粒重要度 $I(E)$ 这一指标选取最佳游走路径，对粗信息粒约简后得到最终粗信息粒集合 G_{reduct}。最后将每个粗信息粒分割为 16×16 或 8×8（更精确的任务中使用）的图像块，构建节点信息 $V_{G_i} = \{v_1^i, v_2^i, \cdots, v_{16}^i\}$（采用 8×8 的图像块时）和边信息 E_{G_i}。并且根据本章提出的三个停止条件与细信息粒重要度 $I(e)$ 进行细粒度下的随机游走来选取最佳游走路径（细信息粒集合），对细信息粒集合进行约简后得到每个粗信息粒下细信息粒约简集合 g_{reduct}^i，最终得到输入图像的可解释性信息粒集合 $G_{\text{img}} = \{g_{\text{reduct}}^i, \cdots, g_{\text{reduct}}^j\}$，并可视化结果。

　　基于上述基本思路，本章提出的 MGRW-Transformer 模型主要包含两个核心内容：Transformer 分类热图可视化和多粒度随机游走模型。总体设计如图 8-1 所示，具体的实现算法将在下面小节详细分析。

8.2.1　Transformer 分类热图可视化

　　视觉 Transformer 是完全基于自注意力机制实现图像分类任务的模型，包含基本型、大型、巨型三种视觉 Transformer 模型，如表 8-1 所示，例如，ViT-L/16 表示采用 16×16 图像块大小的大型视觉 Transformer 模型，故在保持输入图像大小不变的情况下，采用越小的图像块模型的计算成本越高。

　　本章采用视觉 Transformer 作为模型的分类器不仅可以提高模型的整体精度，而且视觉 Transformer 中自注意力模块可以很好地解释模型分类结果。虽然在医学图像分类中，显著性映射法、注意力算法往往难以奏效，但却对模型

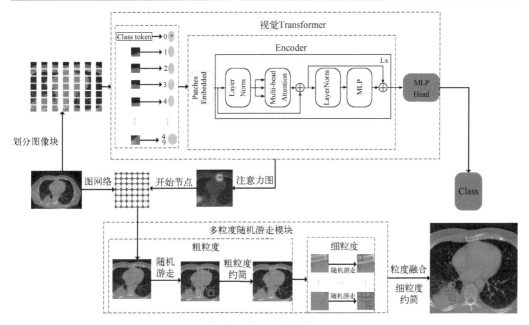

图 8-1　多粒度随机游走分类解释性模型 MGRW-Transformer

的分类结果有一定的指导作用。故本小节以医学图像分类任务为例，详细介绍视觉 Transformer 模块分类与注意力热图可视化的过程，用于指导下一小节中的多粒度随机游走。

表 8-1　三种视觉 Transformer 模型框架

模型	层数	隐藏层大小	MLP 大小	头数	总参数
ViT-Base	12	768	3072	12	86M
ViT-Large	24	1024	4096	16	307M
ViT-Huge	32	1280	5120	16	632M

针对医学图像分类任务，由于医学图像的边缘信息对模型分类与可解释性结果影响较小，故将输入的医学图像进行中心裁剪并修改图像尺寸为 224×224。为了简化矩阵运算以及处理序列化数据，首先需要将图像划分为多个 Patch（图像块），然后在粗信息粒度下再将该图像切割成 32×32 的图像块，共计 49 块输入到视觉 Transformer（32×32）模型中，最后再将每个图像块根据宽、高、通道数展开共计 $32 \times 32 \times 3 = 3072$ 个一维向量，并进入线性映射层进行线性投影变换。

为获取医学图像的全局信息用于分类，模型引入 CLS Token 用于表示图像的整体信息，位置编码 $\text{Position\_embedding} = \{P_{\text{cls}}, P_1, P_2, \cdots, P_{3072}\}$ 用来获取每个图像块在原始图像所在的位置信息。图像块向量 $\text{Patch\_embedding} = \{p_{\text{cls}}, p_1, p_2, \cdots, p_{3072}\}$

与位置编码相加后，得到输入编码 $\text{Input} = \{P_{\text{cls}} + p_{\text{cls}}, P_1 + p_1, P_2 + p_2, \cdots, P_{3072} + p_{3072}\}$ 并输入到视觉 Transformer 模块中的 Encoder 编码器中。

视觉 Transformer 模块沿用了 Transformer[14] 模型中 Encoder 编码器，Encoder 编码器由多头注意力机制、LayerNorm 归一化、残差连接以及全连接层组成，其核心内容多头注意力机制可以将查询与键值对信息映射到输出；将输入编码 Input 输入到 Encoder 编码器中记为 $\text{Input} = X = \{x_0, x_1, \cdots, x_{3072}\}$，通过注意力初始化权重矩阵 W_Q、W_K、W_V，并动态调整权重矩阵使得权重能够反映样本的重要性，最终得到 Q、K、V 矩阵如下

$$Q = W_Q X \tag{8-1}$$

$$K = W_K X \tag{8-2}$$

$$V = W_V X \tag{8-3}$$

其中，Q 表示查询矩阵，K 和 V 分别表示键、值矩阵，由于都是由自身样本 X 线性变化得到，最终得到注意力矩阵

$$\text{Attention}(Q, K, V) = \text{Softmax}(QK^{\text{T}} / \sqrt{d_k})V \tag{8-4}$$

其中，d_k 表示键矩阵的维度。自注意力中 Q、K、V 矩阵多次进行线性变化，每次变换称为单头

$$\text{head}_i = \text{Attention}(QW_i^Q, KW_i^K, VW_i^V) \tag{8-5}$$

其中，W_i^Q、W_i^K、W_i^V 是三个注意力初始化的权重矩阵。将多个 head 进行拼接后再进行线性变化即可得到多头注意力

$$\text{MultiHead}(Q, K, V) = \text{Concat}(\text{head}_1, \cdots, \text{head}_h)W^O \tag{8-6}$$

其中，Concat 为拼接函数，h 为 head 的个数，W^O 为权重矩阵。

模型将输入编码 Input 输入到 Transformer 模块，再经过多个 Encoder（编码器）模块中训练后，全连接层会将多个 Transformer 模块输出的结果作为输入，输出每个类别对应的概率，同时多头注意力模块输出注意力矩阵 $\text{MultiHead}(Q, K, V)$。由于每个图像块大小为 32×32，故对注意力矩阵上采样得到注意力掩码矩阵

$$\text{Mask} = \text{Upsame}(\text{Matrix}, B) \tag{8-7}$$

其中，Matrix 为需要上采样的矩阵，B 为矩阵需要扩充的维数。在粗粒度下多头注意力层输出大小为 7×7 的矩阵，每个图像块为 32×32，故此时需要对矩阵的维数扩充 32 倍得到注意力掩码矩阵 Mask，接着将注意力掩码矩阵 Mask 归一化后覆盖在原始图像上，修改 RGB 三个通道最终得到注意力热力图 CAM，与此同时将注意力掩码矩阵 Mask 输入到多粒度随机游走模块。

8.2.2　多粒度随机游走

多粒度分析算法在深度学习领域的应用往往与数据特征相关，通过对数据的处理获取局部特征、主要特征以及全局特征等；本章在粗粒度下将输入图像切分为 32×32 的图像块作为粗信息粒集合 $G_{\mathrm{img}} = \{G_1, G_2, \cdots, G_{49}\}$，给定大小的粗粒度中选取部分细图像块

$$g_i = \Phi(G_i, S^t), \quad i \in \{1, 2, \cdots, d\} \tag{8-8}$$

其中，S^t 为细信息粒的大小，g_i 为该粗信息粒提取到特征的细图像块（细信息粒），Φ 为具体的选取算法如局部二值特征裁剪[15]，本章将采用图随机游走算法来选取。

图随机游走算法是一种最优化寻解算法，其不仅成功运用于统计学和经济学等领域，在医学图像分割等领域也有广泛的运用[16]。多粒度分析算法将原始图像切分为多个图像块有利于简化模型降低计算成本，但切分图像块会损失图像块之间信息而破坏原始图像的完整性。故如图 8-1 中构建的图网络所示，本章将保留粗粒度下切分后图像块的位置信息，将每个图像块作为节点得到图网络节点信息 $V_{\mathrm{img}} = \{v_1, v_2, \cdots, v_{49}\}$，四面相邻的节点之间构建边信息 $E = \{e_1, e_2, \cdots, e_n\}$，其中，$n$ 为图中无向边个数。相邻图像块节点之间的相似关联度作为边信息的权重，对于任意两个相邻节点 v_i、v_j 之间若存在边 e_{ij}，那么边 e_{ij} 的权重 w_{ij} 为

$$w_{ij} = \exp(-\beta(g_i - g_j)^2) \tag{8-9}$$

其中，g_i、g_j 表示对应像素的强度，β 表示加权参数，最终得到无向连通图 Graph=(V_{img}, E)。

图随机游走算法需要在一定规模下才能够得到全局最优解，本章针对图随机游走算法计算成本高以及规模小难以得到最优解等问题，在游走的初始位置、游走的停止条件以及游走的评价函数三个方面进行了改进。

1. 注意力机制引导的随机游走

在上一小节中，Transformer 分类热图可视化模块将注意力掩码矩阵 Mask 输入到了多粒度随机游走模块中，由于注意力掩码矩阵 Mask 对应着输入图像中每个像素点对于决策的重要程度，在多粒度随机游走模块中，将注意力掩码矩阵 Mask 按照掩盖图像 $G_{\mathrm{img}} = \{G_1, G_2, \cdots, G_{49}\}$ 进行划分即 Mask $= \{M_1, M_2, \cdots, M_{49}\}$。矩阵 M_i 中所有元素之和的大小反映了对应图像块 G_i 对分类决策的重要程度，那么元素之和最大的矩阵 $M_{\max}$ 掩盖区域即为注意力热图 CAM 中的热力区域，矩阵 $M_{\max}$ 对应的图像块 $G_{\max}$ 所处节点即为注意力指引节点 $V_{\mathrm{attention}}$。本章将注意力信

息用于选取随机游走的起点 $V_{\text{attention}}$，将随机游走的起点设置为注意力掩码矩阵 Mask 指引的图像块节点 $V_{\text{attention}}$，可以将游走起点定位到包含重要信息的节点位置，有效减少无效游走次数，降低计算成本。本章提出的 MGRW-Transformer 模型将根据选取信息粒的重要度来寻求最佳路径，具体基于注意力机制的图随机游走的实现如算法 8-1 所示。

　　算法 8-1 是具体的图随机游走策略，在初始位置选取方面，采用 Transformer 模块中多头注意力层输出的注意力热图作为指引，将热力区域所在的位置节点 $V_{\text{attention}}$ 即算法 8-1 中的 Attention_Node 作为初始起点 Start_Node。采取注意力指引节点替代随机初始化位置节点的方法可以有效融合分类模型的注意力信息，减少因随机初始化而导致的部分无效游走，使得随机游走算法能在较小的规模下得到全局最优解。

　　基于注意力机制的图随机游走算法与传统的图随机游走算法相比共有三处创新点，除了游走的初始位置选取外，基于注意力机制的图随机游走算法在游走的停止条件以及游走的评价函数也进行了一定的改进。

算法 8-1：基于注意力机制的图随机游走算法（Attention_RandomWalk）

输入：注意力指引节点 Attention_Node，最大游走路径长度 Max_len，输入图像 Img

输出：游走路径 Node_trave，选取信息粒的重要度 G_importance

步骤 1：Start_Node=Attention_Node	//注意力指引节点作为随机游走初始节点
步骤 2：Node_trave=np.array（Start_Node）	//将初始节点添加到游走路径
步骤 3：while len（Node_trave）< Max_len	//开始游走
步骤 4：　　Neighbors=self.network.neighbors（StartNode）	//获取当前节点邻居节点
步骤 5：　　if　neighbor_Node==None 　　　　break	//无邻居节点 //终止游走
步骤 6：　　Neighbor_Node=choose_neighbor（Neighbors）	//选取邻居节点
步骤 7：　　if　Neighbor_Node==AttentionNode 　　　　break	//回到初始化节点 //终止游走
步骤 8：　　if　Neighbor_Node==AttentionNode	//回到初始化节点
步骤 9：Self.network.delete_edge（StartNode, Neighbor_Node）	//删除游走前后边信息
步骤 10：StartNode=Neighbor_Node	//选择节点作为当前节点
步骤 11：Node_trave=np.append（Node_trave, StartNode）	//将节点添加到游走路径
步骤 12：G_importance=Get_significant（Node_trave，Img）	//获取游走路径下粒度重要度

---

2. 随机游走评价函数和停止条件

　　在游走的停止条件方面，除了沿用了最大游走路径长度终止游走的算法之外，还额外增加了两种停止条件，一是每次游走后删除游走前 Start_Node 和游走后 Neighbor_Node 两个节点之间的边信息，避免出现在部分节点之间往复无效游走的现象，若当前节点不存在邻居节点即 Neighbors 为空时游走停止，删除游走后两个游走节点的边信息再进行图随机游走可以有效避免大量无效游走，快速找到最佳的游走路径；二是注意力算法往往对于游走具有积极的指导作用，简而言之，本章采用图随机游走算法旨在捕获注意力指引节点的周边节点信息，所以当部分边信息被删除后，游走节点 Neighbor_Node 返回到注意力指引节点 Attention_Node 时，游走路径必然包含了注意力周边节点，故此时停止游走。在算法 8-1 中，若随机游走不满足上述三种停止条件，则将游走到达的节点 Neighbor_Node 添加到游走路径 Node_trave 中；若满足停止条件则计算当前的游走路径(信息粒集合)的重要度，最后返回游走路径 Node_trave 和信息粒重要度 I(Node_trave)。

在游走的评价函数方面，由于不同的粒度大小对于模型有不同的影响，若直接选取在较小的图像块之间游走，一方面大量的图像节点信息与边信息使得网络规模较大，不可避免出现计算量过大而在一定规模下无法得到全局最优解的现象；另一方面选用较大的粒度使得模型网络规模较小难以得到较好的可解释性结果。本章采用多粒度分析算法可以有效解决这一问题，通过计算选取信息粒的重要度 I(Node_trave) 来作为图随机游走评价标准，在粗、细粒度下将使用不同的评价函数 $I(E)$ 和 $I(e)$ 分别获取对应信息粒的重要度，最终选取最佳粗、细粒度。粗、细粒度重要度评价函数如算法 8-2 所示。

算法 8-2：粗、细粒度下重要度评价函数 (Get_significant)

输入：图随机游走选取游走粒度 Node_trave，输入图像 Img

输出：游走粒度重要度 G_importance

步骤 1：S1=Get_Classes(Img)	//获取图像被预测为每个类别的概率
步骤 2：Img.permute(1,2,0)	//将图像(通道、宽、高)转换为(宽、高、通道)
步骤 3：Mask(Img，Node_trave)	//对图像中游走粒度进行掩码
步骤 4：Img.permute(2,0,1)	//将图像(宽、高、通道)转换为(通道、宽、高)
步骤 5：Normalize(Img)	//图像归一化
步骤 6：S2=Get_Classes(Img)	//获取图像被预测为每个类别的概率
步骤 7：imp=Get_importance(S1,S2)	//获取信息粒重要度
步骤 8：return imp	//返回信息粒重要度

算法 8-2 主要针对图像的变换处理获取游走粒度的重要度，对于输入图像，在粗粒度下，可以将其切分为多个图像块构成粒度集合 $G_{img}=\{G_1,G_2,\cdots,G_{49}\}$。该

图像可能的决策信息满足 $D = \{d_1, d_2, \cdots, d_m\}$，其中，$m$ 为决策类别个数。在粗粒度下图随机游走最终选取信息粒的集合 $E = \text{Node\_trave} = \{G_{\text{attention}}, \cdots, G_{\text{final}}\}$，$G_{\text{attention}}$ 为游走初始位置，G_{final} 为游走终止节点，满足 $E \subseteq G$，那么粗粒度下信息粒的重要度定义如下

$$I(E) = 1/|D| \sum_{d_j \in D} |S(G, d_j) - S(G, d_j, E)| \tag{8-10}$$

其中，$S(G, d_j, E)$ 表示在 G 粗信息粒集合（整幅图像）下将图随机游走信息粒集合 E 掩码后预测为类别 j 的概率，E 默认为空。

与粗粒度相比，细粒度在深度学习中更具优势，因其包含详细的主要特征也包含了粗略的整体信息以及整体信息与局部信息之间的联系信息。本章在粗粒度下随机游走后对每个图像块进行切分，构成更小的细粒度即 $G_i = \{g_1, g_2, \cdots, g_k\}$，其中，$k$ 为每个大图像块包含小图像块的数量，令 e 为细粒度下随机游走的粒度集合，满足 $e \subseteq G_i$，那么细粒度下粒度重要度定义如下

$$I(e) = 1/|D| \sum_{d_j \in D} |S(G_i, d_j) - S(G_i, d_j, e)| \tag{8-11}$$

其中，$S(G_i, d_j, e)$ 表示在 G_i 细粒度集合（整个编号为 i 的图像块）下将 e 信息粒集合掩码后预测为类别 j 的概率，e 默认为空。

粗、细粒度重要度越大，表明选取的信息粒对于模型的分类决策越关键，所以粗、细粒度重要度对于随机游走最佳粒度的选取起到决定性作用，具体如算法 8-3 所示。在一定规模下选取信息粒重要度 $I(\text{Node\_trave})$ 最大值对应的游走路径 Node_trave 作为最佳游走路径，此外粗、细粒度重要度对于粗、细粒度下的粒度约简和粒度融合都起到决定性作用。

算法 8-3：多粒度随机游走算法（Multi-Granularity Randomwalk）

输入：注意力矩阵 Attention，游走规模 Num_P，最大游走长度 Max_len，输入图像 Img

输出：粒度集合 G

步骤 1：Igraph.Create_Network()　　　　　//创建图网络

步骤 2：Create_Nodes(Attention.size())　　　　//根据图像块数量构建节点信息

步骤 3：Create_Edges(len(nodes))　　　　//相邻的 Patch 即节点存在边信息，构建边信息

步骤 4：StartNode=Max_index(Attention)　　　//根据 Attention 矩阵索引随机游走初始位置

步骤 5：for person in Num_P　　　//随机游走规模

步骤 6：Nodes,imp=Randomwalk(StartNode, Max_len, Img)　　　//获取随机游走路径

步骤 7：G_Nodes=Max_imp(Nodes,imp)　　　//获取最大遮挡粒度重要度对应的路径节点

步骤 8：G=Reduct(G_Nodes)　　　//根据重要性对遮挡路径进行约简得到最终粒度集合

在信息粒约简方面，为了进一步降低模型网络的规模，本章提出的多粒度随机游走的可解释性 Transformer 模型在分解粒度的基础上增加了粗、细信息粒的约简算法 Reduct；对于不同的数据集，多粒度随机游走的可解释性 Transformer 模型在信息粒约简中允许不同的误差。

在自然图像等简单解释性数据集下，首先由于该类数据集中图像的主体在图像中占比较大且往往分布在图像中心位置，采用较大的误差降低模型网络的规模，模型可解释性结果仍分布在图像的中心位置即模型仍具有较好的可解释性。此外由于该类数据集训练样本量大，适当增加训练规模往往也能够获得增大模型网络的规模同样的可解释性结果。最后从图 8-2 和表 8-2 展现的实验结果中可以得出，采用较大误差粗粒度网络相比于细粒度网络虽然在细节上表现稍差，但对比传统的可解释性算法仍具有较好的可解释性。因此在自然图像等简单解释性数据集下，采用较大的误差可降低模型网络的规模，同时对模型可解释性的效果影响较小。

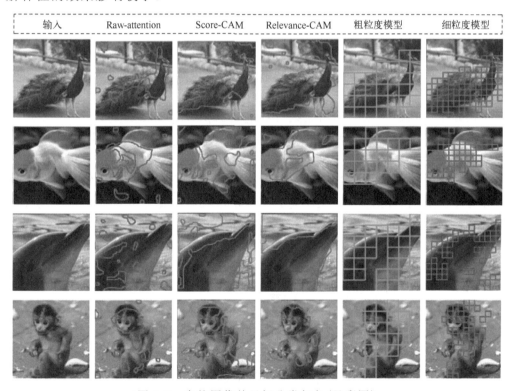

图 8-2　自然图像单目标分类任务（见彩图）

表 8-2　ImageNet-segmentation 数据集分割能力　　　　（单位：%）

	Raw-attention	Score-CAM	Relevance-CAM	粗粒度模型	细粒度模型
像素准确率	67.84	67.18	73.15	71.72	**75.27**
平均精度均值	**80.24**	64.38	68.33	73.05	73.22
平均交并比	46.37	45.46	53.40	55.72	**59.28**

　　但在医学图像等精度要求较高数据集下，由于医学图像数据集中病灶特征在图像中占比较小且分布在图像中的位置不定，采用较大的误差将使模型无法得到较好的可解释性结果。此外由于该类数据集训练样本量小，适当增加训练规模难以提升模型可解释性性能。最后从展现的实验结果中可以得出采用较大误差粗粒度网络相比于传统的可解释性算法具备一定的可解释性，但相较于细粒度网络存在大量噪声像素，难于运用于医学图像可解释性任务中，因此在医学图像等需要极为精确的可解释性任务中建议采用较小误差增大网络规模来保证可解释性的结果。粗、细信息粒下最简信息粒集合 Red 为

$$I(\text{Red}) - I(\text{Red} - \{i\}) > k, \quad i \in \text{Red} \tag{8-12}$$

其中，i 为 Red 集合中任意一个信息粒，满足约简其中任意一个信息粒都会降低信息粒集合的重要度使得误差大于阈值 k，那么集合 Red 即为最简信息粒集合。

　　在粒度融合方面，主要针对细信息粒约简后进行粒度融合这一过程，通过启发式算法得到粗粒度下的约简集合 $G_{\text{reduct}} = \{G_i, \cdots, G_j\}$，对于每个粗信息粒通过随机游走算法能够都得细粒度下的细信息粒集合 g^i_{reduct}，那么粒度融合后最终得到输入图像可解释性信息粒集合 $G_{\text{img}} = \{g^i_{\text{reduct}}, \cdots, g^j_{\text{reduct}}, g^k_{\text{reduct}}\}$。由于粗信息粒下得到的部分细粒度约简集合满足粗粒度约简阈值却不满足细粒度约简阈值，这些细粒度约简集合标注的特征在局部图像块中具有一定重要性。但与其他细粒度融合后对模型的分类精度影响较小，故要去除细粒度融合后存在的部分冗余特征。以每个细信息粒约简集合 g^k_{reduct} 为单位，对 g^k_{reduct} 中标注的特征进行扰动遮挡，若不满足细粒度约简阈值则从可解释性图中去除该冗余特征，最后得到最终的可解释性图 $G_{\text{img}} = \{g^i_{\text{reduct}}, \cdots, g^j_{\text{reduct}}\}$。

8.3　可解释性实验分析

　　通过 ImageNet 自然图像数据集和肺癌医学图像数据集对本章提出的 MGRW-Transformer 模型进行验证。采用的实验平台为 PC（Intel（R）Core（TM）i9-12900K CPU@3.19GHz，RAM 32GB，显卡为 NVIDIA GeForce RTX3090，内

存容量 64G），Windows10 专业版操作系统，开发工具为 JetBrains PyCharm，使用 Python 语言实现实验中相关算法。

8.3.1　实验数据集

使用经典的 ImageNet[17]（ILSVRC）2012 自然图像数据集，由 1000 个类别的 50000 幅图像组成，以及 ImageNet-Segmentation[18]数据集，包含来自 445 个类别的 4276 幅图像。

在医学图像领域采用的是 Kaggle 中肺部 CT 扫描图像数据集[19]，包含四个类别分别是腺癌、大细胞癌、鳞状细胞癌以及正常，其中训练集占比 70%，测试集占比 20%，验证集占比 10%，共收录 1000 幅图像信息。

8.3.2　实验评估指标

本章提出一种可解释性模型，通过标注特征信息来解释模型的分类结果，故本章采用图像分割中的部分标准来评价模型精度。假设在图像语义分割中共有 $k+1$ 个类别，p_{ij} 表示标签为类别 i 却被预测为类别 j 的像素数量。

像素准确率（Pixel Accuracy）表示预测正确的像素数量占像素总量的比例，计算公式定义为

$$PA = \sum_{i=0}^{k} p_{ii} / \sum_{i=0}^{k} \sum_{j=0}^{k} p_{ij} \tag{8-13}$$

平均交并比（MIoU）计算真实值和预测值两个集合的交并比，计算公式定义为

$$MIoU = 1/(k+1) \sum_{i=0}^{k} \left(p_{ii} / \sum_{j=0}^{k} p_{ij} + \sum_{j=0}^{k} p_{ij} - p_{ii} \right) \tag{8-14}$$

平均精度均值（mean Average Precision，mAP）衡量图像多个类别的识别精度，求解平均精度均值首先需要绘制 PR 曲线（Precision-Recall Curve）

$$Precision = p_{ii} / (p_{ii} + p_{ij}) \tag{8-15}$$

$$Recall = p_{ii} / (p_{ii} + p_{jj}) \tag{8-16}$$

将召回率（Recall）作为横轴，精准度（Precision）作为纵轴构建直角坐标系得到 PR 曲线，以 0.1 为步长选取横轴上 11 个点对应的精准度取平均得到平均精准度

$$AP = 1/11 \sum_{r \in \{0, 0.1, 0.2, \cdots, 1.0\}} P(r) \tag{8-17}$$

其中，r 表示横轴即召回率的数值，$P(r)$ 表示召回率为 r 时对应的精准度。AP

对应一个类别下平均精准度，那么 mAP 表示在所有类别下的平均精度均值，公式定义如下

$$mAP = \sum_{q=1}^{Q} AP(q) / Q \tag{8-18}$$

其中，Q 为预测图像的类别总数，$AP(q)$ 表示在第 q 个类别下的平均精准度 AP。

8.3.3　实验结果与分析

分类模型的性能决定如何进行决策，而模型的可解释性从侧面反映了分类模型决策的原因，两者相辅相成。这一小节将从模型分类性能以及模型的可解释性两个方面对自然图像数据集和医学图像数据集分别进行分析。

由于反向传播法和类激活映射法主要依赖于卷积神经网络模型中层与层之间的梯度信息，故可以兼容所有的卷积神经网络分类模型。而注意力法以及本章提出的 MGRW-Transformer 模型主要依赖于 Transformer 模块中多头自注意力机制，故可以兼容所有视觉 Transformer 模型以及包含 Transformer 模块的其他模型等。本章侧重于在通过优化可解释性算法来得到比传统可解释性算法更好的可解释性结果，故本章选用了经典深度学习分类模型中两种 VGG[20]网络结构、五种 Resnet[21]网络结构与常用的五种视觉 Transformer 网络结构进行比较，选择合适的网络作为本章提出的 MGRW-Transformer 模型以及传统的可解释性算法的基分类器。在 ImageNet 数据集和肺部 CT 扫描图像数据集上均使用对应网络结构在 ImageNet 数据集上的预训练参数，在保证学习率、优化函数、训练规模等参数一致的情况下，从模型的 Top-1 准确率和复杂度等评估指标来选取最佳分类模型。

本章采用不同预训练后的网络结构在 ImageNet 数据集上进行测试，表 8-3 为本次测试中各个网络结构的 Top-1 准确率、模型的总参数大小、模型的计算速度。从表中可以看出 ViT-H/14 模型即采用图像块大小的视觉 Transformer 模型在 ImageNet 上得到的 Top-1 准确率是最高的，为 88.08%，与此同时该模型参数量最大，为 660.39M，计算速度也最高，为 161.96 G-Flops。而 Resnet-34 包含的参数总量最小仅为 21.8M，相应的计算速度也最低为 3.68 G-Flops。在众多网络结构中，Top-1 准确率越高越好，模型的复杂度与模型总参数量和计算速度有关，故总参数大小越低越好，相应的计算速度也应降低。本章将综合考虑准确率与复杂度两个方面选取最优网络结构作为分类模型。

表 8-3　多种分类模型的复杂度以及在 ImageNet 数据集上的分类精度

模型	Top-1 准确率/%	参数量/M	计算速度/G-Flops
VGG16	74.4	138.36	15.5
VGG19	74.5	143.67	19.6
Resnet-34	74.97	**21.8**	**3.68**
Resnet-50	77.54	25.56	4.12
Resnet-101	80.67	44.55	7.85
Resnet-152	81.88	60.19	11.58
ViT-B/16	84.15	86.57	16.86
ViT-B/32	80.73	88.22	4.37
ViT-L/16	86.3	304.33	59.67
ViT-L/32	84.37	306.54	15.26
ViT-H/14	**88.08**	660.39	161.96

图 8-3 为不同的网络结构在不同数据集下的测试结果，综合了网络结构 Top-1 准确率、计算速度以及参数总量进行分析绘图。图 8-3(a)表示不同网络结构在 ImageNet 数据集上的测试结果，纵坐标表示不同网络结构在 ImageNet 数据集上的 Top-1 准确率，横坐标对应不同网络结构的计算速度。每一个圆对应相应网络结构，圆的大小代表该网络结构的参数量的大小，Flops 不仅可以用于衡量算法运行的速度也能衡量模型的复杂度，Flops 越小、圆的面积越小，则模型的复杂度越低，即在表 8-3 中 Resnet-34 网络结构复杂度最低，ViT-H/14 网络结构复杂度最高。从图 8-3 中可以看出，靠近左上角的网络结构整体较好，综合 ImageNet 数据集和肺癌 CT 图像数据集可以看出，ViT-L/32 和 ViT-B/16 以及 Resnet-34 在自然图像和医学图像数据集上表现较好，视觉 Transformer 模型自

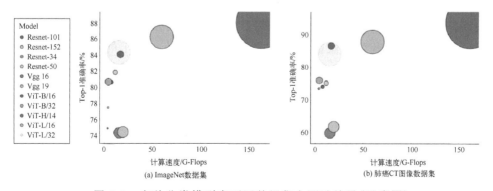

图 8-3　多种分类模型在不同数据集上测试结果(见彩图)

身包含了注意力模块能够生成注意力热图，对多粒度随机游走模块具有指导作用。若选用传统卷积神经网络 Resnet-34 模型则无法得到注意力热图，即只能通过传统可解释性算法例如显著性映射法得到显著性映射图，这无疑额外增加了计算成本，所以 Resnet-34 相较于 ViT-L/32 和 ViT-B/16 并没有减少计算成本反而降低了模型分类精度。故本章在粗粒度下采用 ViT-L/32 为基模型，在细粒度下采用 ViT-B/16 为基模型。

本章将 MGRW-Transformer 模型与注意力法、显著映射法、梯度反向传播法等算法进行比较，分别为 Raw-attention 算法、Score-CAM 算法和 Relevance-CAM 算法。其中本章提出的 MGRW-Transformer 模型在粗粒度下采用 ViT-L/32 为基分类器，在细粒度下采用 ViT-B/16 为基分类器，Raw-attention 算法采用 ViT-B/16 为基分类器，Score-CAM 算法、Relevance-CAM 算法均采用 Resnet-50 为基分类器，以上可解释性算法采用的基分类器均使用 ImageNet 数据集预训练参数。本章提出的 MGRW-Transformer 模型在自然图像数据集中游走规模为 500 次，最大游走路径长度为 36，粗粒度下约简阈值为 0.3，细粒度下约简阈值为 0.2。而在精度要求更高的医学图像数据集下游走规模为 5000 次，最大游走路径长度为 20，粗粒度下约简阈值为 0.2，细粒度下约简阈值为 0.1。

为了检验多粒度随机游走解释性模型在自然图像和医学图像领域分类性能及其可解释性，本章基于 ImageNet（ILSVRC）2012 数据集和肺部 CT 扫描图像数据集分别进行分类及其可解释性实验。

图 8-2 为自然图像单目标分类任务解释性效果图，在该图中从左往右依次为输入图像、Raw-attention 算法解释性效果图、Score-CAM 算法解释性效果图和 Relevance-CAM 算法解释性效果图。由于不同的可解释性算法展现形式不同，为了更好地展示各种可解释性算法的性能，本章将多种可解释性算法输出的最终结果如注意力热图 CAM 统一用红色边框进行展示。对于本章提出的多粒度分析算法，输出结果保留了每个图像块的完整性，用于展示粗、细信息粒的选取，与此同时图像块的外围边框也可用于与其他可解释性算法进行比较。

从图 8-2 中四幅自然图像的可解释性结果可以看出，Raw-attention 算法能够关注到对于分类模型重要的像素特征，然而易受背景、噪声等干扰。Score-CAM 算法几乎能够捕捉到主体的大部分特征，然而由于不依靠模型的梯度信息，在大部分图像中均出现了噪声像素且在噪声像素与主体像素接近时表现较差，如在海豚图像中由于海豚主体特征像素与海水特征像素较为接近，Score-CAM 算法几乎没有捕捉到主体。由于 Relevance-CAM 算法主要贡献在于选用梯度更为平稳的 LRP 算法中相关性分数作为类激活映射权重成分，其相较于 Raw-attention 算法和 Score-CAM 算法能够标记出主体绝大部分重要的特征。但是与 Raw-attention 算法和 Score-CAM 算法一样在主体特征像素与噪声特征像素较为接近时表现较差，如在海豚图像中标注的结果与正类完全相反。本章提出的粗粒度模型可以较好地标注出自然图像中的生物特征用于解释分类结果，但由于粗粒度下选用的图像块较大，故最终选取到的特征包含了一小部分的背景噪声。于是本章继续在每个粗粒度中进行细化，进而粗粒度模型可以在不降低解释性模型精度的同时将粗粒度下标记好的粗图像块进一步细化，得到最终切分出自然图像的总体特征。

为了进一步比较本章提出的多粒度随机游走的可解释性 Transformer 模型与多种传统可解释性模型的优劣，本章引入了像素准确率、平均交并比、平均精度均值三个指标进行衡量。最终，多种模型在 ImageNet-segmentation 数据集上的表现如表 8-2 所示。

像素准确率是图像分割中最常用的指标。像素准确率用来衡量分类正确的像素占像素总数的比例，像素准确率值越高，代表图像分割模型的效果就越好。从表 8-2 中可以看出，本章提出的多粒度随机游走解释性 Transformer 模型在像素准确率下比另外三个解释性模型表现更好，细粒度模型达到了最高 75.27%的像素准确率，细粒度解释性模型的像素准确率更是比 Score-CAM 算法提高了 8.09%，粗粒度模型达到了 71.72%的次优值。从图 8-2 中四幅自然图像也能看出本章提出的多粒度随机游走的可解释性 Transformer 模型相较于另三种算法能够捕捉到更多分类正确的像素。

平均交并比是图像分割中最为简单有效的指标之一，是每个类别下像素预测值与标签的重叠区域占像素预测值和标签的联合区域的比例的均值，体现了预测值和标签的契合程度，平均交并比越高说明图像分割模型的效果就越好。从表 8-4 中可以看出，粗、细粒度可解释性模型在平均交并比这一指标下分别取得了次优值 55.72%和最优值 59.28%，尤其是细粒度可解释性模型比 Score-CAM 算法提高了 13.82%，可见本章提出的多粒度随机游走的可解释性 Transformer 模型相较于其他可解释性算法具有更好的分割能力。

平均精度均值是图像分割、目标检测尤其是多类别目标检测中最常用的指标之一，平均精度（Average Precision，AP）代表由准确率以及召回率绘制出 PR 曲线下的面积，平均精度均值表示多个类别下平均精度的均值。平均精度均值越高，表示模型在图像分割以及多类别目标检测表现越好。从表 8-2 中可以看出 Raw-attention 算法在这一指标下表现最好，达到 80.24%，本章提出的多粒度随机游走的可解释性 Transformer 模型表现仍然较好，但在 ImageNet-segmentation 数据集未能达到最优，主要存在以下两点原因：

一是较好的图像分割、目标检测模型需要满足正确的类漏检少、错误的类误检少、目标类别分类准、目标检测框与标签贴合度高这四个要求。通过上述像素准确率以及平均交并比两个指标可以验证本章提出的多粒度随机游走的可解释性 Transformer 模型相较于 Raw-attention 算法在像素准确率提高了 7.43%，在平均交并比提高了 12.91%，即在目标类别分类准和目标检测框与标签贴合度高这两个要求下表现更好。从图 8-2 可以看出，Raw-attention 算法在错误的类误检少这一要求下相较于其他算法表现最差，该算法极易受背景、噪声等因素影响，所以综合以上可以得出 Raw-attention 算法相较于本章提出的算法仅仅只在正确的类漏检少这一要求下表现较好，即 Raw-attention 算法能够捕捉到更多正确类别的特征信息，比如图 8-2 中能够捕捉到猴子完整的脸部特征却是以忍受更多的噪声特征如猴子手中的果实、背景中的落叶等为代价。这对于可解释性工作有一定的影响。

二是平均精度均值是针对特定数据集下计算的一种相对度量，代表多个类别的平均精度，所以往往在多类别目标检测模型中表现更好，且 ImageNet-segmentation 数据集中含有较多的多类别分割图像。可以看出，Raw-attention 算法基于注意力算法对于多个类别，如图 8-2 中正类猴子、负类猴子手中的果实，负类背景中树叶都较为敏感，适用于多类别图像分割。然而本章提出的粗、细粒度可解释性算法与多类别分割模型不同，主要用于标记图像中正类信息，即分类模型标签的特征信息。

综合图 8-2 和表 8-2 评价指标分析可以得出 MGRW-Transformer 模型在自然图像分类的可解释性方面表现较好。

本章采用不同的 ImageNet 预训练网络结构在肺癌 CT 图像数据集上进行测试，如表 8-4 所示，ViT-H/14 表现依旧最佳，Top-1 准确率达到了 93.66%，与此同时精准度以及召回率也分别达到了 96.90%和 69.62%，从整体而言视觉 Transformer 模型在肺癌 CT 数据集上要优于 VGG 模型和 Resnet 模型，由于模型更为侧重 Top-1 准确率，故排除 VGG 模型和 Resnet 模型后最终在粗细粒度模型选取时，参考图 8-3(b)中分别选用 ViT-L/32 和 ViT-B/16 作为基模型。

表 8-4　多种分类模型在肺癌 CT 数据集上测试结果　　　　（单位：%）

模型	Top-1 准确率	精准度	召回率
VGG16	60.07	19.87	34.81
VGG19	62.01	23.40	39.56

续表

模型	Top-1 准确率	精准度	召回率
Resnet-34	73.59	34.98	41.85
Resnet-50	73.66	35.79	44.81
Resnet-101	74.17	38.73	56.67
Resnet-152	75.25	39.30	50.37
ViT-B/16	86.61	**100**	31.11
ViT-B/32	76.11	41.96	60.0
ViT-L/16	87.84	99.02	37.77
ViT-L/32	84.1	100	18.48
ViT-H/14	**93.66**	96.90	**69.62**

在可解释性方面,上述可解释性算法几乎都能够在自然图像数据集上展现一定的可解释性功能,是因为上述模型都通过了大规模自然图像数据的训练,使得分类及其可解释性都具备了较好的泛化能力。然而由于医学图像可供的训练样本量较少,可解释性模型难以在医学图像领域拥有较好的表现,故本章提出的 MGRW-Transformer 模型主要面向癌症检测等医学图像分类任务,旨在提取医学图像中的主要特征用于解释医学图像的分类结果。与医学图像分割数据集不同,本章选用了医学图像分类数据集即包含一定数量的正类(类别为正常),将采用不同的算法提取负类中重要特征来解释分类结果, 如图 8-4 所示。

图 8-4 中第一列是四幅被分类为肺癌且已被影像和临床医生标定疑似肺癌病灶区域的医学图像, 依旧选用了 Raw-attention 算法、Score-CAM 算法和 Relevance-CAM 算法与本章提出的 MGRW-Transformer 模型在医学图像分类可解释性进行比较。前三种对比算法依旧采用红色边框的统一形式展现,本章提出的 MGRW-Transformer 模型采用最终选取的粗、细粒度的形式展现。

从图 8-4 中可以清晰地看出, 每幅图像存在着大小不一的肿块即在肺部 CT 图像中长度超过 3cm 的病灶区域, 由于 Raw-attention 算法、Score-CAM 算法和 Relevance-CAM 算法缺乏大规模的预训练, 因而在医学图像数据集上表现较差, 故本章通过多幅肺癌图像分析可解释性模型的好坏。从 Raw-attention 算法输出结果可以看出, 该可解释性模型主要标记心脏以及图像边缘部分, 完全不能捕捉到病灶的特征,Score-CAM 算法和 Relevance-CAM 算法由于均采用残差网络模型进行训练, 且训练样本有限, 故两种算法更关注外部轮廓以及肺部枝叶部分, 几乎没有捕捉到任何病灶像素特征, 难以用于解释医学图像分类结果。而本章提出的 MGRW-Transformer 模型相比之下拥有较好的性能, 从粗粒度可

原图注释	Raw-attention	Score-CAM	Relevance-CAM	粗粒度模型	细粒度模型

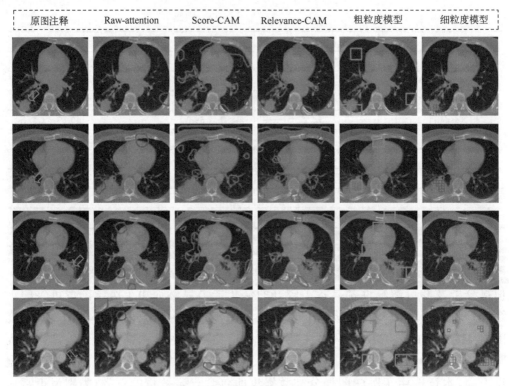

图 8-4　肺癌图像病灶检测分类任务(见彩图)

解释性模型中可以看出整体模型能够找出用于解释分类结果的病灶特征。可解释性结果包含了大量的噪声像素，无法突出细微的病灶特征，这不利于医生或者患者去识别哪一部分才是病灶区域。因此本章根据粗粒度模型继续降低约简阈值，融合约简细粒度下的特征像素，将图像块中的部分可解释性结果拼接成原始图像的可解释性图，解决了较大医学图像病灶区域可能会被划分到多个不同的信息粒下，局部图像块中病灶信息缺乏完整性对可解释性结果的影响。由于细粒度下选用了较小的约简阈值来去除噪声像素的干扰，细粒度可解释性结果图中标注的细信息粒特征主要集中分布在病灶像素特征区域，能够突出细微的病灶像素特征，用于解释医学图像分类结果，极个别细粒度模块往往指引着噪声或者隐藏微小病灶。不难看出，常规的可解释性模型难以胜任训练样本较小的医学图像可解释性任务，而本章针对医学图像可解释性提出的 MGRW-Transformer 模型不仅仅在自然图像数据集上拥有较好的表现，在训练样本较小的医学图像分类及其可解释性任务中表现仍然较为突出。

参 考 文 献

[1] Binder A, Montavon G, Lapuschkin S, et al. Layer-wise relevance propagation for neural networks with local renormalization layers//Proceedings of the Artificial Neural Networks and Machine Learning, Barcelona, 2016: 63-71.

[2] Voita E, Talbot D, Moiseev F, et al. Analyzing multi-head self-attention: specialized heads do the heavy lifting, the rest can be pruned//Proceedings of the 57th Conference of the Association for Computational Linguistics, Florence, 2019: 5797-5808.

[3] Chefer H, Gur S, Wolf L. Transformer interpretability beyond attention visualization//Proceedings of the IEEE/CVF Conference on Computer Vision and Pattern Recognition, Nashville, 2021: 782-791.

[4] Lee J R, Kim S, Park I, et al. Relevance-cam: your model already knows where to look//Proceedings of the IEEE/CVF Conference on Computer Vision and Pattern Recognition, Nashville, 2021: 14944-14953.

[5] Zhou B, Khosla A, Lapedriza A, et al. Learning deep features for discriminative localization//Proceedings of the IEEE Conference on Computer Vision and Pattern Recognition, Las Vegas, 2016: 2921-2929.

[6] Selvaraju R R, Cogswell M, Das A, et al. Grad-CAM: visual explanations from deep networks via gradient-based localization//Proceedings of the IEEE International Conference on Computer Vision, Venice, 2017: 618-626.

[7] Chattopadhay A, Sarkar A, Howlader P, et al. Grad-cam++: generalized gradient-based visual explanations for deep convolutional networks//Proceedings of the 2018 IEEE Winter Conference on Applications of Computer Vision, Nevada, 2018: 829-838.

[8] Wang H, Wang Z, Du M, et al. Score-CAM: score-weighted visual explanations for convolutional neural networks//Proceedings of the IEEE/CVF Conference on Computer Vision and Pattern Recognition Workshops, Seattle, 2020: 24-25.

[9] Zeiler M D, Fergus R. Visualizing and understanding convolutional networks//European Conference on Computer Vision, Zurich, 2014: 818-833.

[10] Petsiuk V, Das A, Saenko K. RISE: randomized input sampling for explanation of black-box models//Proceedings of the British Machine Vision Conference, Newcastle, 2018: 151.

[11] 张宇倩, 李国辉, 雷军, 等. FF-CAM: 基于通道注意机制前后端融合的人群计数. 计算

机学报, 2021, 44(2): 304-317.

[12] Bamba U, Pandey D, Lakshminarayanan V. Classification of brain lesions from MRI images using a novel neural network//Multimodal Biomedical Imaging XV, San Francisco, 2020.

[13] Serrano S, Smith N A. Is attention interpretable?//Proceedings of the 57th Annual Meeting of the Association for Computational Linguistics, Florence, 2019.

[14] Vaswani A, Shazeer N, Parmar N, et al. Attention is all you need. Advances in Neural Information Processing Systems, 2017, 30: 5998-6008.

[15] Ren S, Cao X, Wei Y, et al. Face alignment at 3000 fps via regressing local binary features//Proceedings of the IEEE Conference on Computer Vision and Pattern Recognition, Columbus, 2014: 1685-1692.

[16] Grady L. Random walks for image segmentation. IEEE Transactions on Pattern Analysis and Machine Intelligence, 2006, 28(11): 1768-1783.

[17] Russakovsky O, Deng J, Su H, et al. Imagenet large scale visual recognition challenge. International Journal of Computer Vision, 2015, 115(3): 211-252.

[18] Guillaumin M, Küttel D, Ferrari V. Imagenet auto-annotation with segmentation propagation. International Journal of Computer Vision, 2014, 110(3): 328-348.

[19] Mohamed H. Chest CT-Scan images Dataset. [2023-01-05]. https://www.kaggle.com/datasets/mohamedhanyyy/chest-ctscan-images.

[20] Simonyan K, Zisserman A. Very deep convolutional networks for large-scale image recognition. arXiv Preprint arXiv:1409.1556, 2014.

[21] He K, Zhang X, Ren S, et al. Deep residual learning for image recognition//Proceedings of the IEEE Conference on Computer Vision and Pattern Recognition, Las Vegas, 2016: 770-778.

彩　　图

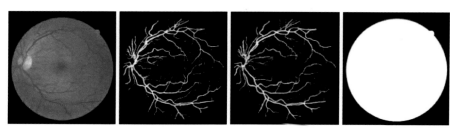

彩色眼底图像　　　　专家 1 手工分割　　　　专家 2 手工分割　　　　掩膜

图 3-19　DRIVE 数据集

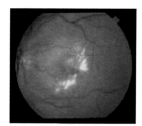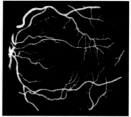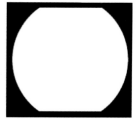

彩色眼底图像　　　　　　专家手工分割　　　　　　掩膜

图 3-20　Stare 数据集

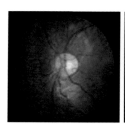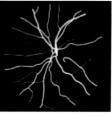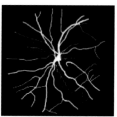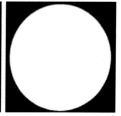

彩色眼底图像　　　　专家 1 手工分割　　　　专家 2 手工分割　　　　掩膜

图 3-21　CHASE DB1 数据集

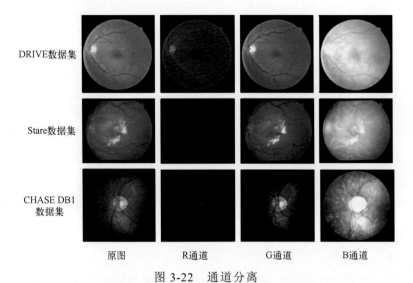

DRIVE数据集

Stare数据集

CHASE DB1
数据集

原图　　　　　　R通道　　　　　　G通道　　　　　　B通道

图 3-22　通道分离

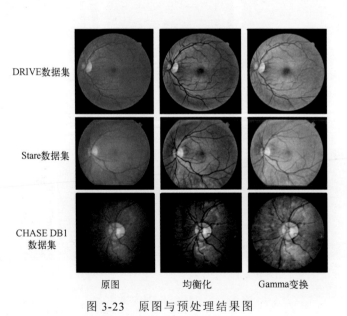

DRIVE数据集

Stare数据集

CHASE DB1
数据集

原图　　　　　均衡化　　　　Gamma变换

图 3-23　原图与预处理结果图

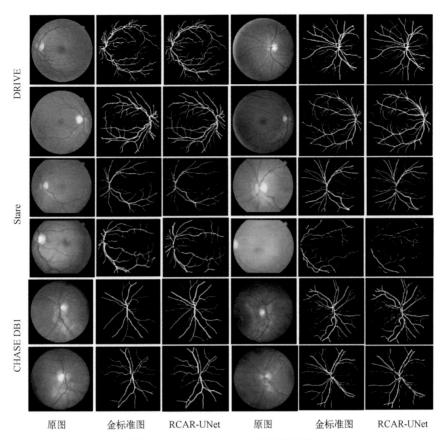

图 3-25　RCAR-UNet 分割效果图

下方图例标注：原图　金标准图　RCAR-UNet　原图　金标准图　RCAR-UNet

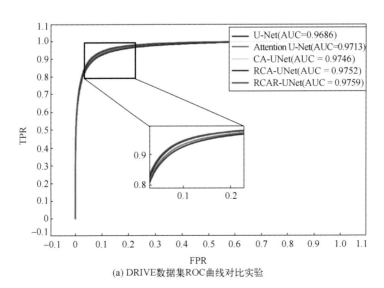

图例：
- U-Net(AUC=0.9686)
- Attention U-Net(AUC=0.9713)
- CA-UNet(AUC = 0.9746)
- RCA-UNet(AUC = 0.9752)
- RCAR-UNet(AUC = 0.9759)

(a) DRIVE数据集ROC曲线对比实验

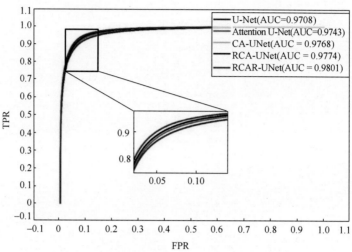

(b) Stare数据集ROC曲线对比实验

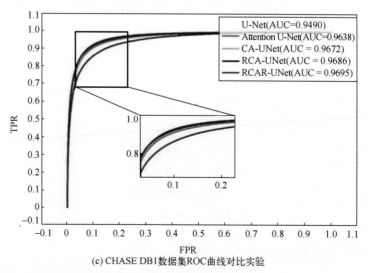

(c) CHASE DB1数据集ROC曲线对比实验

图 3-29　不同模型在不同数据集上的 ROC 曲线对比

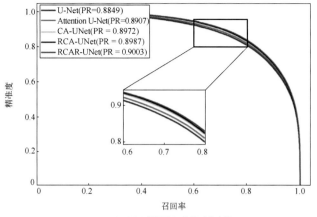

(a) DRIVE数据集PR曲线对比实验

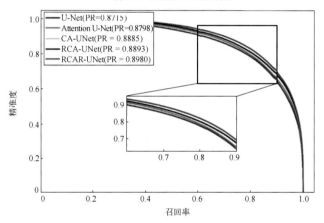

(b) Stare数据集PR曲线对比实验

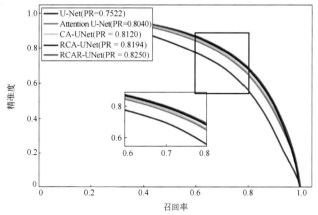

(c) CHASE DB1数据集PR曲线对比实验

图 3-30　不同模型在不同数据集上的 PR 曲线对比

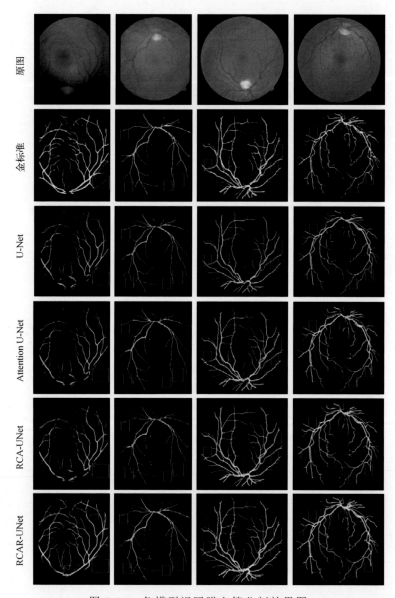

图 3-31　各模型视网膜血管分割效果图

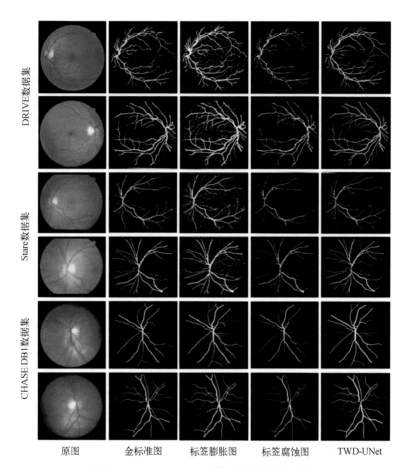

| | 原图 | 金标准图 | 标签膨胀图 | 标签腐蚀图 | TWD-UNet |

图 3-32　TWD-UNet 模型的分割效果图

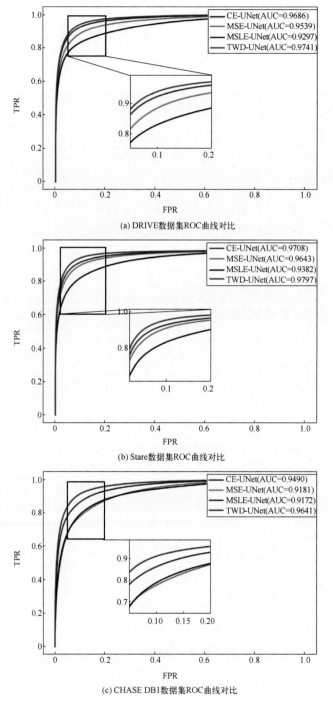

(a) DRIVE数据集ROC曲线对比

(b) Stare数据集ROC曲线对比

(c) CHASE DB1数据集ROC曲线对比

图 3-36　不同模型在不同数据集数据集上的 ROC 曲线对比

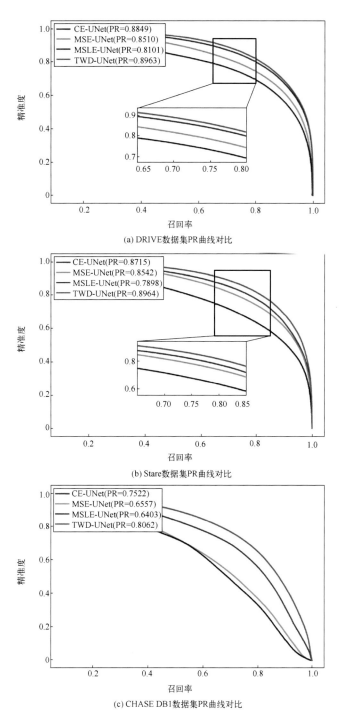

(a) DRIVE数据集PR曲线对比

(b) Stare数据集PR曲线对比

(c) CHASE DB1数据集PR曲线对比

图 3-37　不同模型在不同数据集数据集上的 ROC 曲线对比

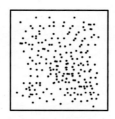

(a) 分布均匀的数据集

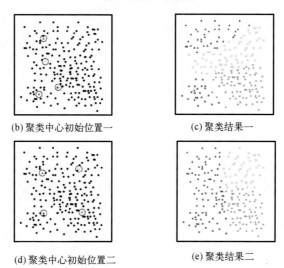

(b) 聚类中心初始位置一

(c) 聚类结果一

(d) 聚类中心初始位置二

(e) 聚类结果二

图 4-6　MPGA 的寻优用例图

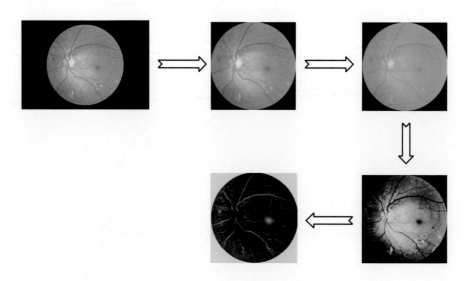

图 4-16　眼底图像预处理

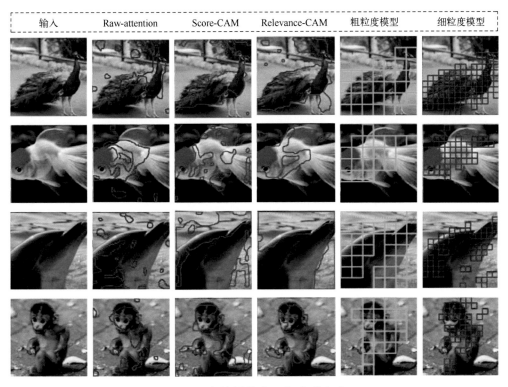

图 8-2　自然图像单目标分类任务

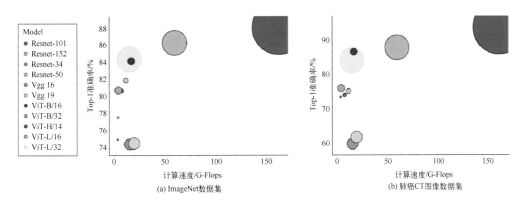

图 8-3　多种分类模型在不同数据集上测试结果

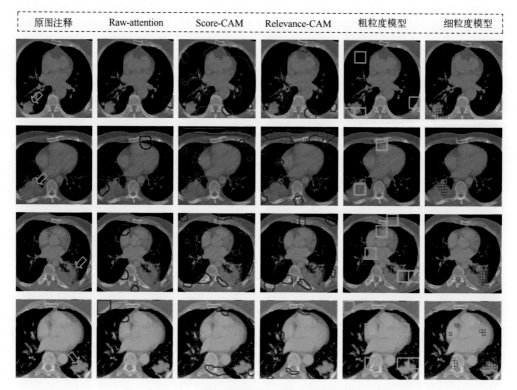

| 原图注释 | Raw-attention | Score-CAM | Relevance-CAM | 粗粒度模型 | 细粒度模型 |

图 8-4 肺癌图像病灶检测分类任务